MEDialog

Springer
*Berlin
Heidelberg
New York
Barcelona
Budapest
Hongkong
London
Mailand
Paris
Santa Clara
Singapur
Tokio*

A. J. Augustin

Physiologie
für die mündliche Prüfung

Fragen und Antworten

Unter Mitarbeit von F. H. Grus und J. Lutz

Geleitwort von R.F. Schmidt

34 Abbildungen

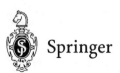

Priv.-Doz. Dr. med. ALBERT J. AUGUSTIN
Universitäts-Augenklinik
Sigmund-Freud Straße 25
53105 Bonn

Dr. med. Dr. rer. nat. FRANZ H. GRUS
Universitäts-Augenklinik
Sigmund-Freud Straße 25
53105 Bonn

Prof. Dr. med. JOACHIM LUTZ
Physiologisches Institut der Universität
Röntgenring 9
97070 Würzburg

ISBN 3-540-61961-5 Springer-Verlag Berlin Heidelberg New York

Die Deutsche Bibliothek CIP-Einheitsaufnahme
Augustin, Albert J.: Physiologie für die mündliche Prüfung: Fragen und Antworten / Albert J. Augustin.
Berlin; Heidelberg; New York; Barcelona; Budapest; Hongkong; London; Mailand; Paris; Santa Clara;
Singapur; Tokio: Springer, 1997
 (MEDialog)
 ISBN 3-540-61961-5

Dieses Werk ist urheberrechtlich geschützt. Die dadurch begründeten Rechte, insbesondere die der Übersetzung, des Nachdrucks, des Vortrags, der Entnahme von Abbildungen und Tabellen, der Funksendung, der Mikroverfilmung oder der Vervielfältigung auf anderen Wegen und der Speicherung in Datenverarbeitungsanlagen, bleiben, auch bei nur auszugsweiser Verwertung, vorbehalten. Eine Vervielfältigung dieses Werkes oder von Teilen dieses Werkes ist auch im Einzelfall nur in den Grenzen der gesetzlichen Bestimmungen des Urheberrechtsgesetzes der Bundesrepublik Deutschland vom 9. September 1965 in der jeweils geltenden Fassung zulässig. Sie ist grundsätzlich vergütungspflichtig. Zuwiderhandlungen unterliegen den Strafbestimmungen des Urheberrechtsgesetzes.

© Springer-Verlag Berlin Heidelberg 1992, 1998
Printed in Germany

Die Wiedergabe von Gebrauchsnamen, Warenbezeichnungen usw. in diesem Werk berechtigt auch ohne besondere Kennzeichnung nicht zu der Annahme, daß solche Namen im Sinne der Warenzeichen- und Markenschutzgesetzgebung als frei zu betrachten wären und daher von jedermann benutzt werden dürften.

Produkthaftung: Für Angaben über Dosierungsanweisungen und Applikationsformen kann vom Verlag keine Gewähr übernommen werden. Derartige Angaben müssen vom jeweiligen Anwender im Einzelfall anhand anderer Literaturstellen auf ihre Richtigkeit überprüft werden.

Umschlaggestaltung: design & production GmbH, Heidelberg
Satz: TBS, Sandhausen
SPIN: 10541074/3135-5 4 3 2 1 0 Gedruckt auf säurefreiem Papier

Vorwort zur 2. Auflage

Bereits 2 Jahre nach ihrem Erscheinen war die erste Auflage des „Medialog-Büchleins Physiologie" vergriffen, so daß ein Nachdruck erforderlich wurde. In der nun vorliegenden 2. Auflage wurde ein etwas engerer Druck notwendig, um weitere Sachverhalte beim Prüfungsumfang in der Physiologie berücksichtigen zu können. Das Konzept des Arbeitstextes für Studierende im vorklinischen Ausbildungsabschnitt war weitgehend beizuhalten, dennoch konnten vielfach nur Denkanstöße geboten werden und das Prinzip, jeder Frage genau eine Seite einzuräumen, mußte in mehreren Fällen aufgegeben werden. Der besonders hervorgehobene klinische Bezug sollte dabei keineswegs zu kurz kommen. Langjährige Prüfungserfahrung hat ergeben, daß mitunter auch wichtiges Detailwissen dem Prüfling helfen kann, andere Wissenslücken wenigstens teilweise zu kompensieren.

Der Umfang der Abbildungen wurde bewußt gering gehalten; bei den verwendeten kam den Autoren die Feststellung zugute, daß sich schwarz-weiß Diagramme doch leichter einprägen und vor allem in der Prüfung reproduzieren lassen als mit Farbe hinterlegte Darstellungen. Reihenfolge und Inhaltsgebiete des Gegenstandskataloges wurden weitgehend berücksichtigt, kleine Abweichungen sind bewußt zugunsten einer besseren Didaktik vorgenommen worden. Ausdrücklich möchten wir betonen, daß dieser Arbeitstext weder Lehrbücher ersetzen will oder kann, sondern vielmehr die Prüfungsvorbereitung erleichtern soll. Auf ein Literaturverzeichnis wurde verzichtet. Es wird auf die Standardlehrbücher verwiesen.

Wir danken Frau Repnow und Frau Doyon mit ihrem Team vom Springer-Verlag für die geduldige Betreuung dieses Arbeitstextes, die mitunter bei einigen Nachbesserungen viel Nervenkraft erforderte, sowie für die dabei stets sehr angenehme Zusammenarbeit.

Bonn und Würzburg, im September 1997
ALBERT J. AUGUSTIN
FRANZ H. GRUS
JOACHIM LUTZ

Geleitwort zur 1. Auflage

Der enge Stundenplan des vorklinischen Studiums läßt es vielen Studenten als aussichtslos erscheinen, in der Kürze der Zeit mit Muße ein ausführliches Lehrbuch zu studieren. Vielen Studienanfängern macht es außerdem große Mühe, in einem solchen Lehrbuch die wesentlichen Lerninhalte von den unwesentlicheren zu unterscheiden, so daß sie alsbald vor der Fülle des Gebotenen mutlos werden.

Hier bieten Kurzlehrbuch, Taschenbuch und Skriptum, Hilfe an. Der Wissensstoff wurd auf die wesentlichen Fakten begrenzt und didaktisch möglichst optimal aufbereitet. Damit wird ein „roter Faden" vorgegeben, an Hand dessen sich der Leser in das Wissensgebiet einarbeiten kann. Auch bei der Überprüfung des Gelernten zur Vorbereitung auf ein Seminar, ein Praktikum oder eine Prüfung kann ein Kurzlehrbuch eine große Hilfe sein.

Diesem letzteren Ziel, nämlich einer möglichst effizienten Examensvorbereitung, dient vor allem das vorliegende Taschenbuch meiner Kollegen A.J. Augustin und J.S. Schwegler. Ihr „roter Faden" ist die pointierte Frage, mit der sie den Kernbereich des jeweiligen Themenkreises ins Visier nehmen. Die anschließenden Antworten fassen das für einen vorklinischen Studenten der Human- und der Zahnmedizin erforderliche Wissen kurz, prägnant und übersichtlich zusammen, so als ob ein sehr guter Student in der mündlichen Prüfung eine exzellente Antwort gäbe.

Die Lektüre hat mir viel Spaß und – ich gebe es gerne zu – manche neue Erkenntnis und Einsicht gebracht. Mir scheint, daß man sich, nach oder gleichzeitig mit der Lektüre eines „großen" Lehrbuchs, kaum besser auf die schriftlichen und mündlichen Examina vorbereiten kann. Diese Erfahrung werden auch andere, hoffentlich sehr viele Leser machen.

Würzburg, im August 1992   ROBERT F. SCHMIDT

Inhaltsverzeichnis

GK 1	**Allgemeine Physiologie** 1
1.1	Molarität, Aktivität, osmotischer Druck 1
1.2	Membranpassage 2
1.3	Zellulärer Stofftransport 3
1.4	Gap Junction, Erregungsübertragung 4
1.5	Regelkreis 5

GK 2	**Blut und Immunsystem** 6
2.1	Zelluläre Blutbestandteile 6
2.2	Rotes Blutbild 7
2.3	Eisenhaushalt 8
2.4	O_2-Bindungskurve 9
2.5	Hämoglobinaufbau (Neugeborene) 10
2.6	Blutgruppen 11
2.7	Blutgerinnung 12
2.8	Viskosität des Blutes 13
2.9	Humorale Infektabwehr 14
2.10	Zelluläre Infektabwehr 15

GK 3	**Herz**... 16
3.1	Mechanische Herzaktion 16
3.2	Frank-Starling-Mechanismus 17
3.3	Herztöne - pathologische Herzgeräusche 18
3.4	Autorhythmie des Herzens 19
3.5	Schrittmacher, Schrittmacherpotential 20
3.6	Aktionspotential des Herzmuskels 21
3.7	Elektrokardiogramm (EKG) 22
3.8	Normaler Erregungsablauf (EKG) 23
3.9	Standardableitungen 25
3.10	Bestimmung des Lagetyps 27
3.11	EKG - Diagnostik 28
3.12	Herzrhythmusstörungen im EKG 29
3.13	Atrioventrikuläre Blockbilder 31
3.14	Vegetative Innervation des Herzens 32

GK 4	**Blutkreislauf** 34
4.1	Wichtige Gesetze 34
4.2	Blutdruck 36
4.3	Herzzeitvolumen 38
4.4	Organkreisläufe 39
4.5	Kreislaufregulation 40
4.6	Zentraler Venendruck 42
4.7	Schockformen 43
4.8	Plazentar- u. Fetalkreislauf 44

GK 5	**Atmung** 45
5.1	Druckverhältnisse in Lunge und Thorax 45
5.2	Atemvolumina 46
5.3	Totraum 47
5.4	Normierung der Atemvolumina und des Gasverbrauches 48
5.5	Ventilationsstörungen 49
5.6	Elastische Eigenschaften von Lunge und Thorax 50
5.7	Gasaustausch 51
5.8	Zentrale Atmungsregulation 52
5.9	Regulierung der Atemtätigkeit 53
5.10	Atembedingungen beim Tauchen 55
5.11	Formen der Hypoxie 56
5.12	Atmung in großen Höhen 57

GK 6/8	**Arbeits- und Leistungsphysiologie/Energie und Wärmehaushalt** . 58
6/8.1	Ergometrie 58
6/8.2	Sauerstoffschuld 60
6/8.3	Veränderung funktioneller Parameter unter Maximalbelastung .. 61
6/8.4	Brennwert der Nahrung, respiratorischer Quotient 63
6/8.5	Energieumsatz 65
6/8.6	Mechanismen der Wärmeabgabe/-aufnahme 66
6/8.7	Temperaturunterschiede im Körper 68
6/8.8	Beziehung Leistung - Energieumsatz 69
6/8.9	Akklimatisation 70

GK 7	**Ernährung, Verdauungstrakt, Leber** 71
7.1	Aufgaben und Bildungsort des Speichels 71
7.2	Zusammensetzung des Speichels 72
7.3	Schluckvorgang 73
7.4	Phasen des Schluckaktes 74
7.5	Salzsäureproduktion im Magen 75
7.6	Aufgabe des Intrinsic-Faktors 76
7.7	Phasen der Magensaftresektion 77
7.8	Erbrechen 78
7.9	Verdauungsenzyme des Pankreas 79
7.10	Zelluläre Mechanismen der Bikarbonatsekretion des Pankreas .. 80

7.11	Störungen der Pankreasfunktion	81
7.12	Enterohepatischer Kreislauf, Fettverdauung	82
7.13	Ausscheidung von Bilirubin	83
7.14	Aufbau der Dünndarmmukosa	84
7.15	Dünndarmmotilität	85
7.16	Dünndarmsekret	86
7.17	Kolonmotilität	87
7.18	Bakterienbesiedelung des Dickdarms	88
7.19	pH-Profil im Magen-Darm-Trakt	89
7.20	Kalzium- und Phosphathaushalt	90
GK 9	**Wasser- und Elektrolythaushalt, Nierenfunktion**	92
9.1	Nierenfunktion/Nephronabschnitte	92
9.2	Clearance	94
9.3	Clearance von Glukose	96
9.4	Gegenstromprinzip der Niere	97
9.5	Aufgaben des Sammelrohrs	98
9.6	Nierenpassage der Blutplasmaeiweiße	99
9.7	Ausscheidung von Harnstoff	100
9.8	Ausscheidung stickstoffhaltiger Substanzen	101
9.9	Fremdstoffpassage	102
9.10	Renale Ausscheidung von Säuren und Basen	103
9.11	Puffersysteme	105
9.12	Azidose/Alkalose	106
9.13	Natriumhaushalt	107
9.14	Körperwasser	108
9.15	Dehydratation	109
9.16	Durst	110
9.17	Diuretika, Eikosanoide	111
9.18	Dialyse	112
GK 10	**Hormonale Regulation**	113
10.1	Humorale Informationsübertragung	113
10.2	Hormone und Zytokine (Einteilung)	114
10.3	Effektorische Hyphophysenhormone	115
10.4	Glandotrope Hypophysenhormone	116
10.5	Schilddrüsenhormone	117
10.6	Kalziumstoffwechsel	118
10.7	Hormone des Nebennierenmarks	119
10.8	Wirkungen der Glukokortikoide	120
10.9	Wirkungen der Mineralokortikoide	121
10.10	Steuerung und Wirkung von Testosteron	122
10.11	Steuerung und Wirkung der Östrogene und Gestagene	123
10.12	Hormonale Steuerung des Menstruationszyklus	124
10.13	Hormonale Grundlagen von Schwangerschaft und Laktation	125
10.14	Hormonale Steuerung des Kohlenhydratstoffwechsels	126

| 10.15 | Insulinmangel | 127 |

GK 11 Vegetatives Nervensystem 128
- 11.1 Efferenter Schenkel des vegetativen Nervensystems 128
- 11.2 Neurotransmitter des vegetativen Nervensystems 129
- 11.3 Haupteffekte von Sympathikus und Parasympathikus 130
- 11.4 Vegetatives Nervensystem und arterielle Widerstandsgefäße ... 131
- 11.5 Vegetatives Nervensystem und Herzaktion 132
- 11.6 Vegetatives Nervensystem und Mundspeicheldrüsen 133
- 11.7 Vegetatives Nervensystem und Motilität des Magen-Darm-Trakts 134
- 11.8 Vegetatives Nervensystem und Harnblasenentleerung 135
- 11.9 Vegetatives Nervensystem und Erektion/Ejakulation 136
- 11.10 Vegetatives Nervensystem und Pupillenreaktion 137

GK 12/13 Allgemeine Neuro- u. Sinnesphysiologie/Muskelphysiologie ... 138
- 12/13.1 Ruhepotential der Zelle 138
- 12/13.2 Goldmanngleichung, Ruhepotential und Kaliumkonzentration .. 139
- 12/13.3 Elektrogener Transport 140
- 12/13.4 Konstanthaltung des Ruhepotentials 141
- 12/13.5 Aktionspotential 142
- 12/13.6 Reizimpuls und Aktionspotential 143
- 12/13.7 Refraktärzeit, Natrium - Membrankanal 144
- 12/13.8 Rezeptorpotential, Frequenzmodulation 145
- 12/13.9 Wirkungen von Curare, Botulinustoxin und Prokain 146
- 12/13.10 Vergleich Nervenfaser - Kupferkabel 147
- 12/13.11 Nervenfasertypen 148
- 12/13.12 Miniaturendplattenpotential 149
- 12/13.13 Weichmachereffekt von ATP 150
- 12/13.14 Typen der Muskelkontraktion 151
- 12/13.15 Ruhedehnungskurve 152
- 12/13.16 Einzelzuckungen, tetanische Kontraktion 153
- 12/13.17 Unterschiede zwischen Skelett, Herz- und glatter Muskulatur ... 154
- 12/13.18 Wirkungen von Gleich- und Wechselstrom auf Nerven 155
- 12/13.19 Adaptation einer Nervenfaser 156
- 12/13.20 Muskelkater 157

GK 14/15 Sensomotorik/Somato-viszerale Sensibilität 158
- 14/15.1 Einteilung des zentralen Nervensystems 158
- 14/15.2 Zytoarchitektonik der Großhirnrinde 159
- 14/15.3 Unterschied Fremdreflex - Eigenreflex 160
- 14/15.4 Reflexbogen - Eigenreflex 161
- 14/15.5 Zentrale Verarbeitung sensibler und sensorischer Afferenzen ... 162
- 14/15.6 Aufsteigende Bahnen im Rückenmark 163
- 14/15.7 Hautsensibilität 164
- 14/15.8 Stützmotorik 165
- 14/15.9 Funktionen des Kleinhirns 166

Inhaltsverzeichnis

14/15.10	Physiologische Grundlagen zielgerichteter Bewegungen	167
14/15.11	Regelung vegetativer und endokriner Funktionen	168
14/15.12	Hemisphärendominanz	169
14/15.13	Aufbau und Funktion des Liquorsystems	170
14/15.14	Blut-Hirn-Schranke	171
14/15.15	Bewußtseinsstadien - Elektroenzephalogramm	172
14/15.16	Elektroenzephalogramm, Methodik und klinische Anwendung	173
14/15.17	Schlafstadien	174
14/15.18	Grundlagen von Sprechen und Verstehen	175
14/15.19	Höhere kortikale Funktionen	176
GK 16	**Sehen**	**177**
16.1	Myopie, Hyperopie, Astigmatismus	177
16.2	Akkommodation, Presbyopie	178
16.3	Retinale Rezeptorpotentiale, rezeptive Felder	179
16.4	Adaptation	180
16.5	Sehfarbstoffe, photochemisch - elektrische Umsetzungen	181
16.6	Sehschärfe, Visus	182
16.7	Perimetrie	183
16.8	Sehbahn	184
16.9	Farbentheorien nach Helmholtz und Hering	185
16.10	Physiologische Grundlagen des Farbensehens	186
16.11	Pupillenreflexbogen, Lichtreaktion, Konvergenzreaktion	187
16.12	Supranukleäre Organisation konjungierter Augenbewegungen	188
16.13	Räumliches Sehen	189
16.14	Innervation und Funktion der äußeren Augenmuskeln	190
16.15	Augeninnendruck	191
16.16	Aufbau und Funktion des Tränenorgans	192
16.17	Lidschluß- u. Tränensekretionsreflex	193
GK 17	**Hören, Gleichgewichtssinn, Stimme und Sprache**	**194**
17.1	Schallphysik	194
17.2	Hörbereich, Audiometrie, Hörschwelle	195
17.3	Präkochleäre Schallaufnahme und Weiterleitung	196
17.4	Verarbeitung der Schallreize durch das Innenohr	197
17.5	Unterschiede zwischen Luft- und Knochenleitung	198
17.6	Retrochkochleäre Verarbeitung akustischer Informationen	199
17.7	Hörbahn	200
17.8	Funktionsweise des Vestibularorgans	201
17.9	Vestibularapparat - Kontrolle der Körperstellung und Raumorientierung	202
17.10	Nystagmus - Klassifikation, physiologische Formen	203
17.11	Pathologische Nystagmusformen	204
17.12	Vestibularapparat und Augenstellung bzw. -bewegung	205
17.13	Aufbau und Funktion des Sprechorgans	206

GK 18	**Geschmack und Geruch**	207
18.1	Neurophysiologische Basis der chemischen Sinne	207
18.2	Physiologische Grundlagen des Schmeckens	208
18.3	Physiologie des Geruchssinnes	209
	Sachverzeichnis	210

1.1 Welcher Unterschied besteht zwischen molaren Konzentrationen und Aktivitäten? Wie hoch ist der osmotische Druck?

Die **Konzentration** bezeichnet eine Stoffmenge pro Volumen, wobei man meist von Mol oder einem entsprechenden Bruchteil (mmol) pro Liter ausgeht. Man spricht von der **Molarität**. Bei höheren Konzentrationen weicht das Verhalten von idealen Lösungen ab, die **Aktivität a** ist um einen Faktor f kleiner als die molare Konzentration. F wird als der **Aktivitätskoeffizient** bezeichnet, er ist stets <=1.

Bei höher konzentrierten Lösungen steht nicht mehr 1 l Wasser zum Lösen zur Verfügung, wenn die Stoffmenge bereits einen größeren Anteil des Volumens ausmacht. In diesem Falle bezieht man sich auf die Masse von 1 kg Wasser und die darin enthaltene Molmenge und verwendet nun den Ausdruck **Molalität**.

Im Blutplasma mit einer molaren (bzw. molalen) Konzentration von annähernd 300 mmol/l (mmol/kg), d.h. fast ein Drittel molarer Lösung, liegen z. T. bedeutend niedrigere Aktivitäten vor, als einer völligen Lösung entspricht. Von Bedeutung ist insbesondere die Wirksamkeit von Enzymen, die durchweg durch ihre Aktivität, nicht durch ihre Konzentration ausgedrückt (und gemessen) wird.

Der **osmotische Druck** π ist eine Funktion der Teilchenkonzentration in einer Flüssigkeit bzw. deren Konzentrationsdifferenz ΔC auf beiden Seiten einer semipermeablen Membran gemäß der **Van't Hoff Gleichung**, in die noch die allgemeine Gaskonstante R und die absolute Temperatur T eingehen:

$\pi = R \cdot T \cdot \Delta C$

Der osmotische Druck einer 1 molaren Lösung entspricht dem Druck eines Mols beliebiger idealer Gase, deren Volumen (22,4 l) auf den Raum eines Liters komprimiert wird, das ergibt 22,4 bar (~ $22,4 \cdot 10^2$ kPa). Entsprechend übt eine 1/3 molare Lösung einen Druck von ~ 7 bar (~ 700 kPa) aus. Da 1 bar einer Wassersäule von 10 m entspricht, würde an einer semipermeablen Membran Wasser solange zu einer Plasmaprobe einströmen, bis ihm eine 7 m hohe Wassersäule entgegenstünde (wenn es nicht zu einer Verdünnung käme). Dies stellt den osmotischen Druck des Plasmas dar (sowie den der extrazellulären Flüssigkeit, da die dort fehlenden Plasmaeiweiße aufgrund ihrer geringen Teilchenzahl/Volumen keine große Bedeutung für die Osmose besitzen). Sie (besonders die Albumine) haben dagegen eine wichtige Funktion zur Aufrechterhaltung des **kolloid-osmotischen** (onkotischen) **Druckes**, der die Wasserbindungsfähigkeit ausdrückt und wesentlich geringer ist (~ 20 mmHg =2,7 kPa). Er wirkt in den Kapillaren (zusammen mit dem Gewebsdruck) dem Filtrationsdruck entgegen und verhindert weitgehend den Austritt von Wasser aus dem intra- in den extravasalen Raum.

➡ **K:** Ein Albuminmangel (durch Unterernährung) läßt den kolloid-osmotischen Druck absinken und führt in Gebieten mit höherem Filtrationsdruck zu Oedemen. Das gleiche kann bei Rechts-Herzinsuffizienz auftreten. Nur im Kapillargebiet bis zu den anschließenden Venulen ist die Gefäßpermeabilität so groß, daß sich der Filtrationsdruck für den Wasseraustritt bemerkbar macht.

1.2 Wie können elektrisch geladene Teilchen eine biologische Lipidmembran passieren?

Biologische Membranen bestehen aus einer doppelschichtigen Phospholipidmembran. Die Grundsubstanz der Membran bilden Lipide, v.a. Phosphatidylcholin. Diese Lipide bestehen aus einem hydrophilen Kopf (Phosphatgruppe) und hydrophoben Kohlenwasserstoffketten. Diese Phospholipide lagern sich in wässriger Lösung spontan zu Doppelschichten zusammen, wobei die hydrophilen Phosphatgruppen außen und die hydrophoben Kohlenwasserstoffketten innen liegen.

Elektrisch geladene Teilchen (Ionen, meist noch mit Hydrathülle) und andere nicht lipidlösliche Stoffe können diese Membranen im allgemeinen nicht direkt per Diffusion überwinden. Sie passieren die Membran mit Hilfe von Transportproteinen, die in die Membran eingelagert sind. Man unterscheidet zwischen Carrierproteinen und Ionenkanälen, es existieren aber auch Übergänge.

A. Ionenkanäle bestehen aus einer oder mehreren Untereinheiten, die die gesamte Membran überspannen. Die der Lipidmembran zugewandte Seite besteht aus hydrophoben Aminosäureresten, während ihre "Innenseite" elektrische Ladungen trägt und damit hydrophil ist. Ionenkanäle ermöglichen auf diese Weise eine **passive Diffusion** geladener Teilchen über die Membran. Die Ladungsverteilung im „Eingangsbereich" des Kanals entscheidet über die Ladungsspezifität (Kationen- oder Anionenkanal); die Stereometrie des Passagewegs über die Ionenselektivität (Na^+-, K^+, Cl^-, HCO_3^--Kanal). In Abwesenheit eines Membranpotentials folgt der kanalvermittelte Transport dem **Fick-Diffusionsgesetz:** Die transportierte Substratmenge ist stets proportional dem chemischen Gradienten; ein Transportmaximum existiert (rein theoretisch) nicht. In Gegenwart einer elektrischen Potentialdifferenz gilt die Nernst-Gleichung.

B. Carrierproteine sind häufig ebenfalls membrandurchspannende Eiweißmoleküle aus mehreren Untereinheiten. Der prinzipielle Unterschied gegenüber Ionenkanälen ist ihre sättigungsfähige Transportkinetik: Die durch einen Carrier transportierte Substratmenge folgt meist einer – einfachen oder modifizierten – Enzym-Kinetik (Michaelis-Menten-Kinetik). Carrier vermitteln entweder einen einfachen „Bergab"-Transport (erleichterte Diffusion) oder befördern ein Substrat entgegen seinem elektrochemischen Gradienten (aktiver Transport). Häufig werden zwei oder mehrere unterschiedliche Ionen gleichzeitig befördert (Symport, z.B. Glukose) oder gegeneinander ausgetauscht (Antiport). Carriervermittelter Transport kann sowohl eine elektrische Nettoladung verschieben (elektrogener Transport) oder sich elektroneutral vollziehen.

1.3 Welche Mechanismen existieren für den zellulären Stofftransport?

Da die Zelle durch ihre Membranhülle sehr wirkungsvoll von ihrem Umgebungsmilieu getrennt wird, muß sie besondere Mechanismen zum Transport größerer Moleküle und Stoffe entwickeln. Makrophagen benutzen zur Aufnahme von Fremdkörpern und Bakterien bei der **Phagozytose** Einstülpungen der Außenmembran, die sich abschnüren und zur Bildung von Vesikeln führen. Diese können in (sekundäre) **Lysosomen** mit hohem Enzymgehalt übergehen und den Abbau der aufgenommenen Fremdsubstanzen vornehmen, zum Teil diese auch weiter transportieren. Primäre Lysosomen wandern vom Golgi-Apparat aus und dienen hier dem Proteintransport. Ein der Phagozytose ähnlicher Vorgang ist die **Pinozytose**, die bei der Resorption höhermolekularer Stoffe in der Darmwand und in den Nierentubuli eine Rolle spielt. Beide Vorgänge faßt man unter dem Namen der **Endozytose** zusammen. Erst durch diese Aufnahme nicht gespaltener Oligopeptide, von Proteinen, Polysacchariden und -nukleotiden können sonst nicht mögliche membranäre Transportvorgänge und viele allergische Erscheinungen erklärt werden. Es handelt sich weitgehend um aktive Prozesse, die entsprechend an einen Verbrauch von ATP gebunden sind. Daneben machen manche Epithelien zwischen ihren Schlußleisten auch parazellulär einen Stoffdurchgang möglich, wie er zum Teil im Dünndarm erfolgt.

Bei der **Exozytose** erfolgt der umgekehrte Transportvorgang mit dem Ausstoß aus dem Zellkörper. Zum Teil handelt es sich um Vesikel mit hoher biologischer Wirksamkeit wie dem Azetylcholin an Synapsen und der motorischen Endplatte oder Katecholaminen an sympathischen Endorganen. Solche Vesikel werden zum Teil weiter zentral gebildet und wandern dann in einem Axialstrom im Neuriten zur Peripherie, wie die durch Neurosekretion gebildeten Hormone des Hypophysenhinterlappens (ADH und Oxytocin) und Neurotransmitter. Man spricht dabei vom **axoplasmatischen Transport**.

➡ **K:** Eine große Bedeutung kommt der ständigen Phagozytose von bakteriellem Endotoxin durch die randständigen Makrophagen im Portalbett der Leber zu. Es handelt sich dabei um Lipopolysaccharide, die bei erhöhtem Anfall unter Sepsis zu einem Endotoxinschock führen können. Oft ist die Toxinfreisetzung aus abgestorbenen Erregern kritischer als die ursprüngliche Infektion mit Vermehrung der Bakterien.

1.4 Was ist ein gap junction und welche weiteren Sonderformen einer Erregungsübertragung kennen Sie?

„Gap junctions" sind **elektrische Synapsen** zwischen Zellen. Es fließt Strom über das „gap junction" von der prä- in die postsynaptische Zelle. Bei Depolarisation der präsynaptischen Zelle wird so in der postsynaptischen Zelle ein Potential erzeugt.

Zellkoppelungen über Gap junctions gibt es bei funktionellen **Synzytien** (z.B. Herzmuskel und glatte Muskulatur), zum Teil auch in Bereichen des Nervensystems (Retina und Hirnstamm).

In den Gap junctions befinden sich **Konnexone,** die eine der Membranen der benachbarten Zellen durchsetzen und jeweils einander gegenüber liegen. Sie bestehen aus Proteinkomplexen in sechs Untereinheiten und enthalten in ihrer Mitte eine mit Wasser gefüllte Pore. Die Kanäle durch diese Konnexone haben hohe Leitfähigkeiten für kleine Ionen und koppeln so die Potentiale der prä- und postsynaptischen Zellen. Moleküle bis zu einem Molekulargewicht von 1000 kDa können das Konnexon passieren. Gegenüber den chemischen Synapsen haben sie den Nachteil, daß sie normalerweise in beiden Richtungen leiten, also im Gegensatz zur chemischen Erregungsübertragung keine Gleichrichterfunktion besitzen. Beide benachbarte Zellen sind immer im gleichen Erregungszustand, eine Hemmung ist nicht möglich. Dafür erfolgt die Erregungsübertragung außerordentlich schnell (in ca. 0,1 ms).

Im Nervensystem sind die Nervenfasern in Axonbündeln normalerweise durch Myelinscheiden ausreichend voneinander isoliert. Die Myelinscheiden ermöglichen zum einen die saltatorische Erregungsleitung und somit eine starke Steigerung der Nerven-Leitungsgeschwindigkeit (s. 12/13.11), zum anderen werden die Nervenfasern so stark voneinander isoliert, daß die Erregung einer Nervenfaser im Axonbündel nicht zur Erregung von Nachbarfasern führt.

Bei verschiedenen Erkrankungen (z.B. Neuropathien) werden Axone demyelinisiert bzw. die Myelinscheide wird geschädigt. Durch diese mangelhafte Isolation kommt es zum „Übersprechen" bei der Erregungsleitung, d.h. die Erregung eines Axons kann zum Nachbar-Axon überspringen.

Dieses Übersprechen ist die **ephaptische Übertragung.**

➡ **K:** Tritt diese ephaptische Übertragung in sensorischen Nervenfasern auf, kommt es beim Patienten zu anormalen Empfindungen, sogenannten Paraesthesien. Diese können auch Schmerzzustände hervorrufen (Neuralgie, Kausalgie, Neuromschmerz).

1.5 Was sind die Bestandteile eines Regelkreises und welche Anwendung auf Körperfunktionen kennen Sie?

Im Gegensatz zu einer Steuerung, bei der nur eine einseitig gerichtete Einwirkung auf ein Erfolgsorgan besteht (Beispiel Abfeuern eines Schusses, Einstellen der Drehzahl eines Motors über ein Potentiometer) kommt es bei einer Regelung zu einer Rückmeldung und dadurch zu einer laufend möglichen Korrektur (Beispiel lenkbare Rakete, Motor mit Fliehkraftregler). Selbst das Steuern eines Wagens ist ein Regelungsvorgang, bei dem durch Blickkontrolle das Ausmaß der Auslenkung kontrolliert wird. Mit der Rückmeldung wird ein Regelkreis geschlossen, in dem es durch **negative Rückkopplung** zu einer Eingrenzung der Reaktionen kommt. Ein Regelkreis umfaßt die Hauptglieder:

1. Eine Regelstrecke RS, in der eine gewisse Regelgröße eingehalten werden soll, auf die aber u.U. eine Störgröße einwirkt.
2. Fühler F, welche die Größe des gemessenen Ist-Wertes weiter melden.
3. Das Regelzentrum R oder der Regler im engeren Sinn, der einen Vergleich des Ist-Wertes mit einer eingestellten oder von höheren Zentren vorgegebenen Führungsgröße (Sollwert) vornimmt und eine Abweichung (mit Vorzeichen**umkehr**) als Stellgröße weitergibt.
4. Ein Stellglied S, das auf die Regelstrecke einwirkt.

Typische Beispiele für Regelkreise sind im Kreislauf (s.4.5) vorhanden, bei der Atmung, der Thermoregulation und der Einstellung des osmotischen Druckes im Blutplasma (Osmoregulation). Häufig sind mehrere Regelkreise miteinander verbunden (vermascht), so daß eine Störgröße auf mehrere Systeme Einfluß nimmt. Ein plötzlicher Kältereiz kann zu einer vertieften Atmung und zu einem Blutdruckanstieg führen.

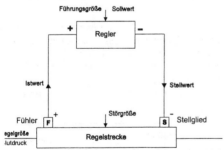

➡ **K:** Beim Fieber tritt eine Sollwerterhöhung ein, auf der weiterhin geregelt wird. Die Pressorezeptoren reagieren schwächer auf proportionale (P) Abweichungen, stärker auf kurzfristige (differentielle (D)) Blutdruckänderungen (PD-Regler), so daß sie bei einer chronischen Hypertonie überfordert sind. Sie halten vielmehr kurzfristige Druckschwankungen in Grenzen. Eine örtliche Erregung des juxtamedullären Apparates in der Niere, der als Fühler wirkt, führt für den gesamten Kreislauf zu einer (renal ausgelösten) Hypertonie.

2.1 Woher stammen die zellulären Bestandteile des Blutes und wie entwickeln sie sich?

Nur etwa ¼ des roten Knochenmarkes im proximalen Teil der großen Röhrenknochen sowie in platten Knochenteilen liefert im Rahmen der **Erythropoese** aus **pluripotenten Stammzellen** die Erythrozyten. Die Bildung erfolgt über **Proerythroblasten, Erythroblasten, Normoblasten** und schließlich **Retikulozyten**, welche neben Kernresten noch Spuren von Mitochondrien und Ribosomen enthalten. Die **Bildungsgeschwindigkeit** beträgt etwas über 2 Millionen Zellen pro Sekunde, wie man aus der Zellzahl in 5 l Blut und Division durch eine Lebenszeit von 120 Tagen nachrechnen kann. Nur bis zum Ende der Fetalzeit besteht auch eine extramedulläre Erythropoese in Leber und Milz.

¾ des roten Knochenmarks liefert die myeloische Leukozytenreihe, in der 50–65 % der weißen Blutzellen über Myeloblasten, Promyelozyten und Myelozyten zu neutrophilen Granulozyten heranreifen neben 2–4 % Eosinophilen und ca. 1 % Basophilen. Daneben zweigt sich frühzeitig von der pluripotenten Stammzelle über Monoblasten und Promonozyten die Reihe der Monozyten ab, deren Anteil 2–6 % der weißen Blutzellen beträgt.

Schließlich ist noch die Entwicklungsreihe der **Thrombozyten** zu nennen, die sich aus der gleichen Stammzelle über **Megakaryoblasten** und **Megakaryozyten** zu den fertigen Blutplättchen entwickeln, deren mittlere Lebensdauer 5–10 Tage beträgt.

Dagegen stammen die Ausgangszellen der 25–30 % **Lymphozyten** zwar ursprünglich auch aus dem Knochenmark, sie wandern aber frühzeitig in die entsprechenden lymphatischen Organe wie Lymphknoten, Milz oder Thymus aus und bilden mit **T** (Thymus-) **Lymphozyten** etwa 80 % dieser Zellgruppe, daneben ca. 15 % **B** (Bursa bei Vögeln) **Lymphozyten** und bis zu 5 % **NK** (natural killer) **Zellen**.

➡ **K:** Eine klinische Einsicht in das Ergebnis der Zellbildung liefert neben dem roten Blutbild das weiße oder Differentialblutbild, das man nach Anfärben mit sauren oder basischen Farbstoffen gewinnt und bei dem auch die Kernform (jugendliche und stabkernige Neutrophile) gewertet wird, die beim Auftreten eines größeren Anteils als 10 % Zeichen eines infektiösen Vorgangs mit gesteigerter Produktion ist (Linksverschiebung, da die Entwicklungsreihe von links beginnend dargestellt wird).

	Proerythroblast/ Normoblast	Retikulozyt	Erythrozyt
	Megakaryoblast	Megakaryozyt	Thrombozyt
Pluripotente	Myeloblast/ Promyelozyt	Metamyelozyt	Granulozyt
Stammzelle	Monoblast	Promonozyt	Monozyt
	Lymphatische	Lymph. Vorläuferzelle in Thymus*	T-Lymphozyt
	Stammzelle	Lymph. Vorläuferzelle in Kn.mark*	B-Lymphozyt

* spätere Bildung in Milz und Lymphknoten

2.2 Welches sind die wichtigsten Parameter des roten Blutbildes?

Für das rote Blutbild gelten beim Erwachsenen die folgenden Eigenschaften und Normalwerte:

1. **RBC:** (red blood cells). Die Erythrozytenzahl beträgt 4,5–5,5 Mio/µl, wobei µl bekanntlich dem Volumen eines mm^3 entspricht. Bestimmt wurde dieser Wert früher durch mikroskopisches Auszählen des verdünnten Blutes in einer Zählkammer; heute auch elektrisch beim Passieren einer Blutverdünnung an einem Elektrodenpaar.
2. **Hk:** Hämatokrit. Der Volumenanteil der zellulären Bestandteilen des Blutes. Angabe in % (40–45%) oder als Fraktion 0,4–0,45. Bestimmung durch Zentrifugation oder auch elektrisch als Zell/Plasmarelation. In die Bestimmung gehen auch Leukozyten und Blutplättchen ein, die jedoch infolge ihrer relativ geringen Gesamtmasse normalerweise den Wert kaum (<0,2 %) beeinflussen. Bei Leukozytose kann man beim Zentrifugieren an der Trennfläche zwischen der Erythrozytensäule und dem Plasma einen dünnen weißen Saum erkennen (buffy coat).
3. **Hb:** Hämoglobinkonzentration. Der Wert liegt mit 150–160 g/l beim Mann, mit 130–150 g/l bei der Frau im Normbereich. (Beim Neugeborenen treten Werte um 200 g/l auf). Die Bestimmung erfolgt photometrisch. Da 1 g Hb 1,34 ml O_2 binden kann, ergibt sich daraus auch die O_2 Kapazität des Blutes zu 200–210 ml O_2 /lBlut.
4. **MCH:** „mean corpuscular hemoglobin" (25–35 pg): Hämoglobingehalt eines Erythrozyten; Berechnungsgrundlage Hb/RBC, z.B. $150 \text{ g/l} \cdot 10^{-6} / (5 \cdot 10^6/\mu l) = 30 \cdot 10^{-12}$ g (Pikogramm).
5. **MCHC:** „mean corpuscular hemoglobin concentration" (310–370 g/l): Hämoglobinkonzentration innerhalb einzelner Erythrozyten; Berechnungsgrundlage Hb/Hk.
6. **MCV:** (mean corpuscular volume). Dieser Wert ergibt sich aus dem Quotienten aus Hk und RBC. Normwert 85–100 fl (femtoliter), z.B. $0,45 \cdot 10^{-6} / 5 \cdot 10^6 = 0,09 \cdot 10^{-12} = 90 \cdot 10^{-15}$ l.
7. **Reti:** Retikulozyten im peripheren Blut (0,5–1,5 %)

➥ **K:** Eine Unterscheidung der Anämieformen kann durch den unterschiedlichen Hb Gehalt der Erythrozyten gemacht werden. So sinkt bei Eisenmangel MCH unter 25 pg (hypochrome Anämie). Bei Zellbildungsstörung enthält der einzelne Erythrozyt kompensatorisch mehr Hb (hyperchrome oder megaloblastische Anämie, MCH 35 pg). Sie kommt vor, wenn z.B. im Magensaft der intrinsic factor fehlt und es zu Resorptionsstörungen von Vitamin B_{12} kommt (früher „perniziöse" Anämie, die unbehandelt zum Tode führte, vgl. 7.6). Auch ein Fehlen von Folsäure in der Nahrung läßt eine megaloblastische Anämie entstehen. In beiden Fällen ist die DNA Synthese im Knochenmark gestört.

2.3 Was sind die Besonderheiten des Eisenhaushaltes?

Der Körper benötigt Eisen für die Blutbildung, den Aufbau von Myoglobin und von einigen Fe-haltigen Enzymen (s.u.). Man kann Hämoglobineisen (ca. 70 %), das weitere Funktionseisen (ca.10 %) und Speichereisen (ca. 20 %) unterscheiden.

Das Hämoglobineisen unterliegt mit der Blutmauser einem etwa 120 tägigem Zyklus und wird (wie alle Fe-Fraktionen) praktisch nicht ausgeschieden, sondern hat eine Halbwertszeit in der Größenordnung von einem Jahr, nachgewiesen durch die iv. Injektion von kleinen Mengen an radioaktiv markiertem Eisen, das extrem langsam aus dem Körper verschwindet. Somit wird es praktisch quantitativ wiederverwendet, so zur Neubildung von Erythrozyten nach der gezielten Aufnahme durch Makrophagen in der Milz, in der Leber sowie im Knochenmark.

Das weitere Funktionseisen ist vorwiegend im **Myoglobin** enthalten, daneben in eisenhaltigen **Enzymen** wie Zytochromen, Katalasen, Peroxidasen u.a.

Das Speichereisen setzt sich aus dem aus Makrophagen und Mukosazellen leicht verfügbaren **Ferritin** und dem auch in Leberparenchymzellen längerfristig gelagerten **Hämosiderin** zusammen. Von dem mit der Nahrung aufgenommenen Eisen werden insgesamt nur etwa 10 % verwertet. Die Absorption von dreiwertigem Fe erfolgt praktisch nur bei den niedrigen pH-Werten des Magens und oberen Duodenums, Fe[II] kann auch bei höheren pH-Werten aktiv von den Mukosazellen aufgenommen werden. Durch Redoxsysteme kann die Wertigkeit des Eisens gewandelt werden. Auf der vaskulären Seite der Mukosazellen wird Eisen an das eisenfreie Apotransferrin zu Transferrin in 3-wertiger Form gebunden und mit dem Blutstrom abtransportiert. Es befindet sich in der Gruppe der β-Globuline. Unter dieser Gruppe findet sich auch Hämopexin, ein Glykoprotein, das Häm binden und von Haptoglobin (ein α2 Globulin) übernehmen kann. Letzteres allein ist in der Lage, freies Hämoglobin aufzunehmen.

Ein Teil des aufgenommenen Eisens wird vorübergehend noch in der Darmmukosa als Ferritin gespeichert, wird aber bei der rasch erfolgenden Mukosamauserung (Lebensdauer der Mukosazellen 2-3 Tage!) wieder an das Darmlumen abgegeben. Der normale proteingebundene **Eisenspiegel** beträgt beim Mann 16-32 µmol/l, bei der Frau 13-27 µmol/l. Dennoch macht das Fe des Transferrin nur 0,1 % des Körpereisens aus.

➡ **K:** Die wichtigsten Formen des Eisenmangels sind unter den Anämien beschrieben (s.u. 2.2). Nach Magenresektion oder bei fehlender HCl-Produktion (**Achylie**) muß vermehrt Fe[II] mit der Nahrung zugeführt werden. Eine Eisenspeicherung ohne Schädigung des Gewebes bezeichnet man als **Hämosiderose**, mit entsprechender Schädigung (meist genetisch bedingt) als **Hämochromatose**. Mit dem Alter nimmt die Ablagerung von Eisen in Form des weniger mobilisierbaren Hämosiderins stark zu. Da die Fe-Ausscheidung extrem langsam erfolgt, ist bei iv. Injektionen von therapeutisch verabfolgten Fe-Präparaten besonders bei Kindern eine Maximaldosis strikt einzuhalten, da es anderenfalls zu Vergiftungserscheinungen kommt mit Kreislaufkollaps und (Darm)blutungen durch Hemmung von Proteasen beim Gerinnungsmechanismus.

2.4 Beschreiben Sie die Wirkung von Bohr- und Haldane-Effekt auf die O_2 Bindungskurve und den Atemgastransport im Kreislauf

Die **Sauerstoffbindungskurve** mit ihrem – durch die sukzessive O_2 Bindung an den 4 Polypeptidketten des Hämoglobinmoleküls bedingten – sigmoiden Verlauf weist einen Halbsättigungsdruck (P_{50}) von etwa 26 mm Hg (20 kPa) auf. Darunter versteht man den O_2 Partialdruck, der beim Rückgang der O_2-Sättigung (ca. 98 % in der Lunge) auf 50 % vorliegt. Nicht bei allen Organen wird diese für den Körperkreislauf relativ geringe O_2-Sättigung erreicht: das venöse Mischblut ist noch immer zu 75 % mit Sauerstoff gesättigt, Nierenvenenblut zu über 80 %.

Am **Halbsättigungsdruck** läßt sich die O_2-Affinität des Hämoglobins erkennen: eine hohe O_2-Affinität (wie bei Mangel an 2,3 Diphosphoglycerat, 2,3 DPG) führt zu einem niedrigen P_{50}, die O_2-Sättigungskurve ist nach links verschoben. Myoglobin mit seiner extrem hohen O_2-Affinität hat einen P_{50} von 17 mmHg (13 kPa), fetales Hb einen Wert von 22 mmHg (16 kPa).

Eine Temperaturerhöhung verschiebt die Bindungskurve ebenso wie das 2,3 DPG nach rechts zu einer geringeren O_2-Affinität. Ebenso bedingt der **Bohr-Effekt** bei einer Senkung der pH-Wertes und einer Steigerung des pCO_2 eine Rechtsverschiebung der O_2 Bindungskurve. Dieser Effekt fördert so die O_2-Abgabe im Gewebe. In der Lunge spielt dagegen der Bohr-Effekt keine wesentliche Rolle, da hier die Bindungskurve so flach verläuft, daß eine Rechtsverschiebung keinen Einfluß auf die O_2-Aufnahme hat.

Der **Haldane-Effekt** fördert die CO_2-Aufnahme vom Gewebe ins Blut: venöses Blut vermag mehr CO_2 zu binden als oxygeniertes. In der Lunge begünstigt der Effekt die CO_2-Abgabe durch die geringere Bindung von CO_2 an oxygeniertes Blut. Beide Effekte unterstützen so den Atemgastransport im Kreislauf.

➡ **K:** 2,3 DPG kann die Erythrozytenmembran nicht passieren und ist somit extrazellulär unwirksam. Hb-Lösungen für Zwecke des Blutersatzes müssen außer einer Vernetzung (Polymerisation zur Verhinderung der renalen Filtration) auf andere Weise organisches Phosphat angelagert bekommen, um ihren niedrigen P_{50} zu kompensieren.

2.5 Welche Besonderheiten im Hämoglobinaufbau gibt es, speziell bei Neugeborenen?

Charakteristisch für das Neugeborene ist ein **erhöhter Hämoglobingehalt** und eine **gesteigerte O_2-Affinität**. Letztere ist durch einen **verminderten Halbsättigungsdruck P_{50}** (s. 2.4) gekennzeichnet. Damit ist das fetale Blut in optimaler Weise an den Gasaustausch in der Plazenta angepaßt. Nach der Geburt dauert es bis zu etwa 6 Monaten, bis die Hämoglobinkonfiguration der des adulten Hämoglobins entspricht. Diese besteht aus 2 α Ketten von je 141 Aminosäuren und 2 β Ketten mit je 146 Aminosäuren, was als $\alpha_2 \beta_2$ Hämoglobin oder **Hb A** bezeichnet wird. (Nur 2-3 % des Hämoglobins bei Erwachsenen enthält anstelle von β-Ketten δ-Ketten [Hb A_2]).

Während der Fetalentwicklung sind die beiden β Ketten durch γ Ketten ersetzt mit zwar ebenfalls 146 Aminosäuren, aber in anderer Folge.

Das entsprechende Gesamtmolekül bezeichnet man mit HbF (für fetal). Der P_{50} beträgt ca. 22 mmHg (16 kPa), die Sauerstoffaffinität ist somit geringer und die O_2-Bindungskurve wird auch im Gegensatz zum adulten Hämoglobin weniger durch 2,3 Diphosphoglyzerat (s. 2.4) nach rechts verschoben. Durch einen vermehrten HbF Abbau beim Neugeborenen kommt es zu einem (noch physiologischen) leichten Ikterus (Gelbsucht), dem Ikterus neonatorum, der nicht mit dem Ikterus haemolyticus (s. 2.6) nach Rh Unverträglichkeit verwechselt werden darf. Bei überschießendem Hb-Abbau kann es sogar zu einer vorübergehenden Anämie beim Säugling kommen.

K: Im Mittelmeerraum und tropischen Gebieten existieren Minusvarianten des Hämoglobinaufbaus. Es handelt sich um Thalassämie-formen und die Sichelzellanämie. Bei der ersteren unterscheidet man die β-Form, bei der die Produktion der β-Ketten eingeschränkt ist und die schwerere α-Form mit fehlender α-Kettenbildung, die häufig schon intrauterin einen Letalfaktor darstellt. Bei der Sichelzellanämie ist in der β-Kette ein Glutaminmolekül durch Valin ersetzt (**HbS**). Die Erythrozyten haben eine charakteristische Form mit verminderter Deformierbarkeit. Bei beiden angeborenen Erkrankungen können sich Malariaplasmodien weniger vermehren, was den Trägern einen gewissen Selektionsvorteil eingebracht hat, der in malariafreien Gebieten verloren geht.

2.6 Machen Sie eine Aussage über das ABO und Rh Blutgruppensystem

Bei den Blutgruppen muß man zwischen Antigenen und Antikörpern unterscheiden. *Antigene* sitzen auf der Erythrozytenmembran und existieren schon in der Fetalzeit. Im **ABO-System** kommt neben den sogenannten **Agglutinogenen** A und B noch die Nebengruppe A1 vor. Dem entsprechen die **Agglutinine Anti-A und Anti-B**. Diese *Antikörper* werden erst nach der Geburt im Rahmen der allgemeinen Immunisierung gegenüber bakteriellen Glykoproteinen (als unspezifische Kreuzimmunität) gebildet, soweit entsprechende Agglutinogene nicht im eigenen Körper vorhanden sind (Immuntoleranz). Es handelt sich um **komplette Antikörper**, da die Agglutination allein durch die Agglutinine selbst ohne weitere Plasmaproteine zustande kommt (Gegensatz Rh-System, s.u.). Anti-A und Anti-B gehören zur Gruppe der **IgM-Immunglobuline** mit einer mittleren Molekularmasse von über 900 000 und sind nicht plazentagängig. Die **Häufigkeit** der einzelnen Blutgruppen war früher geographisch sehr verschieden: bei der Urbevölkerung Nordamerikas herrschte die Blutgruppe 0 bei weitem vor (90–95%), in Zentralasien gab es Regionen mit 20–30 % Bevölkerungsanteil der Gruppe B. Heute beträgt der Anteil an Blutgruppe A und 0 in Europa und Nordamerika je ca. 42 %, auf B entfallen ca. 11 % und auf AB ca. 5 %.

Beim **Rh (Rhesus)-System** liegen die Antikörper in Form mehrerer Genotypen vor, von denen Träger des Rh-D-Antigens als **Rh-positiv** und der Kombination cde/cde als **rh-negativ** bezeichnet werden. Es kommt zu keiner spontanen Bildung von Antikörpern, so daß etwa eine erste Transfusion von diesbezüglich gruppenfremdem Blut vertragen wird. In der Folge bilden sich dann aber Antikörper, so daß eine zweite intravasale Begegnung mit gruppenfremden Blut die Agglutination auslöst. Die Antikörper sind **inkomplett**, d. h. sie benötigen zu ihrer Wirkung noch weitere Plasmaproteine, die man bei der Blutgruppenbestimmung zusätzlich einbringen muß. Sie gehören zur **IgG-Klasse** und durchwandern die Plazentarschranke über eine rezeptorvermittelte Transzytose (vgl. 1.3, 7.6). Etwa 85% der europäischen Bevölkerung sind Rh-positiv. Erst bei der Geburt eines Rh-positiven Kindes treten kindliche Erythrozyten in den mütterlichen Kreislauf ein und geben bei einer rh-negativen Frau Anlass zur anschließenden Bildung von Antikörpern. Unter einer weiteren Schwangerschaft mit einem Rh-positiven Kind kommt es zum Übertritt der Antikörper auf den Feten und bei diesem schließlich zu gesteigertem Blutzerfall, was zum Erscheinungsbild eines schweren **Ikterus neonatorum** mit Hirnschäden (Kernikterus durch zu hohen Bilirubingehalt) führen kann. Blutaustausch mit rh-negativen Erythrozyten beim Neugeborenen, denen die mütterlichen Antikörper nichts anhaben können, war früher eine Therapieform; heute behandelt man am Ende oder unmittelbar nach einer Rh-positiven Schwangerschaft die Mutter mit IgG Anti-D und bindet so restliche Antikörper.

2.7 Welche Störungen der Blutstillung und -gerinnung kennen Sie? Wie kann die Blutgerinnung verzögert oder aufgehoben werden und wie kann man dies messen?

Im Anschluß an die temporäre **Blutstillung** in kleinen Blutgefäßen (primäre Hämostase), welche durch eine lokale Vasokonstriktion und eine Thrombozytenaggregation die **Blutungszeit** auf ca. 1-3 min begrenzt, kommt es zum Ablauf der **Blutgerinnung** (sekundäre Hämostase).

Bei der Blutstillung kann ein Fehlen eines Glykoproteins, des **v. Willebrand Faktors**, zu einer fehlenden oder verzögerten Anlagerung der Thrombozyten an das Gefäßendothel kommen. Auch ein Absinken der normalen Thrombozytenzahl (150 000-300 000 / µl) bei einer **Thrombopenie** z.B. durch Strahlenschaden führt zu einer Verlängerung der Blutungszeit. Bei den Störungen der Blutstillung kommt es im Gegensatz zu Gerinnungsstörungen zu mehr punktförmigen Blutaustritten (**Petechien, Purpura**) im Gegensatz zu den mehr flächenhaften Hämatomen bei der Gerinnungsstörungen.

Bei der Blutgerinnung unterscheidet man das langsamere endogene System (**intrinsic system**, Aktivierung in Minuten) vom rascheren exogenen (**extrinsic system**, Aktivierung in Sekunden). Die bekanntesten Gerinnungsstörungen treten im ersteren auf: Hämophilie A und B. In beiden Fällen handelt es sich um rezessiv geschlechtlich gebundene Erbkrankheiten. Bei der häufigeren (75% der Erkrankungen) **Hämophilie A** fehlt der Faktor VIII (antihämophiles Globulin), der thermolabil ist und dessen Mangel durch die Injektion eines Lyophilisats aus Spenderplasma (Aidsgefahr!) kompensiert werden muß. **Hämophilie B** ist durch einen Mangel an Faktor IX gekennzeichnet, auch als **Christmas-Faktor** nach einem amerikanischen Farbigen benannt. Dieser Faktor ist thermostabil; die Gerinnung wird bereits durch eine meist erforderliche Blutkonserve weitgehend normalisiert. Bei Leberschäden und Eiweißmangel kann es zu einer zu geringen Bildung der plasmatischen Gerinnungsfaktoren kommen. Eine gesteigerte **Fibrinolyse** kann bei erhöhtem Blutverlust und Gewebszerfall eintreten, sie wird auch gefördert durch die körpereigene **Urokinase** sowie durch Streptokinase (Bakterienprodukt), dagegen gehemmt durch Apronitin oder ε-Amino- kapronsäure.

Man kann die Blutgerinnung hemmen durch die i.v. Anwendung von Heparin, das Antithrombin 3 aktiviert. Vitamin-K-Antagonisten wie Cumarine hemmen die Bildung von Prothrombin, Faktor VII, IX und X kompetitiv, die Wirkung setzt entsprechend deren längerer Halbwertszeit nach etwa 24 Stunden ein. In vitro wird die Gerinnung durch Bindung der Ca^{2+} Ionen (durch Zitrat, Oxalat oder EDTA) aufgehoben. Ein Mangel an den plasmatischen Gerinnungsfaktoren wird durch die Bestimmung der Blutungszeit nicht erfaßt. Dagegen erfaßt der **Quicktest** (ca. 13 s) vorwiegend das exogene System und dient z.B der Kontrolle der Cumarintherapie. Die partielle Thromboplastinzeit (**PTT**, ca. 30-40s) erfaßt mehr das endogene System und läßt die Heparinwirkung gut erkennen. Die gemeinsame Endstrecke der Gerinnung wird durch die sehr kurze **Thrombinzeit** (7-10s) erfaßt.

2.8 Durch welche Parameter wird die Viskosität des Blutes verändert?

Die Blutviskosität ist stark und auf nichtlineare Weise vom **Hämatokrit (Hk)**, weiterhin vom **Gefäßdurchmesser** abhängig. Durch **Höhentraining** und – als Blutdoping untersagte **Eigenblutinjektionen** – kann der Hk des Blutes über die Norm gesteigert werden, so daß mit dem erhöhten Hb-Gehalt auch eine gesteigerte O_2-Kapazität vorliegt (normal 200–210 ml O_2 / l). Auch durch die Anwendung von **Erythropoietin** bereits im gesunden Organismus hat man versucht, den Hk noch weiter zu steigern. Jedoch ist damit ein starker Anstieg des peripheren Widerstandes verbunden, welcher unter Umständen die Herzfunktion mehr begrenzt, als durch die erhöhte O_2-Kapazität gewonnen wird. Durch starke Flüssigkeitsaufnahme versucht man dies vorübergehend zu kompensieren, was aber für die Wettkampfsituation nicht immer von Vorteil ist.

In kleinen Blutgefäßen bildet sich eine zellfreie Randschicht, welche die Blutzellen leicht passieren läßt und die Blutviskosität von ca. 4 Centipoise bzw. relative Einheiten (Wasser = 1) fast auf den niedrigen Wert des Plasmas (<2 Cp) absinken läßt. Das Optimum liegt bei einem Gefäßdurchmesser von 6–8 µm (**Fåhraeus-Lindqvist-Effekt**). In noch engeren Gefäßen wird die Deformierbarkeit der Erythrozyten zum begrenzenden Faktor und die Viskosität steigt wieder an. Ebenso ist die Blutviskosität in den großen Gefäßen höher; insgesamt liegt sie aber in der Kreislaufperipherie niedriger als in einem großkalibrigen Viskosimeter. Ebenso ist in den Kapillaren der **dynamische Hk** niedriger, da die Erythrozyten im Axialstrom schneller fließen als das Plasma. Änderungen der Eiweißkonzentration des Plasmas haben dagegen einen geringeren, wenn auch deutlich meßbaren Einfluß auf die Gesamtviskosität.

➡ **K:** Ein gewisser Effekt der im Mittelalter häufig angewandten Aderlässe besteht nach zellfreiem Flüssigkeitsrückstrom aus dem Extrazellulärraum in einer Blutverdünnung, welche die Herzarbeit erheblich vermindert, gleichzeitig das Herzminutenvolumen kompensatorisch und ohne unökonomischen Frequenzanstig ansteigen läßt. Auch eine bei chirurgischen Eingriffen gut tolerierbare **Hämodilution** kompensiert weitgehend bis zu einem Hk von 30 % die verminderte O_2-Kapazität durch eine Steigerung des Herzminutenvolumens mit einem gesteigerten Schlagvolumen.

2.9 Auf welchem Weg erfolgt die humorale Infektabwehr?

Die humorale Infektabwehr erfolgt [einerseits über lokale Botenstoffe (Zytokine wie z.B. Interleukine), daneben aber vorwiegend] durch die Immunglobuline, die bei der Elektrophorese im Bereich der Gamma Globuline wandern. Sie stellen die spezifischen Antikörper dar und werden von aktivierten B Lymphozyten (Plasmazellen) gebildet. Sie bestehen aus jeweils zwei gruppenspezifischen schweren (H, heavy) Proteinketten und 2 leichten (L, light), die über Disulfidbrücken miteinander verbunden sind. Die Gesamtgruppe kann man sich mit dem Wort „GAME+D" merken:

- **IgG** umfaßt ca. 75 % aller Immunglobuline, absolut beträgt die Konzentration 7–15 g/l. Die mittlere Molekularmasse beträgt 150 000 g/Mol (Dalton); eine rezeptorvermittelte Transzytose erlaubt eine Passage durch die **Plazenta** und ermöglicht so eine passive Immunisierung des Feten, später erfolgt dies über die Muttermilch. IgG ist auch Träger evtl. gebildeter Rh Antikörper und kann so bei einer rh-negativen Mutter einem Rh-positiven Feten schaden. Eine wichtige Aufgabe ist die Aktivierung des Komplementsystems.
- **IgA** mit rund 15 % Anteil an den Immunglobulinen hat eine Plasmakonzentration von 2–3 g/l. Es findet sich vor allem in **Sekreten** wie Speichel und Tränenflüssigkeit sowie in Bronchial- und Magen-Darmsekreten und schützt dort die Zelloberfläche. Die Molekularmasse beträgt etwa 160 000 g/M.
- **IgM** hat einen Anteil von 7–10 % und eine Konzentration von ca. 1 g/l. Die Molekularmasse beträgt 900 000 g/M und stellt damit den **Höchstwert** aller Immunglobuline dar. IgM reagiert mit fremden Zellmembranen und führt ebenfalls wie IgG zu einer Komplementaktivierung, erreicht jedoch rascher sein Wirkungsoptimum. Damit kommt es zur Opsonierung bei den Makrophagen.
- **IgE** und **IgD** machen zusammen nur einen Anteil von etwa 1 % der Immunglobuline aus; die Konzentration liegt unter 0,05 g/l. IgE hat eine Funktion bei allergischen Reaktionen und verursacht die Ausschüttung von **Histamin** aus Mastzellen und basophilen Granulozyten, was eine Gefäßerweiterung und erhöhte Permeabilität im entzündeten Gewebe verursacht. IgD erleichtert die Antigenerkennung der B-Lymphozyten.

➡ **K:** Erhöhte Konzentrationen von IgA,M,D oder E finden sich beim Auftreten eines **Plasmozytoms**. Dabei werden oft nur Bruchteile des jeweiligen Immunoglobins vermehrt gebildet, z.B. die leichten Ketten, die auch renal ausgeschieden werden. Da die übrigen Immunoglobuline meist vermindert gebildet werden, kommt es dann zu einer verminderten Resistenz gegen Infekte.

2.10 Wie verläuft die zelluläre Infektabwehr?

Bei der zellulären Infektabwehr gibt es eine **unspezifische Reaktion**, welche über die **Phagozytose** durch **Granulozyten** und **Monozyten** erfolgt, sowie die **spezifische Immunreaktion**, die von den Lymphozyten getragen wird. Bei der unspezifischen Abwehr wird durch Phagozytose alles aufgenommen, was dem Körper fremd erscheint, ohne auf ein bestimmtes Antigen ausgerichtet zu sein. Dies reicht aber meist nicht zur endgültigen Beseitigung eines Infekts aus, dafür setzt sie sofort ein. Bei der spezifischen Abwehr muß erst mit einem Antigen ein Kontakt erfolgen, was dann mit einer gewissen Verzögerung die Bildung von Antikörpern (s. 2.9, humorale Reaktion) und von aktivierten T-Lymphozyten verursacht.

Die **T-Lymphozyten** stammen aus dem Thymus und werden durch Antigene auf ganz spezifische Weise (s.u.) zur Aktivität angeregt. Man unterscheidet die **Helferzellen** (T_H, wegen der Expression des CD4 Moleküls auch als CD4 Lymphozyten bezeichnet), **Suppressorzellen** (T_S, = CD8 Lymphozyten) und **Killerzellen** (T_K, ebenfalls CD8).

Die T_H Lymphozyten werden aktiviert, wenn die Makrophagen auf ihrer Zelloberfläche Bruchstücke eines phagozytierten Antigens gebunden an ein MHCII Protein (Klasse II Protein des Haupt-Histokompatibilitätskomplexes) präsentieren. Sie wirken dann ihrerseits noch aktivierend auf **B-Lymphozyten** ein, die über die entstehenden Plasmazellen Immunglobuline abgeben (humorale Immunität). B-Lymphozyten sind benannt nach ihrer Genese bei Vögeln in der Bursa, einem lymphatischen Organ.

Von virusbefallenen Zellen und **MHC I** (major histocompatibility complex I) wird die Aktivität der T_K Killer Lymphozyten gesteuert. Sie erkennen die befallenen Zellen und zerstören selektiv diese (ähnlich wie die natürlichen Killerzellen NKZ aus der Leukozytenreihe). Die freiwerdenden Viren sind ihrer Gastzelle beraubt und werden angreifbar für das übrige Abwehrsystem.

Die T_S Suppressorzellen regulieren die zelluläre Immunreaktion, indem sie hemmend auf B- und T-Lymphozyten einwirken. Schließlich gibt es auch im T-System langlebige Gedächtniszellen.

➥ **K:** Besonders gefördert durch die Transplantationschirurgie wurde die Kenntnis der verschiedenen MHC-Proteine. Diese sind für zahlreiche Abstoßungsreaktionen verantwortlich, wenn das Transplantat fremde Histokompatibilitätsproteine aufweist.

Angriffspunkt der Aids-Infektion durch das HIV (human immunodeficiency virus) sind vor allem die T_H (T_4) Helfer Lymphozyten, die so stark vermindert werden, daß viele ansonsten überwindbare Infektionen zum letalen Ausgang führen. Auch das ansonsten meist von der körpereigenen Abwehr unterdrückbare Kaposi-Sarkom tritt stark gehäuft auf.

3.1 Wie verläuft die mechanische Herzaktion?

Die aktive Periode der Herzaktion beginnt in der Systole mit der **Anspannungsphase**. Es handelt sich um eine isometrische Kontraktion, die infolge der gewissen Abrundung der Herzform und damit auch kleinen lokalen Längenänderungen besser mit „isovolumetrisch" bezeichnet wird, denn nach dem einleitenden Klappenschluß der Atrio-Ventrikularklappen und der noch nicht erfolgten Öffnung der Taschenklappen kann keine Volumenänderung erfolgen. Im linken Ventrikel steigt nun der Druck von ca. 5–10 mmHg (~0,7–1,3 kPa) bis auf ca. 80 mmHg (10,5 kPa), was dem diastolischen Druck in der Aorta (bei einem gesunden Jugendlichen) entspricht. Im rechten Ventrikel erreicht der Druck nur etwa 10 mmHg (1,3 kPa).

Daraufhin öffnen sich die Taschenklappen und es beginnt die **Austreibungsphase** mit einer zunächst positiv auxotonen Kontraktion, die nach Erreichen eines systolischen Druckmaximums (li. 120 mmHg = 16 kPa, re. ca. 25 mmHg = 3,3 kPa) als negativ auxoton bezeichnet wird. Ein Ende dieser Phase wird beim Schluß der Taschenklappen erreicht, was bei einem Druck der Fall ist, der noch über der Mitte zwischen dem systolischen und diastolischen Wert liegt. Zu diesem Zeitpunkt tritt der 2. Herzton auf (s. 3.3), im EKG das Ende der T-Zacke.

Nun beginnt eine (wiederum isovolumetrische) **Entspannungsphase**, in der der Druck im linken Ventrikel bis auf 2–3 mmHg (~0,3–0,4 kPa) abfällt (re. je nach Atemzyklus noch tiefer) und die bis zum Öffnen der Segelklappen dauert.

Es schließt sich der in Ruhe längste Abschnitt als **Füllungsphase** an, die wieder zu den eingangs genannten Drücken bis zum Schließen der Segelklappen führt.

Am kürzesten ist die *Anspannungsphase* mit nur etwa 50 ms. Ihr Beginn folgt kurz auf die Q-Zacke des EKG (bis hin zur Spitze der R-Zacke), ihr Ende kann am Anstieg des Aortendrucks erkannt werden, evtl. korrigiert um die Laufzeit der Pulswelle bis zum jeweiligen Meßort des Aortendrucks.

Die *Austreibungsphase* ist in Ruhe wesentlich kürzer als die *Füllungsphase* (Verhältnis etwa 220:300 ms), nimmt jedoch mit steigender Herzfrequenz einen relativ immer größeren Anteil ein, da sie nicht beliebig verkürzt werden kann. Bei den höchsten Herzfrequenzen übertrifft sie die Füllungsphase wesentlich, was für die allein in der Diastole erfolgende Koronardurchblutung einen unökonomischen Faktor darstellt.

Die *Erschlaffungsphase* erfolgt in Ruhe mit einer Dauer von mehr als dem Doppelten der Anspannungsphase.

Das enddiastolische Volumen beträgt für jeden der beiden Ventrikel 125–140 ml, davon werden in Ruhe 50–60 % als Schlagvolumen ausgeworfen gegenüber dem verbleibenden Restvolumen. Das genannte Verhältnis wird als **Auswurffraktion (ejection fraction)** bezeichnet.

➡ **K:** Die Vorhöfe kontrahieren sich unmittelbar mit Einsetzen der Q-Zacke und können – bedingt durch die langsame Erregungsleitung im AV-Knoten – eine Auflade funktion der Ventrikel übernehmen. Dieser Effekt entfällt beim „Vorhofflattern" und bei den verschiedenen Formen des Herzblocks. Besonders wichtig wird die Vorhofkontraktion bei einer Trikuspidal- oder Mitralstenose, da dann der Füllungsmechanismus der Ventrikel stark gestört ist.

3.2 Was liegt dem Frank-Starling-Mechanismus zugrunde?

Otto Frank hat am Kaltblüterherzen gefunden, daß das Auswurfvolumen in starkem Maße von der diastolischen Füllung abhängt. Verschiebt man einen Ausgangspunkt für eine Kontraktion auf der Ruhe-Dehnungskurve des Herzens nach rechts zu einer größeren diastolischen Füllung, so zeigt die Kurve der isometrischen (isovolumetrischen) Maxima einen zunächst starken Anstieg; sie sinkt erst nach Erreichen einer unphysiologisch hohen Füllung. Desgleichen steigt auch die Kurve der isotonen (isobaren) Maxima zunächst an. Zwischen beiden Endpunkten läßt sich für einen bestimmten Ausgangswert eine annähernd gerade Verbindung für eine Unterstützungskontraktion (erst isovolumetrisch, dann auxoton) bilden, an der dann diese Kontraktion endet. Durch Verbindung der Punkte R auf der Ruhedehnungskurve, I als dem Ende der isovolumetrischen Kontraktion, U als dem Ende der auxotonen Kontraktion, E als dem Ende der isovolumetrischen Erschlaffung und wieder zu R umfährt man einen Herzzyklus und die umfahrene Fläche entspricht dabei der geleisteten Herzarbeit aus dem Produkt Druck · Volumen (= Kraft · Weg).

Es wird ersichtlich, daß eine Verschiebung zu einem höheren Ausgangspunkt auf der Ruhe-Dehnungskurve auch zu einer stärkeren Kontraktion und einem gesteigerten Volumenauswurf (Schlagvolumen) führt.

Ernest H. Starling hat diese Gesetzmäßigkeiten auch für den Warmblüterventrikel nachgewiesen. Heute kann man den entsprechenden Effekt einmal durch die Zunahme von miteinander kommunizierenden Querbrücken von Aktin und Myosin, weiterhin jedoch auch durch den mit zunehmender Dehnung steigenden Ca^{2+} Einstrom in die Muskelfasern erklären.

➡ **K**: Ein Widerspruch ergab sich in der Klinik, als man die Mehrleistung bei beispielsweise sportlicher Belastung mit dem F.-St.-Mechanismus erklären wollte, die eine diastolische Herzvergrößerung gefordert hätte. Man fand jedoch bei Röntgenaufnahmen im Gegenteil eine Verkleinerung des arbeitenden Herzens, was das Überwiegen der sympathischen Innervation beweist mit Zunahme der Inotropie und der Auswurffraktion, wodurch die Restvolumenreserve ausgeschöpft werden kann. Ein insuffizientes Herz ist dagegen auf eine starke diastolische Füllung angewiesen und bleibt bei Belastung groß.

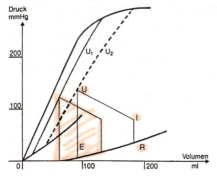

3.3 Wie entstehen die normalen Herztöne und wie pathologische Herzgeräusche?

Auch bei den „normalen" Herztönen handelt es sich physikalisch gesehen um Geräusche, da sie aperiodische Schwingungen darstellen. In der Medizin hat man aber den Ausdruck „Geräusche" einem pathologischen Geschehen vorbehalten.

Der **erste Herzton** ist dumpf und zeigt im Phonokardiogramm ein Vorsegment beim Einschwingen, was seine Verwendung als Marker für den Beginn der Anspannungszeit der Ventrikel ausschließt. Als seine Ursache sieht man weniger den Schluß der Segelklappen, als vielmehr das Anspannen der Ventrikelmuskulatur an. Man hört ihn am besten (punctum maximum, p.m.) im 3.– 4. Interkostalraum links (Erb-Punkt).

Der **zweite Herzton** enthält höhere Frequenzen und entspricht dem Schluß der Taschenklappen. In der zentralen Aortendruckkurve tritt dabei die Inzisur auf, im EKG ist gerade die T-Welle zu Ende gegangen. Normalerweise fällt der Zeitpunkt des Klappenschlusses für den li. u. re. Ventrikel zusammen. Man hört jedoch den 2. Ton des rechten Ventrikels durch die Fortleitung in der Strombahn am lautesten links im 2. Intercostalraum (IC), während derjenige des linken Ventrikels auf gleicher Höhe rechts wahrzunehmen ist. Eine Spaltung des 2. Herztones tritt auf, wenn sich die Aortenklappe etwas später als die Pulmonalklappe schließt, was bei Hypertrophie des linken Ventrikels erfolgen kann, seltener tritt die umgekehrte Reihenfolge auf, wenn der rechte Ventrikel hypertrophiert.

➡ **K:** Wird ein **Herzgeräusch** in der *Systole* gehört, so kann es sich um eine **Klappeninsuffizienz** (Undichtwerden bzw. Zurückschlagen) der **Trikuspidal- oder Mitralklappe** handeln. Eine Unterscheidung ist nach dem obengesagten u.U. bereits aus der Lokalisation des Maximums an Intensität möglich. Zudem bestehen bei einer Trikuspidalinsuffizienz neben einer Rechtsherzhypertrophie Stauungserscheinungen in der venösen Einflußbahn und evtl. an den Beingefäßen, während bei der (häufigeren) Mitralinsuffizienz der linke Ventrikel hypertrophiert und die Lungenstrombahn gestaut wird. Auch bei einer **Stenose der Aortenklappe** tritt ein systolisches Geräusch auf; es wird in diesem Fall bis in die Aa. carotides fortgeleitet.

Eine **Stenose der Mitralklappe** macht sich dagegen vorwiegend in der *Diastole* bemerkbar, wenn der Einstrom von Blut in den linken Ventrikel behindert ist. Auch eine Aortenklappeninsuffizienz erzeugt ein diastolisches Geräusch durch das in dieser Phase erfolgende Zurückströmen des Blutes. Die Allgemeinerscheinungen sind bei dieser Form eines Klappenfehlers nicht so gravierend, da durch die erhöhte diastolische Füllung gemäß des Frank-Starling-Mechanismus (**s. 3.2**) für das Herz mit einer Volumenbelastung günstigere Verhältnisse vorliegen als bei einer entsprechenden Stenose mit Druckbelastung.

Zusammenfassend kann ein systolisches Geräusch auf einer Mitralinsuffizienz (p.m. Herzspitze) oder einer Aortenklappenstenose (p.m. 2. IC re.) beruhen, ein diastolisches Geräusch auf einer Mitralstenose (p.m. Herzspitze) oder einer Aortenklappeninsuffizienz (p.m. 2. IC re.). Herzklappenfehler können angeboren sein oder sie treten nach einer bakteriellen Infektion, vorzugsweise mit Streptokokken auf.

3.4 Was versteht man unter der Autorhythmie des Herzens?

Im Gegensatz zu anderen Organen hat das Herz die Fähigkeit zur selbstständigen rhythmischen Erregungsbildung und -leitung[*]. Das Herz hat auf verschiedenen Ebenen sogenannte Schrittmacherzellen, von denen die autorhythmische Erregung ausgeht. Der normale Herzschlag hat seinen Ursprung im **Sinusknoten**. Mit einer Frequenz von 70 Schlägen/min sendet der Sinusknoten seine Impulse aus. Die Erregung breitet sich über die **Arbeitsmuskulatur der Vorhöfe** aus und trifft auf den AV-Knoten. Der **AV-Knoten** hat die Funktion eines sekundären Erregungsbildungssystems, weil er im Falle eines Ausfalls der Sinusknotenerregung dieses durch seine autonome Erregungsbildung ersetzen kann. Allerdings beträgt der AV-Rhythmus nur 40–60 Schläge/min. Im Normalfall trifft die Erregung aus dem Sinusknoten auf den AV-Knoten und erfährt hierbei eine kurze Verzögerung. Nach dem AV-Knoten trifft der Impuls auf das **His-Bündel** und teilt sich dort in die beiden Tawara-Schenkel, die wiederum in die einzelnen **Purkinje-Fasern** verzweigen. Im Fall einer Unterbrechung der Erregungsleitung im AV-Knoten tritt ein tertiäres Impulszentrum, das sich in den Purkinje-Fasern befindet, in Kraft. Diese sogenannte Kammerautomatie liefert nur noch 30–40 Schläge/min. Die Purkinje-Fasern enden im Subendokard, von wo sich die Erregung auf die Kammermuskulatur hin ausbreitet.

Die einzelnen Erregungszentren sind streng hierarchisch geordnet und treten nur in Kraft, wenn das übergeordnete Zentrum ausfällt. Mit zunehmender Entfernung vom eigentlichen primären Schrittmacher, dem Sinusknoten, sinkt die Herzfrequenz. Ein Rechts- oder Linksschenkelblock, der durch eine Unterbrechung in den Schenkeln entsteht, läßt sich solange kompensieren, wie noch ein Schenkel oder einige Faszikel zur Impulsweiterleitung zur Verfügung stehen. Im EKG zeigt sich diese Blockbildung durch eine Verbreiterung des QRS-Komplexes. Ein plötzlich auftretender totaler AV-Block hat größere hämodynamische Auswirkungen zur Folge. Meist dauert es einige Sekunden bis das tertiäre Ersatzzentrum einspringt. Während dieser Zeit pumpt das Herz kein Blut, so daß es zur Minderdurchblutung der Organe kommt. Das Gehirn reagiert am empfindlichsten auf die Unterbrechung der Sauerstoffzufuhr, nach bereits 6 sec kann es zur Bewußtlosigkeit kommen (Morgagni-Adam-Stokes-Anfall).

➡ **K:** Ein AV-Block III (s.3.13) ist Indikation für die Implantation eines permanenten Schrittmachers. Schrittmacher werden mit einer Eigenfrequenz von 70/min programmiert. Sobald der Herzrhythmus unter den eingestellten Wert fällt, springt der Schrittmacher ein. Die Reizelektroden können entweder auf das Myokard aufgenäht werden oder im akuten Fall auf einem Herzkatheter angebracht sein.

---

[*] Während in vielen klinischen und anatomischen Lehrbüchern der Ausdruck „Reizleitungssystem" gebraucht wird, ist es besser, vom Erregungsleitungssystem zu sprechen, da ein Reiz als eine Änderung der Umweltbedingungen definiert ist.

3.5 Was bedeutet der Begriff „Schrittmacherpotential" und welche verschiedenen Formen von Schrittmachern unterscheidet man?

In der Arbeitsmuskulatur des Herzens werden Aktionspotentiale durch Zuleitung ausgelöst, d.h. durch Stromschleifen, die von erregten auf unerregte Bezirke übergreifen über die „gap junctions" (s. 1.4). Es existieren jedoch auch spezifische Zellen des Erregungsleitungssystems, die **Schrittmacherzellen**, die zur **autorhythmischen Erregungsbildung** befähigt sind. In diesen Zellen erfolgt die **Erregungsauslösung** durch **Spontandepolarisation**. Im Anschluß an die Repolarisationsphase eines Aktionspotentials kommt es zum **maximalen diastolischen Potential (MDP)**, danach zu einer kontinuierlichen Depolarisation, die dann das Schwellenpotential (**SP**) erreicht und ein neues Aktionspotential auslöst. Diese langsame **diastolische Depolarisation** ist charakteristisch für die Schrittmacherzellen: durch sie entsteht ohne Zuleitung lokal ein neues Aktionspotential. Ursache ist eine sich kontinuierlich vermindernde K^+-Leitfähigkeit (g_k), während g_{Na} und g_{Ca} noch klein sind, wenn auch ihre **Ionenströme** bereits zur langsamen Repolarisation beitragen; es kommt zum **Präpotential**. Erst beim SP beginnt das Aktionspotential (s.3.6).

Man kann zwischen **aktuellen** und **potentiellen** Schrittmachern unterscheiden. Die aktuellen Schrittmacher sind diejenigen Zellen im Sinusknoten des Herzens, die „aktuell" tatsächlich für die Bildung der Aktionspotentiale verantwortlich sind. Die potentiellen Schrittmacher sind diejenigen Schrittmacherzellen, die zwar zur lokalen Erregungsbildung befähigt sind, tatsächlich aber wie „normale" Arbeitsmuskulatur durch Zuleitung von Stromschleifen schnell depolarisiert werden, noch bevor ihre langsame diastolische Depolarisation den Schwellenwert erreichen kann. Bei Ausfall von aktuellen Schrittmachern können potentielle Schrittmacherzellen jedoch die Erregungsbildung übernehmen. Man unterscheidet zwischen drei Zentren mit Schrittmacherfunktion: den **Sinusknoten** (primäres Zentrum, 70/min.), den **AV-Knoten** (sekundäres Zentrum, 40–60/min.) und das **Purkinje-System** (tertiäres System, 30–40/min.).

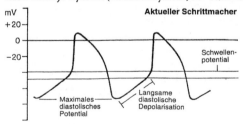

➡ **K:** Die Erregungsbildung des AV-Knotens ist nach Ausfall des Sinusknotens oft für eine suffiziente Perfusion der Organe nicht ausreichend. Das Gehirn reagiert dabei extrem sensibel auf eine Reduktion der Sauerstoffperfusion: bereits nach wenigen Sekunden kann es zu Adam-Stokes-Anfällen (s. auch 3.4) mit Bewußtlosigkeit kommen

3.6 Beschreiben Sie den Ablauf eines typischen Aktionspotentials der Herzmuskelzellen und der Repolarisation

Das Ruhepotential ist vorwiegend ein Kaliumpotential (ca. −90mV). Unmittelbar nach Überschreiten des Schwellenpotentials kommt es durch eine kurze starke Erhöhung der Na^+-Leitfähigkeit zu einem schnellen Na^+-Einwärtsstrom. Dadurch entsteht der schnelle **Aufstrich** (bis ca. +30 mV). Danach kommt es im Gegensatz zum Aktionspotential der Skelettmuskulatur zu einer langsameren Repolarisation mit einem charakteristischen **Plateau**. Hierdurch verlängert sich das Aktionspotential auf ca. **200–400 ms** (Faktor 100 im Vergleich zur Skelettmuskulatur). An der Entwicklung der Plateauphase sind **zwei Mechanismen** beteiligt:

- Durch die Öffnung von Ca^{++}-Kanälen kommt es zu einem langsamen, **depolarisierenden Ca^{++}-Einstrom**.
- Der **repolarisierende K^+-Auswärtsstrom** wird reduziert durch eine durch die Depolarisation hervorgerufene **Verminderung der K^+-Leitfähigkeit**.

Während der Plateauphase des Aktionspotentials und unmittelbar danach ist der Herzmuskel **absolut refraktär**. Hat die Repolarisation etwa wieder −40 mV erreicht, so folgt der Abschnitt der relativen **Refraktärperiode**, in der eine erneute Erregung zwar möglich ist, jedoch ein kleineres und vor allem kürzeres Aktionspotential auslöst. Ursache ist eine noch immer bestehende Erhöhung der K^+-Leitfähigkeit. In der relativen Refraktärzeit liegt zwar auch eine erhöhte Reizschwelle vor, sie wird aber etwa bei Elektrounfällen leicht überschritten und führt bei den folgenden verkürzten Aktionspotentialen (mit entsprechend verkürzten absoluten Refraktärzeiten) leicht zum Kammerflimmern. Man spricht daher auch von einer **vulnerablen Phase**.

➡ **K:** Die langsamen Ca^{++}-Kanäle können durch anorganische Kationen (z.B. Ni^{++}, Co^{++}, Cd^{++}), aber auch durch organische **Kalzium-Antagonisten** blockiert werden (z. B. Verapamil, Nifedipin). Die langsamen Ca^{++}-Kanäle sind mitverantwortlich für die Ausbildung des charakteristischen Plateaus, sie sind aber auch beteiligt an der elektro-mechanischen Koppelung. Der Einsatz der Kalzium-Antagonisten bewirkt eine **Verkürzung** der Dauer des Aktionspotentials, eine **Dilatation der Gefäßmuskulatur** und durch die Herabsetzung der Kontraktilität einen **antihypertensiven Effekt**.

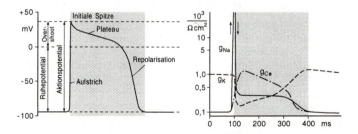

3.7 Was ist ein EKG und wie entsteht es?

Das Elektrokardiogramm, allgemein bekannt unter der Bezeichnung EKG, ist immer noch das wichtigste Hilfsmittel, wenn es darum geht, retrosternale Schmerzen oder Herzrhythmusstörungen zu diagnostizieren. Abschnitte in der (isoelektrischen) Nullinie werden als **Strecken** bezeichnet, Erhebungen als **Zacken** oder **Wellen** und der Bereich zwischen Zacken als **Intervall**. Jede Muskelkontraktion des Herzens ist Folge einer elektrischen Potentialveränderung zwischen erregten und unerregten Myokardarealen. Mit Hilfe von Elektroden, die an der Körperoberfläche befestigt sind, kann man die Potentialdifferenzen, die bei der Erregungsausbreitung und -rückbildung im Herzen entstehen, ableiten. Die Größe dieser Potentialdifferenz hängt ab von der jeweils beteiligten Muskelmasse, ihre Richtung von der räumlichen Orientierung des betreffenden Myokardareals und der Phase des jeweiligen Erregungsablaufs. Die so entstehenden Spannungsgrößen werden als **Vektoren** betrachtet. Vektoren zeigen am Herzen immer von bereits erregten Bezirken zu noch unerregten Myokardgebieten. (Die Spitze des Vektors hat ein **positives Vorzeichen**, da man im Gegensatz zu den mittels intrazellulärer Elektroden gemessenen Potentialen hier von der Spannung auf der Zelloberfläche ausgeht, und die ist an der unerregten Zelle positiv!). Nach dem Gesetz der Vektoraddition kann man aus der Vielzahl von Einzelvektoren den Summations- oder Hauptvektor bilden. Das Elektrokardiogramm gibt die Projektion dieses Hauptvektors auf verschiedenen Ableitungsebenen als Funktion der Zeit wieder.

Obwohl das Herz aus vier getrennten Räumen besteht, kann man es vom elektrophysiologischen Standpunkt so betrachten, als bestünde es nur aus zwei Räumen, aus den jeweils parallel sich kontrahierenden Vorhöfen und Kammern. Während die Muskelmasse der beiden Vorhöfe relativ klein ist, ist auch die Größe der elektrischen Potentialveränderung, die der Kontraktion vorausgeht, gering. Die Kontraktion der Vorhöfe wird im EKG als P-Welle definiert. Die Muskelmasse der Ventrikel läßt bei der Kontraktion eine spätere Potentialdifferenz entstehen, was sich im EKG als großer Ausschlag (der sogenannte QRS-Komplex) bemerkbar macht. Die T-Welle im EKG entsteht durch die Rückbildung der Erregung in den Ventrikeln bis zum Ruhepotential (**apiko-basaler Erregungsrückgang**, die positive Vektorspitze ist wieder nach unten links gerichtet).

➡ **K:** Die Diagnostik eines Myokardinfarkts beruht auf drei Kriterien: Klinik, positive Herzenzyme im Labor und entsprechende EKG Veränderungen, wie Erstickungs-T, ST-Hebungen oder tiefe Q-Zacke (s. 3.11).

3.8 Wie sieht der normale Erregungsablauf eines EKGs aus?

Nach Einthoven werden die Kurven und Zacken eines EKG entsprechend der Reihenfolge ihres Auftretens und ihrer Polarität mit den Buchstaben P, Q, R, S, T und U bezeichnet.

Die Standardableitung sieht so aus:

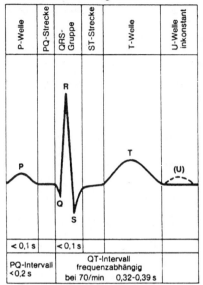

Den einzelnen Wellen und Strecken sind folgende Normalzeiten zugeordnet:
- P-Welle: 0,05–0,10 s
- PQ-Zeit: 0,12 –0,20 s
- QRS-Komplex: 0,06–0,10 s
- QT-Zeit: 0,35–0, 42 s
  (abhängig von der Frequenz)

Die normale Erregung des Herzens beginnt im **Sinusknoten** und breitet sich über die **Vorhofmuskulatur** aus. Während diese Depolarisationswelle über die Vorhöfe läuft, ruft sie in beiden Vorhöfen eine entsprechend Kontraktion hervor. Im EKG entspricht die P-Welle der Vorhofdepolarisation. Sie dauert in der Regel 0,1 s und stimmt in ihrer Richtung mit dem QRS-Komplex überein. Die anschließende Repolarisation der Vorhöfe bleibt unsichtbar, weil sie im QRS-Komplex untergeht. Nachdem die Vorhöfe erregt und kontrahiert sind, trifft die Depolarisationswelle auf den **AV-Knoten**. Dort entsteht eine Verzögerung von ca 0,1 s, die im EKG sichtbar wird durch eine isoelektrische Pause (PQ-Intervall), da die Erregung nun über das His-Bündel und den beiden **Tawara-Schenkeln** zu den feinen **Purkinje-Fasern** läuft. Die Zeit zwischen dem Beginn der Erregung der Vorhöfe und dem Beginn der Kammererregung wird als PQ-Intervall bezeichnet. Sie soll nicht länger als 0,2 s sein.

Der QRS-Komplex erscheint im EKG als Ausdruck der elektrischen Aktivität vom AV-Knoten über das spezifische Erregungsleitungssystem bis in die Herzmuskelzellen und entspricht somit der Depolarisation der Ventrikel. Die Q-Zacke tritt, wenn sie vorhanden ist, zu Beginn des QRS-Komplexes auf und ist definitionsgemäß die erste nach unten gerichtete Zacke. Der erste positiv gerichtete

Ausschlag ist die R-Zacke. Jede nach unten gerichtete Zacke, die einer nach oben gerichteten Zacke folgt, ist eine S-Zacke. Der gesamte QRS-Komplex dauert in der Regel 0,1 s. Auf den QRS-Komplex folgt eine Pause. Diese Erregungspause nennt man ST-Strecke, sie verläuft als isoelektrische Grundlinie zwischen dem QRS-Komplex und der T-Welle. In dieser Zeit sind beide Ventrikel vollständig depolarisiert. Die T-Welle schließt sich der ST-Strecke an und beschreibt die Repolarisation der Ventrikel. Die Ausschlagrichtung der T-Welle stimmt meistens mit der des QRS-Komplexes überein. Mit dem Ende der T-Welle beginnt die diastolische Erschlaffung der Ventrikel. Eine flache Erhebung im Anschluß an die T-Welle wird als U-Welle bezeichnet. Sie tritt nicht konstant auf und kann Zeichen einer Vagotonie, einer Muskelhypertrophie oder einer Hypokaliämie sein.

➡ **K:** Koronare Herzgefäßerkrankungen zeigen sich im EKG besonders durch ST-Senkungen oder T-Negativierungen.

3.9 Aus welchen Ableitungen setzt sich das Standard-EKG zusammen?

Das Standard-EKG setzt sich aus den sechs Extremitätenableitungen und sechs Brustwandableitungen zusammen. In der Regel wird das EKG mit einem 3-Kanal-Gerät in vier Abschnitten geschrieben: I–III, aVR, aVL, aVF, V1–V3, V4–V6. Die normale Schreibgeschwindigkeit beträgt 50 mm/s.

Durch Elektroden am rechten Arm, am linken Arm und am linken Fuß erhält man die **Extremitätenableitungen**. Diese Anordnung der Elektroden bildet das **Einthoven-Dreieck**. Es setzt sich folgendermaßen zusammen:
- Ableitung I: Potentialdifferenz rechter Arm (negative Elektrode) – linker Arm (positive Elektrode)
- Ableitung II: Potentialdifferen rechter Arm (negative Elektrode) – linkes Bein (positive Elektrode)
- Ableitung III: Potentialdifferenz linker Arm (negative Elektrode) – linkes Bein (positive Elektrode)

Eine Elektrode am rechten Bein hat die Funktion der Erdung und stabilisiert dadurch die EKG-Aufzeichnung.

Während die Ableitungen nach Einthoven bipolar sind, zählen die von **Goldberger** entwickelten Extremitätenableitungen aVR, aVF und aVL zu den unipolaren Ableitungen, d. h. die Potentialdifferenz wird gegenüber dem elektrischen Nullpunkt gemessen. Der Buchstabe a ist die Abkürzung augmented (verstärkt), der Buchstabe V steht für voltage (Spannung), der Buchstabe R symbolisiert den rechten Arm, der Buchstabe F den linken Fuß und der Buchstabe L den linken Arm.

Um eine Spannungsdifferenz zu erhalten, schließt man jeweils zwei Elektroden zusammen (negative Elektrode) und mißt die Differenz zur dritten Elektrode (positiv). So liegt bei der Ableitung aVL die positive Elektrode am linken Arm. Die Elektroden der übrigen Extremitäten sind zu einer gemeinsamen negativen Elektrode zusammengeschlossen.

Wenn man alle sechs Extremitätenableitungen durch einen Zentralpunkt legt, erhält man einen symmetrischen Stern der Ableitungslinien mit einem Winkel von jeweils 30 Grad (**Cabrera-Kreis**, 3.10). Da der Stern in einer Ebene auf der Brust des Patienten liegt, bezeichnet man dies auch als Frontalebene.

Die Registrierung der sechs Brustwandableitungen nach **Wilson** erfolgt durch positive Elektroden an sechs genau definierten Stellen des Thorax. Die Ableitungen sind ebenfalls unipolar und werden durch V1–V6 gekennzeichnet. Ihre to-

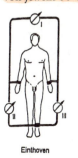
Einthoven

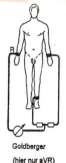
Goldberger
(hier nur aVR)

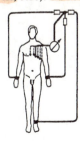
Wilson

pographische Lage ist wie folgt definiert:
- V1: 4.ICR rechts parasternal
- V2: 4. ICR links parasternal
- V3: genau zwischen V1 undV4
- V4: 5.ICR links in der Medioklavikularlinie
- V5: zwischen V4 und V6 in der vorderen Axillarlinie
- V6: 5.ICR in der mittleren Axillarlinie

Die Ebene der Brustwandableitungen ist die Horizontalebene. Die Ableitungspunkte bei den Ableitungen V1 und V2 liegen über dem rechten Herzen, die Ableitungen V3 und V4 liegen über dem interventrikulären Septum und die Ableitungen V5 und V6 liegen über dem linken Herzen

➡ **K:** Mit Hilfe der einzelnen Ableitungen läßt sich die genaue Lage des Myokardinfarktes feststellen.

Ein inferiorer Infarkt (Hinterwandinfarkt) lokalisiert sich mit seinen Veränderungen in den Ableitungen II, III und aVF.

3.10 Wie läßt sich der Lagetyp des Herzens anhand des EKG bestimmen?

Um die Lage des Herzens zu bestimmen bedient man sich des QRS-Komplexes, der die Erregung der Ventrikel darstellt. Der mittlere QRS-Vektor ist die Summe aus allen kleinen Depolarisationsvektoren und zeigt die Hauptrichtung der Depolarisation des Ventrikels an. Da jede Ventrikeldepolarisation ihren Ausgangspunkt im AV-Knoten hat, liegt der Ursprung des QRS-Vektors auch im AV-Knoten. Zieht man über der Brust des Patienten einen Kreis (Cabrera-Kreis) mit dem Mittelpunkt im AV-Knoten, so kann man durch die Gradeinteilung des Kreises die genaue Lage des Herzvektors bestimmen. Es reichen die QRS-Komplexe in den beiden Ableitungen I und aVF aus, um den Herzvektor zu bestimmen. Er zeigt normalerweise nach links unten zwischen 0° und +90 Grad (der QRS-Komplex in I und aVF ist positiv). Wird das Herz nach rechts verlagert, zeigt auch der Herzvektor nach rechts. Ein negativer QRS-Komplex in Ableitung I und ein positiver in aVF weisen auf eine Rechtsabweichung der Herzachse hin (Bereich im Cabrera-Kreis +90° bis +120°). Eine extreme Rechtsherzabweichung zeigt sich durch zwei negative QRS-Komplexe in I und aVF. Ebenso kann das Herz zum Beispiel bei sehr adipösen Patienten durch einen Zwerchfellhochstand nach oben geschoben werden. Der Herzvektor weicht dabei nach links ab. Der QRS-Komplex ist dann in I positiv und in aVF negativ.

Zusammenfassend kann man zwischen sechs Lagetypen unterscheiden:
- Überdrehter Linkstyp (Hauptvektor liegt zwischen −30° und −150°)
  Diese Lageform ist immer pathologisch und weist auf eine linksventrikuläre Hypertrophie und einen linksanterioren Hemiblock hin.
- Linkstyp (Hauptvektor liegt zwischen −30° und +30°)
  Der Linkstyp wird häufig bei gesunden Erwachsenen, die älter als 40 Jahre sind, und bei Adipösen beobachtet, er kann aber auch bereits ein Zeichen der linksventrikulären Hypertrophie sein.
- Indifferenztyp (Hauptvektor liegt zwischen +30° und +60°)
  Hier handelt es sich um die Normallage gesunder Erwachsener.
- Steiltyp (Hauptvektor liegt zwischen +60° und +90°)
  Dieser Lagetyp ist physiologisch für Jugendliche und Astheniker, pathologisch ist er ein Hinweis auf ein Lungenemphysem und eine beginnende Rechtsherzbelastung.
- Rechtstyp (Hauptvektor liegt zwischen +90° und +120°)
  Bei Kleinkindern, die noch eine fetale Rechtsherzbelastung haben, und bei Asthenikern ist diese Lage noch normal. Bei Erwachsenen jedoch muß eine rechtsventrikuläre Hypertrophie oder eine Lungenerkrankungung angenommen werden.
- Überdrehter Rechtstyp (Hauptvektor liegt zwischen +120° und +150°)
  Dieser fast ausschließlich pathologische Typ zeigt sich als Folge einer rechtsventrikulären Hypertrophie, großer Herzvitien und eines rechtsanterioren Hemiblocks.

➡ K: Eine neuaufgetretene Veränderung des Lagetyps im EKG kann Zeichen einer Lungenembolie sein. Hierbei dreht sich die Herzachse infolge der plötzlichen Druckanstiege im rechten Herzen nach rechts.

3.11 Welche diagnostischen Aussagen kann man mit Hilfe des EKG machen?

Für jeden Internisten ist das EKG ein entscheidendes Diagnostikum, wenn es gilt, kardiale Erkrankungen zu beschreiben und beurteilen. Dabei ist es sehr hilfreich, wenn man das EKG nach einem gewissen Schema interpretiert.

Die ersten drei Extremitätenableitungen geben bereits einen Hinweis auf die **Herzlage** (s. 3.10). Liegt ein Normal-, Steil- oder Indifferenztyp vor, oder läßt ein Rechts- oder Linkstyp bereits ein pathologisches Geschehen erahnen? Hat man ein EKG-Lineal zur Hand, kann man als nächstes ohne großen Aufwand die **Herzfrequenz** bestimmen. Als normale Herzfrequenz werden Werte zwischen 60 und 90 Schlägen pro Minute betrachtet. Eine Tachykardie beginnt bei über 90 Schlägen, eine Bradykardie unter 60 Schlägen pro Minute. Wichtig ist hierbei der Ort der Erregungsentstehung, also ob es sich um den Sinusknoten, die Vorhöfe, den AV-Knoten oder die Ventrikel handelt. Im Normalfall liegt ein Sinusrhythmus vor. Nach Rhythmusstörungen wie **Vorhofflimmern**, supraventrikulären oder ventrikulären **Extrasystolen** oder Kammerflattern sollte man als nächstes fahnden. Bei der genauen Betrachtung des QRS-Komplexes lassen sich Überleitungsstörungen, wie Blockierung einzelner Schenkel oder Faszikel des ventrikulären Erregungsleitungssystems erfassen. Ebenso wichtig ist eine Diagnostik von sinuatrialen- und **AV-Blöcken**.

Das EKG gibt Hinweise auf eine mangelhafte **Koronardurchblutung**, auf eine **Myokardischämie** oder eine Entzündung sowie auf angeborene oder erworbene Herzfehler. Die Lokalisation und die Ausdehnung eines **Myokardinfarktes** sowie der anschließende Verlauf kann mit einem EKG gut dokumentiert werden. Aber auch extrakardiale Einflüsse zeigen sich in einem EKG. **Elektrolytstörungen** (s.u.) oder Arzneimittelüberdosierungen führen häufig zu Veränderungen der T-Welle. Vegetative Einflüsse, wie die Sinusbradykardie des Leistungssportlers, oder Stoffwechselstörungen sowie die Sinustachykardie bei Hyperthyreose beeinflussen die Herzfrequenz.

➽ K: Eine **Digitalisintoxikation** kann zu muldenförmigen ST-Senkungen und Rhythmusstörungen jeder Art wie AV-Block, ventrikulären Extrasystolen oder ventrikulären Tachyarrhythmien führen. Typisch für einen **Myokardinfarkt** ist ein hoher ST-Abgang aus der R-Zacke (domförmig) sowie später ein tiefes Q und spitzes negatives T. **Hyperkaliämie** >6,5 mmol/l äußert sich in einem hohen spitzen T und P-Q sowie ST Verlängerungen, **Hypokaliämie** <2,5 mmol/l in einer deutlichen U Welle, ST Senkung und biphasischem T. Veränderte **Kalziumspiegel** beeinflussen die QT Zeit: Erhöhung (>2,75 mmol/l) verkürzt und eine Verminderung (<2,25 mmol/l) verlängert diesen Abschnitt.

3.12 Wie lassen sich verschiedene tachykarde und bradykarde Herzrhythmusstörungen im EKG diagnostizieren?

Um die verschiedenen Herzrhythmusstörungen zu unterscheiden sei nochmal der normale Erregungsablauf aus dem Sinusknoten dargestellt. Die P-Welle ist dabei der Vorhofkontraktion und der QRS-Komplex der Kammerkontraktion zugeordnet. Im Normalfall tritt eine Vorhofkontraktion pro Kammerkomplex auf, das heißt im EKG sind gleich viele P-Wellen wie QRS-Komplexe vorhanden. Eine atemabhängige Änderung der Herzfrequenz findet man häufig bei Jugendlichen und Sportlern, die sogenannte **Sinusarrhythmie**. Das EKG zeigt eine P-Welle pro QRS-Komplex, ein konstantes PQ-Intervall und atmungsabhängige Schwankungen des RR-Intervalls.

Ein langsamer Sinusrhythmus (**Sinusbradykardie**) ist gekennzeichnet durch eine Herzfrequenz unter 60 Schlägen pro Minute. Dies kann bei gut trainierten Sportlern noch physiologisch sein, könnte aber auch auf eine Schilddrüsenunterfunktion oder auf eine koronare Ischämie hinweisen. Einen beschleunigten Sinusrhythmus (Sinustachykardie) findet man u.a. bei Erregung, Angst, Schmerzen, nach Blutverlusten und bei Schilddrüsenüberfunktionen. Die Herzfrequenz liegt bei über 100 Schlägen pro Minute. Sowohl die bradykarde als auch die tachykarde Form des Sinusrhythmus hat einen normalen QRS-Komplex und eine konstante Überleitung von der P-Welle zum QRS-Komplex.

Ein abnormer Herzrhythmus kann aus der Vorhofmuskulatur, aus der Gegend um den AV-Knoten oder aus der Ventrikelmuskulatur entstehen.

Impulse, die aus anderen Erregungszentren im Vorhof stammen, bezeichnet man als **supraventrikuläre Extrasystolen**. Kennzeichnend für eine Vorhofextrasystole ist eine abnorm geformte P-Welle mit einem normalen QRS-Komplex. Durch den zusätzlichen Herzschlag kommt zu einem unregelmäßigen Rhythmus mit **postextrasystolischer Pause** (Intervall vor der ES + Intervall nach der ES <2RR).

Ventrikuläre Extrasystolen (VES) haben dagegen abnorm geformte und verbreiterte QRS-Komplexe, ihr Entstehungsort sind die Purkinje-Fasern. Ventrikuläre Extrasystolen treten häufig auf und sind von einer **kompensatorischen Pause** begleitet ($RR_{Es} + R_{Es}R = 2\,RR$). Folgt jedem normalen Sinusimpuls eine VES, spricht man von einem Bigeminus. Ein Trigeminus hat regelmäßig zwei normale Sinusimpulse gefolgt von einer VES. Gefährlich werden VES, wenn sie in die frühe T-Welle einer vorhergehenden Herzaktion einfallen, da sie hierdurch ein Kammerflimmern auslösen können.

Flimmer- und Flatteraktionen können auf Vorhofebene und im Ventrikel auftreten. Ein **Vorhofflattern** hat in der Regel eine Frequenz von 300 Schlägen pro Minute. Bedingt durch einen Überleitungsblock von 2 : 1, 3 : 1 oder 4 : 1 beträgt die Ventrikelfrequenz zwischen 150 und 75 Schlägen pro Minute. Durch die schnelle Frequenz der P-Wellen entsteht im EKG ein sägezahnähnliches Bild, dabei sind die QRS-Komplexe regelmäßig mit normaler Konfiguration.

Kontrahieren sich die Fasern der Vorhofmuskulatur unabhängig voneinander (d.h. bei **Vorhofflimmern**), fehlen im EKG die P-Wellen. Man erkennt nur eine unregelmäßig verlaufende Nullinie mit ebenfalls unregelmäßig, aber normal geformten, einfallenden QRS-Komplexen. Die Vorhoffrequenz liegt beim Flimmern über 350/min, die Kammerfrequenz dagegen bei 60 bis 170/min.

Die rasche Folge von Spontandepolarisationen aus der Ventrikelmuskulatur wird als **Kammertachykardie** bezeichnet. Da sich die Erregung über einen anderen Weg über den Ventrikel ausbreitet sind die QRS-Komplexe verbreitert und verformt. Typisch für ein Kammerflattern sind die haarnadelförmigen, regelmäßigen QRS-Komplexe im EKG mit einem Frequenzspektrum von 250 bis 300/min. **Kammerflattern** tritt häufig als Folge eines akuten Infarktgeschehens auf und kann in ein Kammmerflimmern übergehen. Beim **Kammerflimmern** verliert der Patient bereits nach wenigen Sekunden sein Bewußtsein. Das EKG zeigt ein Bild von unregelmäßigen, in Frequenz, Form und Amplitude ständig wechselnden Potentialschwankungen.

3.13 Worin unterscheiden sich die einzelnen atrioventrikulären Blockbilder?

Das PQ-Intervall gibt die Zeit an, die die Erregung braucht, um vom Sinusknoten zur Arbeitsmuskulatur der Ventrikel zu gelangen. Normalerweise beträgt dieser Zeitraum weniger als 0,2 sec. Liegt eine Störung der artrioventrikulären Überleitung vor, spricht man vom AV-Block. Die einfachste Form der Störung ist der **AV-Block I. Grades.** Hier erfährt die Erregungsausbreitung auf ihrem Weg vom Sinusknoten zum AV-Knoten eine Verzögerung, so daß es zu einer Verlängerung des PQ-Intervalls von mehr als 0,2 sec kommt. Jeder P-Welle ist dabei ein QRS-Komplex zugeordnet. Meistens ist der AV-Block I. Grades unbedeutend, er kann aber auch Zeichen einer koronaren Herzerkrankung, einer Myokarditis, einer Digitalisintoxikation oder einer Elektrolytstörung sein.

Es kommt auch vor, daß die Erregungswelle den AV-Knoten oder das His-Bündel nicht passieren kann. Tritt dies vereinzelt oder periodisch auf, so spricht man von einem **AV-Block II. Grades.** Dabei werden verschiedene Formen unterschieden.

Beim Typ Mobitz I (Wenckebach) verlängert sich das PQ-Intervall bei jedem Herzschlag zunehmend, bis eine Überleitung ganz ausfällt, sichtbar an der P-Welle ohne QRS-Komplex. Nach dem Ausfall der Überleitung beginnt der Vorgang wieder mit einem kurzen PQ-Intervall. Diese Wenckebach-Periodik ist ein Zeichen einer zunehmenden Ermüdung des Erregungsleitungssystems. Der sogenannte Typ Mobitz II ist durch eine regelmäßige Blockierung mit Überleitungen der Impulse auf die Kammer im Verhältnis 1:2, 1:3 oder 1:4 gekennzeichnet. Im EKG sieht man also doppelt, dreifach oder vierfach so viele P-Wellen wie QRS-Komplexe. Da sich die P-Wellen im QRS-Komplex oder in der T-Wellle „verstecken" können, besteht die Verwechslungsmöglichkeit mit einer Sinusbradykardie.

Ein totaler Ausfall der AV-Überleitung mit Auftreten eines AV-Ersatzrhythmus wird als **AV-Block III. Grades** bezeichnet. Die Vorhofkontraktionen laufen normal ab, während der Ventrikel über Ersatzzentren im His-Bündel oder in der Ventrikelmuskulatur erregt wird. Im EKG sieht man einen regelmäßigen Kammerrhythmus mit schlanken Kammerkomplexen und niedriger Frequenz (30–50/min). Die P-Wellen haben meist eine Frequenz von 90/min und stehen in keiner Beziehung zu den Kammerkomplexen. Ein totaler AV-Block kann akut im Rahmen eines Myokardinfarktes oder chronisch als Folge einer Fibrosierung des His-Bündels auftreten.

➡ **K:** Spricht der AV-Block III. Grades nicht auf die Gabe von Parasympatholytika wie Atropin oder Orciprenalin an, so muß schnellstens ein passagerer und später ein permanenter Schrittmacher gelegt werden.

3.14 Wie erfolgt die vegetative Innervation des Herzens?

Die Innervation des Herzens erfolgt durch sympathische und parasympathische Nerven, die in direktem Zusammenhang mit den übergeordneten Kreislaufzentren in der Medulla oblongata und der Pons stehen.

Die vegetative Innervation nimmt Einfluß auf die Schlagfrequenz (chronotrope Wirkung), auf die Kraftentwicklung (inotrope Wirkung) sowie auf die Überleitungsgeschwindigkeit vom Vorhof zur Kammer (dromotrope Wirkung). Transmitter für den Parasympathikus ist das Azetylcholin, für den Sympathikus das Noradrenalin.

Die parasympathische Erregung stammt aus dem N. vagus. Er verzweigt sich in die Rami cardiaci, die auf der rechten Seite den Sinusknoten im rechten Vorhof innervieren und auf der linken Seite den AV-Knoten. Somit bestimmt der rechte Vagus die Herzfrequenz und der linke Vagus die AV-Überleitung. Auf die beiden Kammern hat der Vagus praktisch keinen Einfluß. Dagegen beinflußt der Sympathikus das ganze Herz. Die sympathischen Nerven des Herzens haben ihren präganglionären Ursprung in den thorakalen Seitenhörnern des Rückenmarkes. Von dort werden sie in den Grenzstrangganglien umgeschaltet und verlaufen als postganglionäre N. accelerantes direkt zum Herzen. Der Sympathikus beeinflußt die Herzfrequenz, die Kontraktionskraft sowie die Überleitungsgeschwindigkeit positiv. Die Änderung der Herzfrequenz (**chronotrope** Wirkung) ist Folge der Veränderung der Steilheit der diastolischen Depolarisation. Unter Sympathikuseinfluß nimmt die Steilheit der diastolischen Depolarisation zu, d.h. das Schwellenpotential wird schneller erreicht. Der Parasympathikus hat den gegenteiligen Effekt, die Steilheit der diastolischen Depolarisation nimmt ab, im Extremfall so stark, daß kein Schwellenpotential erreicht wird (Hyperpolarisation). Auf Vorhofebene spielen die beiden Antagonisten Vagus und Sympathikus eine Dauerrolle, wobei in Ruhe jedoch der Vaguseinfluß überwiegt.

Ein Teil der **inotropen** Wirkung wird durch die Änderung der Schlagfrequenz beeinflußt. Der Vagus vermindert die Kontraktionskraft des Vorhofes, wirkt negativ inotrop. Diese negativ inotrope Wirkung ist Folge einer Verkürzung der Dauer des Aktionspotentials. Ohne Einfluß auf das Aktionspotential erfolgt die positiv inotrope Wirkung des Sympathikus. Der Sympathikus steigert die Kontraktionskraft im Vorhof und im Ventrikel über einen steileren und kürzeren Kontraktionsablauf und einer schnelleren Erschlaffung.

Die **dromotrope** Wirkung der beiden Antagonisten erfolgt wiederum über eine Veränderung der Anstiegssteilheit des Aktionspotentials. Während der Sympathikus die AV-Überleitung beschleunigt (positiv dromotrop) verlangsamt der Vagus die atrioventrikuläre Überleitung (negativ dromotrop). Im Extremfall kann der Vagus zum totalen AV-Block führen. Die eigentliche Wirkung des Vagus, genauer seines Transmitters dem Azetylcholin, liegt in der Erhöhung der K^+-Leitfähigkeit der erregbaren Membran. Zur Errinnerung sei erwähnt, daß das Ruhepotential der Zelle ein K^+-Potential ist. Der Vagus wirkt einer Depolarisation also entgegen. Gegenspieler zum repolarisierendem K^+-Ausstrom ist der depolarisierende Ca^{2+}-Einstrom.

Die **sympathogene** Wirkung des **Noradrenalins** hat mehrere Angriffspunkte. Zum einen beruht die **positiv chronotrope** Wirkung auf einer **Verminderung der K$^+$-Leitfähigkeit**, zum anderen kommt die **positiv inotrope** Wirkung durch eine **Erhöhung der Ca^{2+}-Leitfähigkeit** und damit eine **Zunahme des langsamen Ca^{2+}-Einstroms** zustande. Die **positiv dromotrope** Wirkung am AV-Knoten beruht ebenfalls auf einer Verstärkung des langsamen Ca^{2+}-Einstroms.

➡ **K:** Die Wirkung von Kalziumkanal-Antagonisten (z.B. Verapamil, Nifidepin) erklärt sich folgendermaßen: Da es durch den langsamen Ca^{2+}-Einstrom zu einer Plateaubildung kommt, verkürzen die Ca^{2+}-Antagonisten die Dauer des Aktionspotentials. Gleichzeitig hemmen sie die Wirkung des Kalziums bei der elektromechanischen Koppelung und bewirken somit eine Senkung der Kontraktilität und Dilatation der Gefäßmuskulatur, was sich in einer Reduktion des Blutdruckes zeigt.

4.1 Welches sind die wichtigsten Gesetze des Blutkreislaufs?

Für den Blutkreislauf gilt in vereinfachter Form eine Analogie zum Ohm-Gesetz der Elektrizitätslehre:

I = U/R mit I = Stromstärke, U = Spannung, (hier **Druckdifferenz** Δ P) und R = Widerstand. Die **Blutstromstärke** entspricht dem Quotienten aus Volumen pro Zeit.

Der **Gefäßwiderstand** zeigt eine Besonderheit: er ist nicht reziprok dem Quadrat des Querschnittes, sondern der vierten Potenz des Radius. Weiterhin geht die Blutviskosität mit ein sowie die Gefäßlänge l und eine Konstante:

$R = 8\,l\,\eta / (\pi\,r^4)$

Somit gilt nach Hagen-Poiseuille (genau nur für stationäre, laminare Strömung einer homogenen Flüssigkeit):

$I = \Delta P \pi r^4 / (8\,l\,\eta)$

Die Blutviskosität (η = eta) beträgt 3–4 mPa · s (Wasser ca. 1 mPa · s), sie ist abhängig von Strömungsgeschwindigkeit und Gefäßdurchmesser (Minimum bei ca. 10 µ); sie steigt überproportional mit dem Hämatokritwert an (Einschränkung für das Höhentraining).

Der lokale Druckabfall, bezogen auf die verschiedenen Gefäßabschnitte, ist in den Arteriolen am größten, ebenfalls noch groß im Kapillargebiet, gering dagegen in den zentralen Arterien- und Venengebieten (s. Abb.).

Die **Strömungsgeschwindigkeit** c ergibt sich aus dem Quotienten von Stromstärke und Gefäßquerschnitt. Im Aortenbogen treten Strömungsgeschwindigkeiten bis über 100 cm/s auf, im Kapillarbett, von dem man den großen Gesamtquerschnitt berücksichtigen muß, nur 0.05 cm/s. Entsprechend dem Kontinuitätskriterium bleibt die Gesamtstromstärke überall gleich groß, daher nimmt die Strömungsgeschwindigkeit in dem wieder engeren Gesamtstrombett der Venen bis hin zu V. cava inf. und sup. wieder stark zu (s. Abb.).

Die **Pulswellengeschwindigkeit** beträgt ein vielfaches der Strömungsgeschwindigkeit, sie ist abhängig von den elastischen Eigenschaften der Gefäßwand:

$c_w = \sqrt{\kappa/D}$, wobei κ die Volumenelastizität und D die Dichte darstellt.

Physikalisch bedeutet Elastizität die Fähigkeit, einer deformierenden Kraft einen Widerstand entgegen zu setzen, man kann κ mit der Starrheit eines Körpers vergleichen.

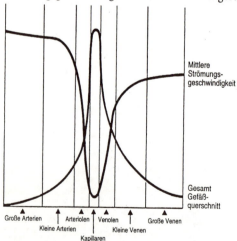

κ ist in der arteriellen Peripherie größer als in der zentralen Aorta, entsprechend verhält sich auch c_W (zentral ca. 5 m/s, peripher >10 m/s).

➡ **K:** Bei Arteriosklerose nimmt durch das Starrerwerden der arteriellen Gefäße die Blutdruckamplitude zu: Anstieg des systolischen bei nahezu gleichbleibendem diastolischem Druck. Bei bestimmten Nierenerkrankungen nimmt der Gefäßwiderstand stark zu: hier steigt besonders auch der diastolische Druck infolge des erhöhten Abflußwiderstandes.

4.2 Welche Eigenschaften des Blutdruckes können Sie anführen?

Der **zentrale Blutdruck** im Anfangsteil der Aorta zeigt die Inzisur als Charakteristikum für den Taschenklappenschluß. Dazu kommt nochmals ein leichter Druckanstieg durch eine Wellenreflexion zu Beginn der Diastole. Ansonsten fällt der Druck kaum exponentiell, sondern nahezu geradlinig bis zu seinem diastolischen Tiefstwert ab.

Der **periphere arterielle Blutdruck** zeigt eine Überhöhung des systolischen Maximums ebenfalls durch Wellenreflexion mit einem Höchstwert in den Tibialisarterien. Außerdem ist noch ein zweiter Wellenberg als dikrote Welle erkennbar. Der arterielle Mitteldruck dagegen fällt aus energetischen Gründen zur Peripherie hin ständig ab, dennoch ist der Druckabfall – bezogen auf die Gefäßlänge – in den großen Arterien noch sehr gering. Die großen Druckschwankungen werden durch die **Windkesselwirkung** der Arterien gedämpft, was bis hin zu den Kapillaren erfolgt.

Ein arterieller **Mitteldruck** ergibt sich aus der planimetrischen Mittelung der jeweiligen Blutdruckkurve. Gemäß einer Faustregel kann man ihn zentral als die halbe Blutdruckamplitude plus dem diastolischen Druck annehmen, in der Peripherie gilt infolge des mehr dreieckförmigen Verlaufs nur 1/3 der Blutdruckamplitude plus diastolischem Druck.

Der stärkste Druckabfall erfolgt in den (sehr muskelstarken) Arteriolen, so daß der **Kapillardruck** nur noch den Bereich zwischen 30 und 20 mmHg (4 bzw. 2,7 kPa) umfaßt. Dies ist gleichzeitig der **Filtrationsdruck** für Wasser, dem der kolloidosmotische Druck des Plasmas und ein geringer Gewebsdruck entgegensteht. (Der ebenfalls entgegengerichtete kolloidosmotische Druck der Interstitialflüssigkeit ist praktisch zu vernachlässigen). In den **Venen** fällt der treibende Druck (der absolute Druck in den unteren Körpervenen kann hydrostatisch viel höher sein) weiter ab und erreicht in den zentralen Hohlvenen bei der Inspiration leicht negative Werte. Dem Verlauf des Venenpulses ist ein eigener Abschnitt (4.6) gewidmet.

Im Gegensatz zum arteriellen System („Hochdrucksystem"), zu dem auch der linke Ventrikel in Systole gehört, umfaßt das **Niederdrucksystem** die venösen (Kapazitäts-)Gefäße, das rechte Herz, die Lungenstrombahn, den linken Vorhof und den linken Ventrikel in Diastole. Hier befinden sich ca. 85 % des Blutvolumens.

➡ **K:** Die arteriellen Blutdruckwerte steigen schon normalerweise im Laufe des Lebens auf ca. 150/90 mm Hg (20/12 kPa) an. Ein Grund für den physiologischen Druckanstieg und die Amplitudenzunahme bei zunehmendem Alter ist die abnehmende Dehnbarkeit der arteriellen Gefäße (abnehmende Compliance). Ständig höher liegende Blutdruckwerte sollten therapiert werden, wobei Diuretika (speziell Saluretika), Ca^{2+} Antagonisten, ACE-Hemmer (s. 4.5) oder ß-Rezeptorenblocker angewendet werden. Andernfalls droht sich die Hypertonie durch Förderung der **Arteriosklerose** in einem Circulus vitiosus weiter zu verstärken, eine **Apoplexie** (Schlaganfall) kann die Folge einer zerebralen Gefäßruptur sein. Ein sich verstärkender Mechanismus droht auch bei **renalem Hochdruck** (Glomerulonephritis, Pyelonephritiden, Arteriosklerose der Nierenarterien), bei dem durch fortschreitende Engstellung der Nierengefäße die Abgabe von Renin (s.4.5) weiter gefördert wird. **Hormonell bedingte Formen** der Hypertonie liegen vor bei Morbus Cushing (ACTH-Überproduktion oder Nebennierenrindentumor mit vermehrter Cortisolausschüttung), primärer Hyperaldosteronismus (Conn-Syndrom, s. 10.9), Nebennierenmarktumoren (Phäochromozytom) und Schilddrüsenüberfunktion.

Unter höchster sportlicher Belastung steigt auch vorübergehend der arterielle Blutdruck sowie dessen Amplitude, da bei gestiegenem Herzzeitvolumen (s.4.3) der periphere Widerstand nicht in entsprechendem Maße sinkt. In der Erholungszeit geht diese Kreislaufumstellung schnell zurück.

4.3 Welche Größe kann das Herzzeitvolumen annehmen und wie bestimmt man es?

Das Herzzeitvolumen ist das Produkt aus Schlagvolumen V_s und der Herzschlagfrequenz f. Als Faustregel kann man für einen gesunden Erwachsenen einsetzen:
70 ml V_s · 70 min^{-1} = 4900 ml/min ≈ 5 l/min.

Beim Untrainierten läßt sich bei einer Frequenzerhöhung auf das 2,5 fache (175 min^{-1}) das Schlagvolumen etwa auf 120 ml steigern, mithin 1,7 fach, woraus sich eine Erhöhung des Herzzeitvolumen auf 20– 22 l/min ergibt.

Die Zunahme des Schlagvolumens erfolgt zum Teil auf Kosten des in Ruhe ungefähr gleich großen Restvolumens. Bei noch höheren Schlagfrequenzen nimmt das Schlagvolumen wieder ab.

Bei ausdauertrainierten Spitzensportlern sind kurzzeitig Herzzeitvolumina von 35– 40 l/min gemessen worden.

Die Zunahme des Herzzeitvolumens kann bei Erhöhung des venösen Angebotes (preload) über den Frank-Starling-Mechanismus (s.3.2) erfolgen – dabei wird das Herz größer. Bei starker Belastung spielt jedoch der Sympathikus die bedeutsamere Rolle – mit gesteigerter Kontraktilität wird das Herz röntgenologisch oder echokardiographisch nachweisbar kleiner.

Die Bestimmung des Herzzeitvolumens kann nach dem **Fick Prinzip** erfolgen. Dabei wird eine Bilanz zweier Massen aufgestellt: die O_2-Aufnahme in ml/min ist gleich dem Quotienten aus dem Zeitvolumen, das durch die Lungen strömt $\dot{V}$ (ml/min) und arterio-venöser O_2-Differenz C_a–C_v (ml/l), diese ist dimensionslos. Da die Blutstromstärke in der Lungenstrombahn praktisch gleich dem Herzzeitvolumen HZV ist, gilt:

$HZV = \dot{V} O_2/(C_a-C_v)$

Die Schwierigkeit bei der Anwendung dieser Beziehung liegt darin, daß für die arterio-venöse O_2-Differenz der venöse O_2-Gehalt nicht aus einer beliebigen Vene bestimmt werden darf, sondern infolge der lokal stark variierenden O_2-Ausschöpfung aus dem venösen Mischblut im rechten Ventrikel erfolgen muß. Dies ist mit der von Forßmann (Nobelpreis 1956) erstmals am Menschen angewendeten Katheterisierung des rechten Herzens möglich.

Ein praktisches Beispiel ergibt:
HZV = (250 ml O_2 Aufnahme/min)/(50 ml/l) = 5 l/min

➡ **K:** Bei einer Herzklappeninsuffizienz (etwa infolge einer bakteriellen Endokarditis) muß im Falle einer Aortenklappeninsuffizienz der linke Ventrikel ein mehrfaches an Schlagvolumen fördern, um das HZV aufrecht zu erhalten. Dies gelingt allerdings in der Regel durch die damit bedingte Füllungserhöhung (Frank-Starling, s. 3.2).

Bei Herzklappenstenosen, insbesondere bei hochgradiger Mitralstenose, gerät das Herz trotz starker Hypertrophie bald in den Zustand einer Dekompensation: das HZV ist stark eingeschränkt. Durch frühzeitigen Klappenersatz kommt es heute nicht mehr zu den ausgeprägten Erscheinungsbildern.

4.4 Was sind die Besonderheiten verschiedener Organkreisläufe?

Das Herzzeitvolumen verteilt sich auf die einzelnen Organkreisläufe in sehr verschiedener Höhe. Einzig der **Pulmonalkreislauf** erhält das gesamte HZV und setzt dem wenig Widerstand entgegen. So ist die Gefäßmuskulatur dort nur schwach ausgebildet, es kommt durch die Tätigkeit des rechten Herzens nur zu einem systolischen Druck von 20–25 mmHg, einem diastolischen von 5–10 mmHg. Der Verlauf der Stromstärke-Druckkurve ist passiv (druckkonkav).

Der **Hirnkreislauf** erhält etwa 15 % des HZV und hat eine geringe vasokonstriktorische Innervation, dagegen spielt für die Durchblutung der pCO_2 eine wesentliche Rolle (Absinken bei Hyperventilation → Vasokonstriktion → Schwindelgefühl)

Im **Nierenkreislauf** wurde zuerst das Phänomen der eigenständigen (nicht nervalen) Regulation von Durchblutung und Filtrationsdruck bei arteriellen Druckveränderungen beschrieben und führte zu dem Ausdruck **Autoregulation**, der auch auf andere Teilkreisläufe anzuwenden ist (s. Abb.). In Ruhe erhalten beide Nieren ca. 20 % des HZV, unter körperlicher Belastung deutlich weniger. Bezogen auf das Organgewicht ist die Durchblutung außerordentlich hoch, die arterio-venöse O_2-Differenz mit ca. 2 Vol.% entsprechend gering, d.h. das Nierenvenenblut ist noch immer fast hellrot.

Auch der **Koronarkreislauf** erhält – bezogen auf einen Organanteil von nur 0,45 % der Körpermasse – mit **5 %** des HZV einen unverhältnismäßig großen Anteil am HZV, der aber im Gegensatz zum Nierenkreislauf sehr stark – bis zu 95 % – bezüglich der O_2 Kapazität ausgeschöpft werden kann.

Der **Gastro-Intestinalkreislauf** erhält in Ruhe etwa 25 %, die bei Belastung wie bei der Niere stark gedrosselt werden. Das bedeutet mit der arteriellen Leberversorgung von ca. 5% zusammengerechnet **30 %** für das gesamte splanchnische Gebiet.

Für die thermisch nicht belastete **Haut**durchblutung zusammen mit der des **Skelett**systems rechnet man **10 %**, so daß in Ruhe für den **Muskelteilkreislauf** **20 %** bleiben, die aber bei maximaler körperlicher Belastung bis auf 80 % gesteigert werden können. Hier kommt es trotz starker Katecholaminausschüttung nicht zu einer Vasokonstriktion, da durch den Metabolismus eine Fülle von dilatatorischen Agentien (K^+, CO_2, Laktat, Adenosin, NO) freiwerden und lokal am Ort ihrer Entstehung direkt auf die Gefäßmuskulatur einwirken.

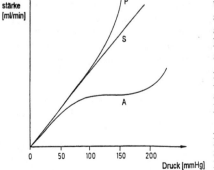

A = Autoregulation (Niere, Intestinum, Hirn)
S = starres Rohr
P = passiver Verlauf (Lunge)

4.5 Welche Besonderheiten bestehen bei der kurz- und langfristigen Kreislaufregulation von Druck und Volumen?

Der Blutkreislauf stellt ein besonders deutliches Beispiel für die in 1.5 behandelten Regelungsvorgänge dar, wobei neben der Druck- auch eine langsamer erfolgende Volumenanpassung stattfindet. Aber auch die Druckanpassung hat verschieden schnell wirkende Glieder. Am raschesten erfolgt die Regelung über die arteriellen Blutdruckfühler, die **Pressorezeptoren** an der Gabelung der A. carotis com. sowie am Aortenbogen, deren Afferenzen einen gegenläufigen Einfluß auf die entsprechenden vegetativen Zentren des Hirnstammes haben: bei Druckanstieg kommt es zu einer Hemmung (-), bei einem Blutdruckabfall zu einer Steigerung (+) des sympathischen Tonus auf Herz und Gefäßbahn. Eine Steigerung der Abgabe von Adrenalin aus dem sympathisch innervierten **Nebennierenmark** wirkt sich etwas später aus. Danach kann die Auswurfleistung des Herzens durch Erhöhung des zirkulierenden Blutvolumens (s.u.) weiterhin gefördert werden. Für den Parasympathikus liegen bei diesem Beispiel die Vorzeichen umgekehrt.

Es kommt bei Blutdruckabfall weiterhin zu einer Erhöhung der **Reninfreisetzung** vorwiegend aus den Granulazellen des juxtamedullären Apparates in den Vasa afferentia der Niere. Dieses proteolytische Enzym spaltet von dem in der Leber gebildeten Angiotensinogen (einem α_2 Globulin) Aminosäuren ab, so daß ein Dekapeptid – **Angiotensin I** – entsteht. Dieses selbst ist kaum kreislaufaktiv, wird aber durch eine Peptidase, das Angiotensin-Converting-Enzym (ACE, überwiegend aus der Lunge stammend) in ein Oktapeptid umgewandelt: das **Angiotensin II**. Es übt eine starke konstriktorische Wirkung auf die Gefäßmuskulatur aus und kompensiert somit bereits eine Blutdrucksenkung. Zusätzlich (neben einer Erhöhung des Salzappetits und des Durstgefühls) wirkt es stimulierend auf die Freisetzung von **Aldosteron** aus der Nebennierenrinde (Zona glomerulosa). Es steigert in den distalen Tubuli der Niere die Na^+ Resorption und vermindert somit die Wasserabgabe; das intravasale Volumen steigt. Dies wird noch über einen weiteren Weg erhöht, den **Henry-Gauer-Reflex**: Eine geringere Wanddehnung vorzugsweise des linken Vorhofs führt zur Veränderung der Afferenzen zum Hypothalamus, was in dessen Hinterlappen eine Steigerung der Abgabe von Antidiuretischem Hormon (ADH = **Adiuretin**) auslöst. Dieses selbst ist pressorisch wirksam und führt daher noch den Namen **Vasopressin**. Durch die Erhöhung der Wasserpermeabilität in den Sammelrohren kann nun vermehrt Wasser in das umgebende hyperosmotische Nierenmark aufgenommen werden und kommt dem Kreislauf zugute. Auch eine Hämokonzentration mit Erhöhung der Plasma-Osmolalität führt über Erregung zentraler Osmorezeptoren im Hypothalamus zu einer vermehrten Abgabe von ADH.

Ein Nachlassen der Vorhofdehnung hat auch eine verminderte Abgabe eines lokal gespeicherten atrialen natriuretischen Peptids zur Folge, was ebenfalls die Volumenregulation fördert, in seiner physiologischen Bedeutung aber noch umstritten ist.

4 Blutkreislauf

- **K:** Kommt es lokal in der Nierenstrombahn zu einer Widerstandserhöhung, so wirkt sich das über den Renin-Folgemechanismus auf den gesamten Körperkreislauf aus und führt zum renal ausgelösten Hypertonus mit insbesondere auch erhöhten diastolischen Blutdruckwerten (s. 4.2). Nebennierenmarktumoren können hormonell aktiv sein (Phäochromozytome) und über eine erhöhte Katecholaminausschüttung und Blutdruckanstieg auf sich aufmerksam machen.

4.6 Welche Größe und welchen Verlauf hat der zentrale Venendruck und wie bestimmt man ihn?

Der zentrale Venendruck als wichtiger Parameter des **Niederdrucksystems** unterliegt großen zeitlichen und respiratorischen Schwankungen von etwa 0–10 mmHg; er nimmt einen Mittelwert von 4–5 mmHg ein. Tiefstwerte erreicht er während tiefer Inspiration durch die Sogwirkung im zentralen Thorax. Ein Höchstwert wird während der Vorhofkontraktion erreicht und als **a-Welle** bezeichnet. Aber auch kurz darauf bei der Ventrikelkontraktion kommt es nochmals zu einem praktisch gleich hohen Anstieg, da sich die Trikuspidalklappe vorwölbt und zu einer positiven **c-Welle** Anlass gibt. Im Verlauf der weiteren Ventrikelkontraktion kommt es zu einer tiefen Senkung dadurch, daß sich die Ventilebene des Herzens senkt (**x-Welle**). Während der Diastole steigt der zentrale Venendruck wieder an mit zunächst einem gesonderten Anstieg, wenn die Trikuspidalklappe während der Füllung noch geschlossen ist (**v-Welle**). Beim anschließenden Einströmen von Blut aus dem rechten Vorhof in den Ventrikel kommt es noch einmal zu einem leichten Druckabfall (**y-Welle**), bis mit der Ventrikelfüllung und der anschließenden Vorhofkontraktion der Zyklus von neuem beginnt.

Eine Bedeutung hat der zentrale Venendruck darin, daß er Aufschluß über das Blutvolumen („Blutfülle"), die Funktion des rechten Herzens und den Venentonus liefert. Seine Messung erfolgt heute durchweg über einen zentralen Venenkatheter und elektrische Druckaufnehmer. Wird der Venenkatheter weiter durch das rechte Herz bis in die Lungenstrombahn geschoben, so hat man über den „Verschlußdruck" (wedge pressure) ein indirektes Maß für den Einflußdruck des linken Vorhofs.

Eine grobe Abschätzung des zentralen Venendrucks kann schon durch Inspektion der Halsvenen beim sitzenden oder stehenden Probanden erfolgen: normalerweise sind sie in diesen Lagen kollabiert infolge des dann negativen Innendrucks, bei Drücken oberhalb von 10 mmHg treten sie hervor.

➡ K: Bei z.B. übermäßigem Volumenersatz zeigt ein Anstieg des zentralen Venendrucks die Gefahr eines Lungenödems an, desgleichen steigt er bei Rechtsherzinsuffizienz. Die höchste c-Welle wird beim Vorliegen einer Trikuspidalklappeninsuffizienz beobachtet. Bei Vorliegen eines totalen Herzblockes wird die a-Welle besonders hoch, wenn sich der rechte Vorhof bei geschlossener Trikuspidalklappe kontrahiert.

Bei Preßatmung, die bei allen Sportarten (mit Ausnahme des Gewichthebens) zu vermeiden ist, kommt es zu einem starken Anstieg des intrathorakalen Druckes und folglich zu einem verminderten venösen Rückstrom. Starke Varizenbildung mit Venenklappeninsuffizienz können den Effekt der Muskelpumpe für die Rückführung des venösen Blutes vermindern, Stase führt zur Gefahr der Thrombenbildung und von Beinödemen.

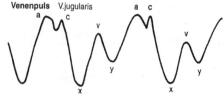

4.7 Was versteht man unter dem Begriff „Schock" und welche Formen können Sie nennen?

Unter einem (kardio-vaskulären) Schock versteht man ein globales Mißverhältnis der Durchblutung gegenüber den Bedürfnissen des Zellstoffwechsels in den Organen. Der Blutdruck ist im Vollbild stark vermindert (systolisch unter 100 mmHg), der Puls kompensatorisch erhöht. Bereits aus dem Ausdruck „Herz-Kreislaufschock" kann man ein Vorwiegen einer kardialen, peripheren oder gemeinsamen Ursache ableiten. Ein **kardiogener Schock** ist durch ein (meist akutes) Herzversagen bedingt mit einer durch die Herzmuskelschädigung (Infarkt, Toxinwirkung) verursachten Abnahme des Schlagvolumens, die nur zum geringen Teil durch die Erhöhung der Schlagfrequenz kompensiert wird und so zu einer starken Verminderung des Herzzeitvolumens führt. Beim **hypovolämischen Schock** ist trotz intakter Herzmuskulatur aufgrund der verminderten diastolischen Füllung und den Folgen des Frank-Starling-Mechanismus ebenfalls das Herzzeitvolumen vermindert. Ursache ist meist ein Blutverlust (daher auch **hämorrhagischer Schock**), es kann auch a) ein starker Flüssigkeitsverlust durch Verbrennung oder starkes Erbrechen/Diarrhoe vorliegen oder b) bei Gefäßlähmung ein Versacken des Blutes. Im ersteren Fall kommt es zunächst unter **Zentralisation** zu einer peripheren Widerstanderhöhung mit bereits verminderter Organversorgung. Insbesondere die Niere wird betroffen (Oligurie). Im zweiten Fall liegt eine periphere Gefäßdilatation vor, der venöse Rückstrom ist vermindert. Der Fall a) wurde früher als „Spannungskollaps" bezeichnet, der Fall b) als die schwerere Form mit „Entspannungskollaps". Heute sollte der Ausdruck „Kollaps" nur noch für eine akut hypotone Kreislaufdysregulation verwendet werden.

Ein **anaphylaktischer Schock** ist zunächst meist rein peripher bedingt durch die Freisetzung gefäßaktiver Substanzen (Histamin) und stark verminderten Gefäßwiderstand. Beim **septischen Schock** kommt es durch freigesetzte Bakterientoxine wie das Endotoxin (Endotoxinschock) zur peripheren Dilatation bei zunächst noch normalem Herzminutenvolumen, bis auch eine kardiale Dekompensation erfolgt. Als **neurogenen Schock** bezeichnet man eine Schockart, bei der die vegetativen Kompensationsmechanismen ausgeschaltet oder zu schwach sind, was etwa bei Narkotikaüberdosierung der Fall ist.

Einen Sonderfall stellt der **hypoglykämische Schock** dar, zu dem es bei Diabetikern bei zu hoch verabfolgten Insulindosen kommt und der bei fehlendem Eingreifen mit Glukosegaben zum Tod im Koma führen kann. In der Folge eines kardio-vaskulären Schocks kommt es häufig zu **Mikrozirkulationsstörungen** mit stark verminderter Strömungsgeschwindigkeit, die wiederum zu lokaler Stase und einem Blut-sludge („Schlammbildung", lokale Erythrozytenverklebung mit Mikrothromben) führt. Eine **Verbrauchskoagulopathie** setzt ein, dazu kommt es durch eine massive intravasale Gerinnung, die nur durch die gleichzeitige Mitbeteiligung des Plasminogen-Plasminsystems in Grenzen gehalten wird, aber durch Proteolyse eine starke Verminderung der Gerinnungsfaktoren zur Folge hat: verstärkte Blutungsneigung.

➡ **K:** Therapie besteht in den meisten Fällen aus Volumenauffüllung mittels Blut, kristallinen Lösungen (gehen z. T. in den Extravasalraum über), durch Plasmaersatz mittels kolloider Lösungen oder gar über künstliche Sauerstoffträger („Blutersatz").

4.8 Was sind die Besonderheiten des Plazentar- und Fetalkreislaufes und wie verhält sich ihre O_2-Sättigung?

Beim Plazentarkreislauf gelangt das mütterliche „arterielle" Blut in die weiten intervillösen Räume und umspült die Chorionzotten. Infolge des starken Wachstums des Uterus und seines hohen Eigenbedarfs gleicht die O_2-Sättigung nicht mehr voll derjenigen in anderen Organkreisläufen. Für die O_2-Aufnahme des fetalen Blutes durch die Zellschicht der Chorionzotten liegen längere Diffusionsstrecken als beim Gasaustausch in der Lunge vor. So weist das fetale Blut nur eine O_2-Sättigung von ca. 60– 80% auf. Es fließt von der Plazenta über die unpaare Nabelvene (im Gegensatz zu den paarigen Nabelarterien!) und kann 2 Wege einschlagen: entweder den in die Leber oder aber direkt über einen Verbindungsweg, den **Ductus venosus Arantii**, in die V. cava inf. zum rechten Vorhof. Dort kommt zusammen mit dem Inhalt der V. cava sup. das gesamte fetale Blut zusammen. Durch eine Gewebeleiste wird aber nur das stärker venöse Blut aus der oberen Körperhälfte zum rechten Ventrikel geleitet und fließt über den **Ductus arteriosus Botalli**, wo es *nach* Abgang der Gefäße für die obere Körperhälfte die fetale Aorta mit etwa 30% O_2-Sättigung erreicht. Die fetale Lunge liegt dazu im Nebenschluß und erhält aus dem rechten Ventrikel nur etwa 10 % des dort ausgeworfenen Blutes. Das von Plazenta und unterer Körperhälfte stammende Blut hat noch immer eine O_2-Sättigung von etwa 40% und fließt vorwiegend über das offene **Foramen ovale** in den linken Vorhof. Durch Beimischung der kleinen Blutmenge aus der fetalen Lunge ändert sich die O_2-Sättigung nicht wesentlich und kommt nun über den linken Ventrikel vorwiegend der oberen Körperhälfte mit dem Hirnkreislauf zugute. Insgesamt hat nun die Leber die höchste O_2-Sättigung erhalten, danach rangiert wie genannt die obere Körperhälfte. Der Druck im rechten Herzen ist höher als im linken.

Mit den ersten Atemzügen erweitert sich die Lungenstrombahn, der linke Vorhof erhält mehr Blut und das Foramen ovale wird durch Falten zunächst funktionell, später auch morphologisch verschlossen. Die Gefäßmuskulatur des D. Botalli kontrahiert sich und dieser obliteriert. Auch von den Umbilikalgefäßen bleiben nur entsprechende Chordae zurück.

▶ **K:** Ein Persistieren eines offenen Foramen ovale führt zu einer Überbelastung des rechten Herzens, ein offenbleibender D. Botalli (links-rechts shunt) zu einer Volumenbelastung des linken Ventrikels und Blutüberfülle im Lungenkreislauf, die auch die Atemarbeit erhöht, jedoch im Gegensatz zu anderen angeborenen Herzfehlern keine Zyanose entstehen läßt.

5.1 Machen Sie eine Aussage über die **Druckverhältnisse in Lunge und Thorax** und darüber, wie sie zustande kommen.

Treibende Kraft für den Gaswechsel in der Lunge ist die Druckdifferenz zwischen Alveolen und dem Umgebungsdruck, den man relativ gleich Null setzt. Demgemäß strömt nur dann Luft während der Inspiration in die Lunge, wenn der **intrapulmonale Druck** (Alveolardruck) negativ ist. In Ruhe genügt infolge des sehr geringen Atemwegswiderstandes ein Unterdruck von ca. 1 mmHg oder 1–2 cm H_2O (1 cm H_2O = 0,1 kPa !), um die Inspirationsluft einströmen zu lassen. Am Ende der Inspiration ist bei offener Stimmritze der (relative) Alveolardruck gleich Null. Wird dagegen die Stimmritze dann bewußt geschlossen, so können beim Pressen Drücke bis über 100 mmHg erzeugt werden, was den gleichzeitigen venösen Rückstrom des Blutes stark beeinträchtigt.

Bei der Exspiration muß dagegen in der Lunge – mit der Inspiration verglichen – ein etwa gleich großer positiver Druck herrschen, bis am Ende der Exspiration die Pulmonaldruckkurve wieder durch Null geht.

Anders verhält sich der **intrapleurale Druck**, der infolge des elastischen Zugs der Lunge (und der Oberflächenspannung in den Alveolen) bei Ruheatmung stets negativ bleibt: bei der Inspiration sinkt er auf ca. -8 cm H_2O ab, bei der Exspiration weist er noch immer ca. -5 cm H_2O auf. Bei forcierter Inspiration durchlaufen intrapulmonaler und intrapleuraler Druck wesentlich stärkere negative Werte, bei forcierter Exspiration kann der intrapleurale Druck auch kurzfristig positiv werden. Der durch den Zug der Lunge bewirkte Unterdruck existiert nicht nur im kapillären „Interpleuralspalt", sondern pflanzt sich als **intrathorakaler Druck** auch auf die Außenwände der Blutgefäße und des Ösophagus fort, so daß er in dessen schlaffen Teilen auch gemessen werden kann; der Ausdruck wird synonym mit dem Intrapleuraldruck gebraucht.

➡ **K:** Bei einem Trauma im Thoraxbereich kann es zur Eröffnung des Pleuraspaltes kommen, Luft tritt ein **(Pneumothorax)**. Der betroffene Lungenflügel zieht sich zusammen und folgt den Bewegungen der Atemmuskulatur nicht mehr. Bei zweiseitigem Ereignis droht der Erstickungstod. Gefährlich ist auch ein **Ventilpneumothorax**, bei dem mit Erweiterung des Thorax Luft eintritt, der Exspirationsphase aber nicht folgt und so das Mediastinum auf die intakte Seite drückt. Die Therapie besteht im Wundverschluß und einer Saugdrainage, auch die spontane Resorption durch die Pleuraoberfläche hilft. Beim Platzen einer Emphysemblase oder zu raschem Auftauchen kann es zu einem geschlossenen Pneumothorax kommen, bei dem die Grenze zwischen Bronchialsystem und Pleuraraum durchbrochen ist.

Bei der Inspiration können keine so hohen Unterdrücke wie bei Überdruck unter Pressatmung erzeugt werden. Bereits in 1,5 m Wassertiefe (15 kPa) kann nicht mehr wiederholt inspiriert werden, das Atmen über einen Luftschlauch (oder zum Ausschluß einer Pendelatmung mit erhöhtem Totraum aus 2 Schläuchen oder Rohren) ist nicht möglich. Außerdem entsteht bei dem kurzzeitigen Versuch eine extrem starke Blutfülle im Thoraxbereich.

5.2 Beschreiben Sie Atemvolumina, ihre Messung und die abgeleiteter Größen.

Neben den (statischen) **Lungenvolumina** und ihrer Zusammenfassung zu -**kapazitäten**, deren Größe hier als bekannt vorausgesetzt wird, spielt bei den **dynamischen Atemgrößen** der Zeitfaktor eine Rolle. So ergibt sich das **Atemzeitvolumen** aus einem Atemzugvolumen von etwa 0,5 l und einer Atemfrequenz von 16/min zu 8 l/min (**Atemminutenvolumen**). Unter maximal forcierter Atmung, die unter Ruhebedingungen wegen der resultierenden Hyperventilation mit Alkalose nur über etwa 10 s durchgeführt wird, ergibt sich eine **maximale willkürliche Ventilation (MWV**, auch als **Atemgrenzwert** bezeichnet) von 100–200 l/min. Die durch Hyperventilation bedingte Alkalose bedeutet Tetaniegefahr durch Verminderung der freien Ca^{2+}-Konzentration infolge Steigerung der Ca-Proteinbindung). Ein leichtes Schwindelgefühl, das mit der Hyperventilation auftritt, beruht auf einem Mangel an gelöstem CO_2 in den Hirngefäßen und dadurch bedingter cerebraler Vasokonstriktion.

Die genannten Werte für die MWV werden aber auch unter stärkster sportlicher oder Arbeitsbelastung nicht erreicht (dabei nur etwa 75 l/min). Dennoch hat ihre Bestimmung eine Bedeutung, da ihre Größe durch Störungen an der Atemmuskulatur beeinflußt und vom Atemwiderstand bestimmt wird. Ebenso ist die **exspiratorische Sekundenkapazität** nach dem Tiffenau-Test (s. **3.3**) ein Maß für den Atemwiderstand und eine dynamische Atemgröße. Dabei beträgt die gleichzeitig gemessene **maximale exspiratorische Atemstromstärke** etwa 10 l/s. Sie kann am einfachsten mit einem **Pneumotachographen** gemessen werden, der durch Integration auch Volumenwerte ermitteln läßt.

Während die ventilierbaren Lungenvolumina und dynamischen Atemgrößen direkt mit dem **Spirometer** zu bestimmen sind, kann das Residualvolumen (meist zusammen mit der funktionellen Residualkapazität) nur nach einem **Indikator-Verdünnungsprinzip** gemessen werden. Dazu läßt man nach ruhiger Ausatmung aus einem mit einer bestimmten Fremdgasmenge (Helium oder Argon) gefüllten Spirometer atmen, dessen Konzentration nach der Äquilibrierung bestimmt wird. Aus der jetzt verminderten Menge und der gemessenen Konzentration läßt sich das unbekannte Volumen errechnen. Auch das Ausspülen des Stickstoffs aus dem Residualvolumen in ein N_2-freies Spirometer kann zur Bestimmung benutzt werden.

➡ **K:** Mit dem Alter nehmen das Residualvolumen und die funktionelle Residualkapazität zu, die Atemmittellage verschiebt sich zur Inspiration hin, wobei das inspiratorische Reservevolumen und die Vitalkapazität abnehmen. Noch stärker ist dies bei einem Lungenemphysem der Fall, die Lunge zieht sich bei der Exspiration weniger stark zusammen und der Thorax erweitert sich. Auch die Erhöhung des Atemwiderstands beim Asthma bronchiale vermindert die Exspirationsstellung der Lungen.

5.3 Machen Sie Angaben über den Totraum und das Vorgehen zu seiner Bestimmung

Bei Angaben über den Totraum kann man zunächst morphologisch vorgehen und den gesamten Raum, der der Luftzuleitung dient, als anatomischen Totraum definieren. Er umfaßt somit den Mund- Nasen- und Rachenraum und reicht über die Trachea bis hin zu den Bronchien und Bronchioli, er endet an der Alveolargrenze. Er läßt sich nur rechnerisch aus zahlreichen Durchmesser- und Längenbestimmungen errechnen und ist somit mehr eine theoretische Größe. Demgegenüber wiederholt am Probanden bestimmbar ist der funktionelle Totraum. Seine Bestimmung erfolgt nach der Überlegung, daß das Ausatemvolumen 2 Fraktionen enthält, die Alveolarluft und die unveränderte Totraumluft. Mittels der Bestimmung von CO_2-Konzentrationen ist die Berechnung relativ einfach, da man den geringen Anteil in der atmosphärischen Luft (0,03 Vol.% CO_2) vernachlässigen kann. Am Ende der Exspiration wird praktisch nur noch das Alveolargas abgeatmet, darin befindet sich eine hohe CO_2-Konzentration. Daneben wird das gesamte Exspirationsvolumen und seine CO_2-Konzentration gemessen. So sind 2 CO_2-Konzentrationen bekannt und außerdem das Exspirationsvolumen, aus denen sich primär das Alveolarvolumen und durch Subtraktion vom Exspirationsvolumen der Totraum bestimmen läßt (**Bohr-Formel**). Der somit gemessene funktionelle Totraum ist mit dem anatomischen Totraum weitgehend identisch, nur unter extremer Belastung, wenn die Kontaktzeit des Blutes in den Alveolarkapillaren nicht ausreicht, wird er größer. Es sind dann Alveolen belüftet, die nicht genügend perfundiert (durchblutet) sind.

Der Totraum macht mit ca. 150 ml knapp 1/3 des Atemzugvolumens aus, bei tiefen Atemzügen ist sein Anteil entsprechend geringer, hohe Atemfrequenzen steigern den Anteil beträchtlich (Hecheln beim Hund zur H_2O-Abgabe ohne Alkalose!). Die **Totraumventilation** (Totraumvolumen mal Atemfrequenz) muß vom Atemminutenvolumen abgezogen werden, um die für den alveolären Gasaustausch entscheidende Größe der **alveolären Ventilation** zu bestimmen. Sie beträgt etwa 5,5 l/min.

➥ **K:** Bei der maschinellen künstlichen Beatmung muß dafür gesorgt sein, daß keine größeren zusätzlichen Atemwege Pendelluft enthalten, mithin den Totraum einschließlich evtl. einer Atemmaske nicht wesentlich erhöhen (dasselbe gilt auch für das Atmen durch einen übergroßen Schnorchel). Bei der Mund-zu-Mundbeatmung fällt dies weg, der hohe CO_2-Gehalt aus dem Exspirationsvolumen[*] des Atemspenders regt zusätzlich das Atemzentrum des Empfängers an, während die ca. 15 Vol.% O_2 bei ihm für die O_2-Sättigung des Hämoglobins ausreichen.

---

[*] Der Ausdruck „Luft" ist einem Gasgemisch mit atmosphärischer Zusammensetzung vorbehalten. Man sollte daher nicht von „Exspirationsluft" oder „Alveolarluft" sprechen.

5.4 Wie werden Atemvolumina und Gasverbrauch normiert, um vergleichbare Bedingungen zu erhalten?

Die im Spirometer gemessenen Atemvolumina hängen in ihrer Größe von den Umgebungsbedingungen ab, das heißt von der Temperatur T, dem Druck P und der Wasserdampfsättigung (S = saturated, D = dry). Demnach spricht man von einer

ATPS-Bedingung (A = ambient), wobei normalerweise für T_A etwa eine Zimmertemperatur von 293 K = 20 °C (K = Kelvin, -273 °C) gelten kann und ein Barometerdruck von 101 kPa (760 mmHg), von dem der durch die Wasserdampfsättigung (dann 2,3 kPa = 17,5 mmHg bei 20 °C) bedingte abgezogen wird.

In den Alveolen hat dagegen das gleiche Gasvolumen[*] eine andere Größe, es steht unter

BTPS-Bedingung (BT für „body temperature"), somit etwa 310 K = 37 °C, einem Barometerdruck P_B, , von dem der höhere Dampfdruck bei 37 °C mit 6,25 kPa = 47 mmHg) abzuziehen ist. Schließlich wird für den Gaswechsel, z.B. den O_2-Verbrauch bzw. die CO_2 -Abgabe auf

STPD (standard temperature 273 K = 0 °C), Trockenheit und einen Barometerdruck von 760 mmHg (101 kPa) bezogen.

Der Unterschied zweier verschiedener Bedingungen kann sehr beträchtlich sein, so ergibt sich für die Relation
V STPD/ V BTPS = 273/310 · (101–6,25)/101 = 0,83 somit -17 %.

Nicht ganz so groß fällt die Relation aus beim Vergleich von STPD mit der ATPS Bedingung (ca. -11 %), während die Relation von BTPS zu ATPS um ca. 10 % höhere Werte ergibt.

Bedingung	Temperatur (ca.)	Barometer- (ca.)	H_2O Dampfdruck		Effektivdruck
ATPS	293K= 20 °C	101kPa minus	2,3 kPa (17,5 mHg)	=	98,7 kPa
BTPS	310K= 37 °C	101kPa minus	6,25 kPa (47,0 mmHg)	=	94,75 kPa
STPD	273K= 0 °C genau	101kPa genau	0,00 kPa	=	101 kPa

➡ **K:** In der Klinik verwendet man heute schnell anzeigende Meßgeräte, bei denen selbst kleine Temperatur- und Druckschwankungen unmittelbar auf BTPS Bedingungen umgerechnet werden können, während Bilanzen im Verbrauch oder in der Produktion von Atemgasen dagegen in STPD-Werten erscheinen.

---

[*] s. Fußnote bei 5.3

5.5 Welche Formen von Ventilationsstörungen kennen Sie, wie sind diese definiert und wie werden sie bestimmt?

Ventilationsstörungen können durch Veränderungen an der Lungenstruktur oder an den Atemwegen bedingt sein. Im ersteren Falle spricht man von **restriktiven Ventilationsstörungen**. Dabei liegt generell eine Einschränkung des funktionierenden Lungengewebes oder der Thoraxbeweglichkeit vor. Das kann z. B. durch Entzündungen bedingt sein wie bei verschiedenen **Pneumonien** oder Schädigungen durch Sauerstoff oder Silikate. Weiterhin bei Vorliegen eines **Lungenödems** oder einer **Lungenfibrose**, bei der das Bindegewebe in der Lunge auf Kosten des Alveolaranteils vermehrt ist. Auch Untergang von Lungengewebe bei Tuberkulose oder **Tumoren** bzw. deren Metastasen stellen restriktive Veränderungen dar, zu denen es auch beispielsweise bei einer **Kyphoskoliose** kommt. Gemeinsam ist hierbei stets eine Verminderung der Vitalkapazität (Messung mit dem Spirometer).

Eine zweite Form von Einschränkungen der Ventilation stellen die **obstruktiven Ventilationsstörungen** dar. Hier handelt es sich um Steigerungen des Atemwiderstandes. Ursache kann eine Verengung der Trachea durch eine **Struma** sein oder der Bronchien durch Tumorwachstum. Bei **Asthma** nimmt anfallsweise der Atemwiderstand durch Bronchialkonstriktion extrem stark zu, während dies bei chronischer Bronchitis durch eine verstärkte Schleimabgabe der Fall ist. Einen Sonderfall stellt die angeborene **Mukoviszidose** dar, bei der durch einen gestörten Chlorid- und damit auch Wassertransport der Schleim äußerst zähflüssig ist.

Ein Lungenemphysem mit einer Volumenvergrößerung distal der Bronchiolen kann Folge einer Obstruktion sein, diese aber auch unterhalten. Die Exspiration ist erschwert, zum Teil auch wegen der verminderten Retraktionskraft der Lunge.

Bei all diesen Veränderungen kommt es zu einer deutlichen Verminderung der **exspiratorischen Sekundenkapazität**, die mit dem **Tiffenau-Test** bestimmt wird. Nach maximaler Inspiration wird am Spirometer so schnell und so tief wie möglich exspiriert. Das in der ersten Sekunde ausgeatmete Volumen wird bestimmt und zweckmäßigerweise als prozentualer Anteil an der Vitalkapazität ausgedrückt: dieser ist beim Gesunden größer als 70 %.

Nach dem Ergebnis der Untersuchung von Ventilationsstörungen kann man gemäß der untenstehenden Abbildung eine Einteilung vornehmen.

Relative Sekundenkapazität		
100%	Restriktive Atemstörung	Normal
70%	Kombinierte Atemstörung	Obstruktive Atemstörung
0%	70%	100% Vitalkapazität

◂ Darstellung der Verlaufsformen von Ventilationsstörungen.

5.6 Wie kann man eine Aussage über die elastischen Eigenschaften von Lunge und Thorax machen?

Ähnlich wie für das Herz kann man auch für die Lunge eine Ruhe-Dehnungskurve darstellen. Hierbei wird allerdings das Volumen nicht auf der Abszisse als unabhängige Größe, sondern auf der Ordinate als abhängige Größe aufgetragen, der Druck dagegen auf der Abszisse. Außerdem verläuft die Dehnungskurve genausoweit in den negativen Druckbereich wie in den positiven. Die Steilheit der Kurve dV/dP ist ein Maß für die Dehnbarkeit von Lunge und Thorax, wenn auf der Abszisse der intrapulmonale Druck aufgetragen wird. Sie ist am größten im Bereich der Atemruhelage und verläuft S-förmig über den negativen und positiven Druckbereich. Ihr Wert wird als **Compliance** bezeichnet und ist der Reziprokwert für den elastischen Widerstand. Die Größe dieser Gesamtcompliance ergibt sich zu **1 L/kPa** und setzt sich aus der Compliance der Lunge und derjenigen des Thorax zusammen, die beide etwa gleich groß sind. Da sich die Werte der entsprechenden elastischen Widerstände addieren, addieren sich die Reziprokwerte für die Complianceanteile:

$1/C = 1/C_T + 1/C_L$, die für Lunge und Thorax einzeln je **2 L/kPa** betragen.

Zur Bestimmung läßt man bestimmte Volumina in oder aus einem Spirometer atmen, schließt die Luftzufuhr und bestimmt bei entspannter Atemmuskulatur den resultierenden Druck. Aufwendiger, aber wesentlich genauer läßt sich dieser Vorgang am **Körperplethysmographen** vollziehen.

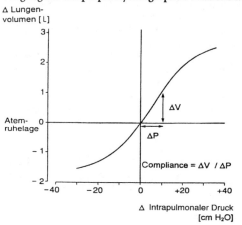

Im Gegensatz zum elastischen Widerstand geht in den Strömungswiderstand (Resistance) nicht dV, sondern d$\dot{V}$., die Atemstromstärke ein: $R = dP/d\dot{V}$. analog zum Ohmschen Gesetz. Auch diese Größe wird im Körperplethysmographen gemessen.

➡ **K:** Deutlicher noch als durch Veränderungen der Vitalkapazität lassen sich **restriktive Ventilationsstörungen** über die Compliance quantifizieren. Daher gilt das unter 5.5 über die dort genannten Erkrankungen gesagte in gleichem Maße für diese Bestimmungsgröße.

5.7 Wie erfolgt der Gasaustausch zwischen Alveolen und dem pulmonalen Kapillarblut?

Gegenüber der Konvektion der strömenden Atemgase und des Blutes über größere Strecken erfolgt der Gasaustausch durch die Alveolarwand wesentlich langsamer durch **Diffusion**. Die treibende Kraft ist nur die Gasdruckdifferenz dP an den mit „Alveolarmembran" vereinfacht zusammengefaßten Schichten von Alveolarepithel, Interstitium und Kapillarendothel. Verzögernd wirkt sich deren Schichtdicke d aus, während die Diffusionsfläche F die Menge des übertretenden Alveolargases bestimmt. Aus solchen Größen hat A. **Fick** ganz allgemein das nach ihm benannte 1. **Diffusionsgesetz** definiert, wonach sich für die pro Zeiteinheit t diffundierte Stoffmenge Q ergibt:

$$Q/t = K \cdot F/d \cdot dP$$

K ist ein Faktor, der als Diffusionskoeffizient bezeichnet wird und in den eine Materialkonstante sowie ein Löslichkeitsfaktor a eingehen, die beide temperaturabhängig sind. Da sich die Größen von K, F und d im Einzelfall für die Alveolarmembran nur schwer bestimmen lassen – F erreicht für beide Lungenflügel eine Größe von über 80 m^2, während in d letztlich außer die Alveolarmembran auch noch die Diffusionsstrecke in der Erythrozytenmembran bis hin zu den Hb Molekülen eingeht – hat man sie zu einer Einheit zusammengefaßt als **Diffusionskapazität D** und es gilt:

$$Q/t = D \cdot dP$$

Für dP ergibt sich im Kapillarbett der Lunge für O_2 eine mittlere Druckdifferenz von nur 1,33 kPa (10 mmHg), da die Aufsättigung des venösen Mischblutes von 5,3 kPa (40 mmHg) auf 13,3 kPa (100 mmHg) zu Beginn der Lungenkapillaren sehr rasch erfolgt und dann im wesentlichen abgeschlossen ist (eine Kontaktzeit von 0,3 s reicht für diesen Vorgang aus, sie ist aber normalerweise deutlich länger). Bei einer O_2-Aufnahme von 300 ml O_2/min und der genannten Druckdifferenz von 1,33 kPa ergibt sich somit ein D von 225 ml $O_2 \cdot min^{-1} \cdot kPa^{-1}$.

Die Diffusionskapazität wird praktisch nur für den Sauerstoff bestimmt, da die Diffussion des CO_2 infolge des über 20 fach höheren Löslichkeitsfaktors in Blut auch bei Erkrankungen keine wesentliche Begrenzung erfährt.

➡ **K:** Die Diffusionskapazität ist ein Maß für den Grad einer Diffusionsstörung bei Lungenerkrankungen, z.B. dem **Emphysem** und der **Lungenfibrose**. Sie ist allerdings auch bei starken **Anämien** verringert, weil dann die Austauschfläche auf der Blutseite vermindert ist.

5.8 Wie erfolgt die zentrale Atmungsregulation?

Der zentrale Anteil des Atmungsregelkreises (s. 1.5) liegt vorwiegend in der **Medulla oblongata**. Von einem Atemzentrum zu sprechen ist übertrieben, da die einzelnen für In- und Exspiration verantwortlichen Kerngebiete über weite Regionen sehr verstreut vorliegen. **Inspiratorisch** wirksam sind vor allem Neurone im Kerngebiet des Tractus solitarius, in der Gegend des Nucleus ambiguus sowie noch spinal in den Segmenten C_1 und sogar C_2. **Exspiratorische** Abschnitte liegen neben dem N. ambiguus und rostral am N. retrofacialis. Inspiratorische Efferenzen stellen die Nervi phrenici sowie motorische Fasern zum Zervikal- und Thoraxbereich dar, die das Zwerchfell, die Zwischenrippen- und schließlich die Atemhilfsmuskulatur innervieren. Exspiratorische Innervation erfolgt zu den Mm. intercostalis interni sowie zur Abdominal- und Lumbalmuskulatur. Von den medullären Neuronen gibt es direkte Verbindungen zu übergeordneten pontinen Strukturen. Im oberen Drittel der **Pons** liegen vorwiegend Areale, die eine Inspiration hemmen und deren Ausschaltung tierexperimentell ein Überwiegen der Inspiration bis hin zum inspiratorischen Atemstillstand bewirkt. Das Abtragen der gesamten Brücke läßt die beiden Respirationsphasen wieder gleichmäßiger funktionieren, wenn auch weniger koordiniert. Schließlich kann bekanntermaßen von motorischen Zentren der **Großhirnrinde** beim Sprechen und Trinken entscheidend auf den Atemrhythmus eingegriffen werden, allerdings nur solange, bis der Atemantrieb über Afferenzen zu stark wird. Nach neueren Erkenntnissen existieren für den neuronalen Atemrhythmus drei Zyklusphasen, wobei nach einer rein inspiratorischen Phase (**I**) sich eine Postinspirationsphase (**PI**) anschließt, in der auch schon der Beginn einer passiven Exspiration liegt. Als letztes kann sich eine aktive Exspiration (E_2) anschließen, die aber unter Ruhebedingungen ausbleibt. Erst bei körperlicher Belastung oder einer notwendigen Überwindung von Atemwiderständen setzt sie ein. Eine reflektorische Hemmung der Inspiration erfolgt bei Überdehnung der Lungen (**Hering-Breuer-Reflex**), der z.B. das Einatmen gegen einen starken Luftstrom unmöglich macht.

➡ **K:** Im Coma diabeticum kommt es über die vermehrte Bildung freier Fettsäuren und ihrer Nebenprodukte wie Hydroxybuttersäure und Acetessigsäure, die nahezu völlig dissoziieren, zu einer starken metabolischen Azidose, die zur **Kußmaul-Atmung** mit vertiefter In- und Exspiration führt. Bei Schlaganfällen, diffusen Hirnprozessen oder chronischer Hypoxie tritt ein vorübergehendes Aussetzen der Atmung ein, bis eine erhöhte inspiratorische Schwelle überschritten ist, was für eine gewisse Zeit eine verstärkte Atmung einleitet, bis die Atemreize stark unterschwellig werden und wieder eine Atempause resultiert. Der Regler arbeitet wesentlich gröber als normal. Man bezeichnet diesen Atemtyp als **Cheyne-Stokes-Atmung**.

Im Finalstadium vieler Erkrankungen in der Agonie treten rudimentäre Atembewegungen auch der Mundbodenmuskulatur auf, die von den weniger sensiblen Arealen im Rückenmark von C_1 und C_2 aus gesteuert werden, wenn die Tätigkeit der höher gelegenen Zentren bereits erloschen ist. Dieser Atemtyp (vergleiche Fische an Luft!) wird als **Schnappatmung** bezeichnet.

5.9 Welche Afferenzen wirken sich auf die Regulierung der Atemtätigkeit aus?

Als Atemreiz wirken ein Anstieg des arteriellen CO_2-Druckes, ein Absinken des pH-Wertes sowie eine Senkung des arteriellen O_2-Druckes. Diese Veränderungen wirken sich unterschiedlich stark auf eine Steigerung des Atemzeitvolumens aus, was auf ihrer gegenseitigen Beeinflussung beruht (s.u.). Rezeptoren sind einmal die **Glomuszellen**, die als **Chemorezeptoren** im Paraganglion caroticum an der Teilung der Arteria carotis communis in dem äußeren und inneren Ast liegen, weiterhin am Aortenbogen und an der rechten Art. subclavia. Sie besitzen das am stärksten durchblutete Gewebe (20 ml $min^{-1}g^{-1}$) und können dadurch bei einem O_2 Mangel ihre Aktivität steigern. Sie geben schon normalerweise einen schwachen Afferenzenstrom ab über Äste des Nervus glossopharyngeus (vom Glomus caroticum) und über den N. laryngeus sup. aus dem Vagus (auch von den Glomera aortica), da ihre Schwelle bei einem pO_2 von 14,5 kPa (110 mmHg) liegt. Sie steigern aber in Hypoxie das Atemzeitvolumen nicht über ca. 25 l/min, da mit der einsetzenden Mehratmung der pCO_2 absinkt. Erst wenn man diesen künstlich bei dem Normalwert (5,3 kPa = 40 mmHg) konstant hält, ergibt sich eine Atemsteigerung bis ca. 60 ml/min. Die Glomuszellen reagieren auch auf einen Anstieg des CO_2, der wie eine pH Senkung zu einer Membrandepolarisation führt.

Ganz allgemein erfolgt der stärkste Atemantrieb durch einen **CO_2 Anstieg**, und dies wirkt besonders auf die **zentralen chemosensiblen Strukturen** im Hirnstamm. Da CO_2 leicht die Blut-Hirnschranke durchquert, führt ein Anstieg im Plasma zu einem solchen des Liquor cerebrospinalis, der weniger gepuffert ist. Das in die Zellen diffundierte CO_2 senkt den intrazellulären pH, depolarisiert und führt zu einer wesentlich stärkeren Atemsteigerung, die 70–80 l/min erreichen kann. Noch höhere Werte des Atemzeitvolumens (Atemgrenzwert) sind somit nur durch willkürliche Mitinnervation der Atemmuskulatur erreichbar. Bei einem

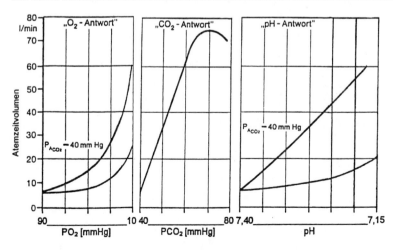

pCO$_2$-Anstieg über 9,3 kPa (70 mmHg) tritt eine lähmende Wirkung ein und das Atemzeitvolumen sinkt ab.

Eine Senkung des pH auf 7,15 vermindert gleichzeitig durch vermehrtes Abatmen von CO$_2$ den Atemreiz und läßt das Atemzeitvolumen nicht über 20 l/min ansteigen. Erst bei gleichzeitigem Konstanthalten des pCO$_2$ ergibt sich dann ein Anstieg des Atemzeitvolumens auf ca. 70 l/min. Auf eine pO$_2$-Senkung reagieren die zentralen Chemorezeptoren dagegen wie die meisten Zellen mit einer Aktivitätsverminderung.

➤ **K:** Selbst bei schweren Anämieformen tritt kein erhöhter Afferenzenstrom von den peripheren Chemorezeptoren auf, da nicht die verminderte Sauerstoffkapazität, sondern der normal bleibende Sauerstoffpartialdruck deren Aktivität bestimmt. Erst wenn die CO$_2$-Empfindlichkeit der zentralen Atmungsregulation z.B. durch Pharmaka (Barbiturate, Morphin u.a.) vermindert ist, bekommt der periphere Antrieb durch einen niedrigen pO$_2$ größere, u.U. lebensrettende Bedeutung.

[Der durch Verminderung der Sensitivität der zentralen Atemregelung bei Hirnschäden ausgelöste Cheyne-Stoke-Atemtyp wurde bei 5.8 schon genannt.]

5.10 Welche Veränderungen der Atembedingungen treten beim Tauchen auf?

Beim Tauchen ohne Gerät wirkt sich nicht nur die situationsbedingte **Apnoe** aus, sondern auch der von der Wassertiefe abhängige **Druckanstieg** (pro m Tiefe etwa 10 kPa), der auch die intravasalen Gaspartialdrücke ansteigen läßt. Dabei übt normalerweise sehr bald der pCO_2 einen starken Atemreiz aus und zwingt zum Auftauchen. Um dies hinauszuschieben wird gerne vor dem Abtauchen eine **Hyperventilation** durchgeführt. Für die Sauerstoffkapazität bringt dies keinen merkbaren Gewinn, da das arterielle Hämoglobin bereits nahezu vollständig mit Sauerstoff gesättigt ist, nur der physikalisch im Plasma gelöste Anteil kann etwas ansteigen, macht aber normalerweise nur ca. 0,3 Vol.% aus. Mit der Tauchtiefe steigt der pO_2 noch etwas an. Bis aber nach der Hyperventilation der pCO_2 als starker Atemreiz wirksam wird, kann u.U. bereits eine kritische **Hypoxie** eintreten und sich während des Auftauchens noch verstärken – **Bewußtlosigkeit** (Schwimmbad-black-out) mit Gefahr des Ertrinkens ist die Folge. (Auch ohne Gerät haben sich von trainierten Tauchern unter Sicherheitsvorkehrungen Tiefenrekorde bis zu 100 m für extrem kurze Zeiten erreichen lassen, was mit einer starken Kompression des Thorax einhergeht und eine große totale Lungenkapazität voraussetzt).

Beim Tauchen mit Gerät werden für längere Zeitabschnitte erhebliche Tiefen erreicht. Hier steht die Inspirationsluft mit dem Außendruck im Gleichgewicht und man muß auf die Löslichkeit der Atemgase achten. Der Stickstoffanteil der Atemluft kann etwa ab 40 m Tiefe narkotisch wirken (**Tiefenrausch**). Davon zu unterscheiden ist die Wirkung gelösten Stickstoffs beim zu schnellen Auftauchen, die zur **Caisson-Krankheit** (Bläschenbildung, Gewebshypoxie, Gelenkschäden) führen kann.

Auch reiner Sauerstoff wird bei Atmosphärendruck auf die Dauer toxisch, entsprechend auch sein Atemanteil in größeren Tiefen.

Zu rasches Auftauchen bereits aus wenigen Metern Tiefe kann nach Inspiration ohne leichte Exspiration zur Lungenüberdehnung bis zum inneren Pneumothorax führen (**Lungenriß**).

➡ K: Reine Sauerstoffatmung führt bei Anwendung über mehr als 24 Stunden zu Funktionseinbußen der Lungen mit interstitiellen Ödemen, Hustenreiz und Schmerzen. Bei Frühgeburten hat man früher nach mehrtägiger Anwendung auch Veränderungen an der Retina gefunden (retrolentale Fibroplasie), die bis zur Erblindung führen konnte.

Sauerstoff unter erhöhtem Druck (**hyperbarer Sauerstoff**) wirkt entsprechend noch stärker; dies wird teilweise kurzfristig bei Anaerobierinfektionen (Gasbrand) eingesetzt, mitunter auch bei Tumorbestrahlung, um resistente Zellen wirksamer zu bekämpfen.

5.11 Welche Formen von Hypoxie kennen Sie?

Unter Hypoxie versteht man allgemein eine zu geringe Sauerstoffversorgung der Zellen, die bis zum Ausmaß der Anoxie, einer gänzlich fehlenden Sauerstoffversorgung gehen kann. Die Ursache kann in einem weiten Bereich des Gastransportes liegen: von der Zusammensetzung der Außenluft angefangen bis hin zu intrazellulären Diffusionsstörungen oder Enzymblockaden. Man unterscheidet demnach:

1. Die sogenannte **hypoxische Hypoxie**, besser **respiratorische Hypoxie** oder **hypoxische Anoxie**. Sie ist auf eine mangelnde O_2-Beladung des arteriellen Blutes in der *Lunge* zurückzuführen, was durch einen zu geringen pO_2 in der Außenluft bedingt sein kann, weiter durch eine zu geringe Atemtätigkeit durch periphere Einflüsse (Atemmuskulatur, Pneumothorax) oder zentrale Atemstörungen wie bei Hirnstammschäden. Schließlich können Diffusionsstörungen in der Lunge vorliegen durch Fibrose oder Lungenödem.
2. Die **anämische Hypoxie**. Hierunter fallen alle Hypoxieformen, die durch eine zu geringe O_2-Kapazität des *Blutes* bedingt sind. Ursache kann eine mangelhafte Erythrozytenbildung sein durch Eisenmangel (hypochrome Anämie), Mangel an Vit.B_{12}, intrinsic Faktor oder Folsäure (hyperchrome Anämien), genetische Störungen (Thalassämie, Sichelzellanämie). Auch bei intakten und genügend vorhandenen Erythrozyten kann durch Umwandlung des Hb in CO-Hb oder Met-Hb der Sauerstofftransport vermindert sein.
3. Die **ischämische Hypoxie**. Die Ursache liegt hierbei im *Kreislauf*, der schon durch ein Herzversagen seine Transportfunktion nicht aufrecht halten kann, so auch im Schock, weiter bei Thrombosen, Embolie und Mikrozirkulationsstörungen. Allgemein ist hierbei auch der Abtransport von CO_2 gestört, aus einem ischämischen Bezirk kann leicht eine Nekrose werden.
4. Die **zytotoxische Hypoxie**. Hier liegt die Schädigung erst im *Zellbereich*. Bis dorthin ist der Sauerstofftransport noch gewährleistet, aber ein Zellgift wie z.B. HCN oder H_2S hemmt die Atmungskette bzw. Dinitrophenol entkoppelt sie und führt zum O_2-Verbrauch ohne Energiegewinnung durch ATP-Bildung.

➥ **K:** Ein typisches Zeichen einer Hypoxie ist die **Zyanose**, welche durch die Haut- und Schleimhautgefäße das arteriell nicht voll gesättigte Blut erkennen läßt, besonders an Lippen und Fingerendgliedern bei beispielsweise erworbener oder angeborener Herzinsuffizienz bzw. Herzfehlern (Rechts-links-Shunts, blue babies).

Bei chronisch anhaltender Hypoxie, etwa durch Herzfehler oder Lungenerkrankungen wie z.B. Bronchiektasien kann es zur Bildung von **Trommelschlegelfingern** kommen, einer hyperostotischer Auftreibung der Fingerendphalangen mit Weichteilverdickung.

5.12 Schildern Sie Veränderungen bei der Atmung in großen Höhen und welche Anpassungsvorgänge bei der Höhenakklimatisation ablaufen.

Bis zu einer Höhe von ca. 3000 m wird beim Gesunden durch die im oberen Bereich flach verlaufende Sättigungskurve des Hämoglobins noch genügend Sauerstoff aufgenommen. Der **O$_2$-Anteil** bleibt bis zur Stratosphäre bei 20,9 % konstant, der O$_2$-Partialdruck sinkt aber ebenso wie der Gesamtdruck logarithmisch ab. Für das Fliegen mit offenem Cockpit ist ab 3000m Höhe bereits das Anlegen einer Sauerstoffmaske vorgeschrieben. In dieser Höhe liegt der Gesamtdruck bei 525 mmHg (70,1 kPa), der O$_2$ Partialdruck zwar noch bei 110 mmHg, aber zur Ermittlung des pO$_2$ in den Alveolen ist vom Gesamtdruck der **H$_2$O-Dampfdruck** von 47 mmHg sowie der Teildruck der CO$_2$ von 40 mmHg abzuziehen, so daß auf 15% O$_2$ in den Alveolen nur noch 66 mmHg entfallen. Das entspricht noch ca. 90% arterieller **O$_2$ Sättigung** des Hämoglobins.

In 5000 m Höhe hat sich die Druckhöhe fast halbiert (und nimmt weiterhin pro 5000 m um nahezu die Hälfte ab), es sind jetzt 405 mmHg (54 kPa) und eine entsprechende Berechnung ergibt nur noch einen alveolären pO$_2$ von 49 mmHg (6,5 kPa) bzw. 83% O$_2$ Sättigung. Für einen nicht Akklimatisierten ist dies bereits für geringe Belastungen zu wenig, wenn man bedenkt, daß das venöse Blut normalerweise noch eine Sättigung von 75 % Oxyhämoglobin aufweist. Eine einsetzende **Hyperventilation** vermindert den pCO$_2$ und führt zu einer **respiratorischen Alkalose**, die erst langsam durch eine renale Mehrausscheidung von **Bikarbonat** ausgeglichen werden kann. Wie unter 3.9 dargelegt, reagiert der Organismus auf O$_2$ Mangel weniger als auf CO$_2$ Anstieg, da mit jeder Mehratmung ein Teil des Atemantriebs durch CO$_2$ wegfällt.

Unter einem längeren Höhenaufenthalt kommt es zu einer Anpassung des blutbildenden Systems, ausgelöst durch die bei einer **hypoxämischen Hypoxie** vermehrt einsetzende Abgabe von **Erythropoietin** aus vorwiegend der Niere (ein kleiner Teil auch aus der Leber). Auch Andenbewohner weisen einen bis zu 60% erhöhten Hämatokrit auf, wobei gleichzeitig ein niedriger Blutdruck die durch die Viskositätszunahme erhöhte Herzbelastung in Grenzen hält. Die stärkere Bikarbonatausscheidung der Niere macht eine stärkere Hyperventilation möglich. Dadurch wird es akklimatisierten Bergsteigern möglich, noch größere Höhen ohne Sauerstoffatmung zu erreichen. Dennoch ist es eine Ausnahme, wenn selbst eine Höhe von 8848 m (Mount Everest) ohne Sauerstoffatmung erreicht wird.

Verkehrsflugzeuge benutzen eine Flughöhe von 11000 m, um den geringen Reibungswiderstand in dieser Höhe auszunutzen. Hier herrscht ein Gesamtdruck von 170 mmHg (19,3 kPa) und bei einem alveolären pO$_2$ von 14 mmHg läge nur noch eine arterielle O$_2$ Sättigung von unter 25 % vor. Der Innendruck in der Kabine wird entsprechend einer Höhe von unter 3000 m gehalten; bei Druckverlust müssen sofort Sauerstoffmasken zur Verfügung stehen.

Sauerstoffmangel macht sich im Gegensatz zu CO$_2$ Anstieg subjektiv nicht bemerkbar bzw. äußert sich eher in einem euphorischen Gefühl (**Höhenrausch**). So haben forschende Ballonfahrer optimistische Schilderungen in ihr Tagebuch eingetragen, bevor sie einer teilweise deletären **Bewußtlosigkeit** verfielen.

6/8.1 Welche Angaben können Sie zur Ergometrie machen?

Die Ergometrie stellt eine Bestimmung der **körperlichen Leistungsfähigkeit** dar, bei der in erster Linie das Herz-Kreislaufsystem gefordert wird. Da zu dessen Aufgaben auch der Transport der Atemgase zählt, kann man erst durch die erweiterte Form der **Spiroergometrie** zu einer verbindlichen Aussage kommen. Somit tritt zu den Messungen von Herzfrequenz und Blutdruck noch die Bestimmung von O_2-Verbrauch und meist auch der CO_2-Produktion (RQ), daneben evtl. auch noch eine wiederholte Laktatbestimmung, zumindest aus Kapillarblut.

Die abgegebene Leistung kann im einfachsten Fall in einem **Stufentest** aus Körpergewicht und Stufenhöhe berechnet werden. Wesentlich aufwendiger sind **Laufbandergometer** mit einstellbarer Bandgeschwindigkeit und veränderlichem Steigungswinkel. Sie haben den Vorteil, einen alltäglich ausgeübten Bewegungsablauf zu ermöglichen, der keinen Übungseffekt bei wiederholter Anwendung aufkommen läßt und somit keinen falschen Trainingserfolg vortäuscht. Einen Kompromiß stellt ein **Fahradergometer** dar, bei dem allerdings die Beinmuskulatur am meisten gefordert ist und bei dem u.U. der Übungseffekt eine Rolle spielt. Wichtige Forderungen für die Ergometrie sind nämlich:
1. Es sollen möglichst viele Muskelgruppen in Aktion treten. Nur so kann eine Leistungsgrenze erreicht und für eine gewisse Zeit (steady state) eingehalten werden.
2. Die Belastung muß meßbar und leicht abstufbar sein.
3. Die Leistung darf keine besondere Geschicklichkeit voraussetzen, damit technisches Können nicht einen bestimmenden Faktor darstellt. Es soll auch bei wiederholten Messungen kein Übungseffekt durch erlernte Geschicklichkeit auftreten.
4. Für den Fall einer Überlastung und von Zwischenfällen müssen geeignete Hilfsmittel wie z.B. ein Defibrillator zur Verfügung stehen. Dazu wird meist zur Kontrolle auch das Belastungs-EKG mitgeschrieben.

Es gibt kein universelles Ergometriegerät, das alle diese Forderungen gleichermaßen gewährleistet. Die Forderung 1 würde vortrefflich von einem Ruderergometer erfüllt, das aber bereits weniger die Forderungen 2 und 3 einhält.

Der anaerobe Stoffwechsel wird erst bei Bestimmung von Laktatwerten erfaßt. Abgesehen von der Startperiode, in der er die erste Leistungsreserve bis zum Anlaufen der oxidativen Prozesse darstellt, gewinnt er zusätzliche Bedeutung beim Überschreiten der Dauerleistungsgrenze. Erst dann steigt im Blut der Laktatspiegel über einen Wert von etwa 2 mmol/l an, wobei man von der **aeroben Schwelle** spricht. Bis zu dieser Grenze können langfristige Belastungen durchgeführt werden. Bei einem Laktatanstieg über 4 mmol/l spricht man vom Überschreiten der **anaeroben Schwelle**, es ist nun bereits eine sehr hohe Sauerstoffschuld (5.10) eingegangen worden, bei gleichbleibender Leistung kann kein „steady state" mehr eingehalten werden.

Im Gegensatz zu den geschilderten aufwendigeren Meßmethoden kann man allein aus Pulsfrequenz und Belastungsgröße eine **Puls-Leistungskapazität** ermitteln, so eine „**PWC 170**" (pulse working capacity) durch Inter- oder Extrapolation

8 Energie- und Wärmehaushalt

der Pulsfrequenz bei einer niedrigen und einer hohen Belastung auf die Größe bei Puls 170. Bei diesem Pulswert erreichen Untrainierte Werte von 2,3–2,5 W/kg. Noch genauere Vergleichswerte erzielt man erst bei Bezug auf die Körperoberfläche, in die neben dem Gewicht (Masse) auch die Körpergröße eingeht.

➡ **K:** Neben der Beurteilung der Leistungsfähigkeit bei Sportlern stellt die Spiroergometrie ein Hilfsmittel dar zur Beurteilung der Belastbarkeit etwa von Infarktpatienten in Verbindung mit dem Belastungs-EKG (cave Punkt 4!). Bei der PWC bezieht man sich dann wie bei einem Alter von über 40–50 Jahren im allgemeinen nur auf eine Pulsfrequenz von 150 oder weniger.

6/8.2 Was verstehen Sie unter dem Begriff Sauerstoffschuld und wie kommt diese zustande?

Bei plötzlich einsetzender maximaler Muskeltätigkeit wird der Stoffwechsel zunächst aus dem ATP- und Kreatinphosphatspeicher gedeckt. Dies reicht aber nur für wenige Sekunden aus. Eine teilweise Resynthese erfolgt durch die anaerobe Glykolyse, bis unter teilweiser Desoxygenierung des intrazellulären Myoglobins und Einsetzen gesteigerter Transportprozesse der oxidative Stoffwechsel langsam anläuft. Im Ausdauerbereich kann anschließend ein „steady state" erreicht werden, d.h. der Sauerstoffverbrauch entspricht der Leistungsabgabe. Am Ende einer solchen Belastung wird noch für eine gewisse Zeit mehr O_2 aufgenommen als unter Ruhebedingungen, man spricht von einer **alaktaziden Sauerstoffschuld**, die bis zu 4 l beträgt und dem Auffüllen der energiereichen Phosphatspeicher und restloser Oxygenierung des Myoglobins dient. Wird dagegen eine erschöpfende Leistung vollbracht, so kommt es beim Überschreiten der aeroben Schwelle (5.9) zu weiterer anaerober Glykolyse und der Laktatspiegel steigt an. Bei einem trainingsbedingten Grenzwert für die tolerierte Laktatkonzentration im Muskel und in der Blutbahn (bis über 20 mmol/l bei Langstreckenläufern) muß die Arbeit abgebrochen werden; es treten pH-Senkungen bis auf Werte von 6,9–6,8 auf. Die danach in der Erholungsphase noch vermehrte O_2 Aufnahme entspricht der **laktaziden Sauerstoffschuld**, die eine Größe bis zu 20 l O_2 annehmen kann. Im Anschluß wird ein Teil des Laktat verbrannt, ein anderer Teil zu Glukose und Glykogen resynthetisiert. Allerdings übersteigt der in der gesamten Erholungszeit gemessene Mehrverbrauch an O_2 etwas den während der gesteigerten Leistung entstandenen Betrag, da auch zu Beginn der Erholungsphase noch eine erhöhte Temperatur sowie gesteigerte Herz- und Atemtätigkeit bestehen, ebenso ein noch erhöhter Katecholaminspiegel, die alle umsatzerhöhend wirken.

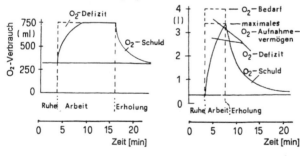

Unterschiedliche O_2 Aufnahme bei dynamischer und maximaler Belastung

▶ K: Auch ohne starke körperliche Belastung kann bei krankhaften Prozessen eine Sauerstoffschuld eingegangen werden, so z.B. in den Zwischenphasen bei der Cheyne-Stokes-Atmung (5.8). Im Schockzustand kann ein erhöhter Laktatspiegel auftreten, der ein schlechtes prognostisches Zeichen darstellt, wenn er auch respiratorisch nicht kompensiert wird und auf eine O_2-Utilisierungsstörung schließen läßt.

6/8.3 In welchem Maße können funktionelle Parameter des Körpers unter maximaler Belastung gesteigert werden?

Bei der **Atmung** können die folgenden Bezugsgrößen gegenüber Ruhebedingungen gesteigert werden:

Das **Atemzugvolumen** läßt sich bekanntlich durch Einbezug des in- und exspiratorischen Reservevolumens bei einer gesunden erwachsenen „Normalperson" von ca. 500 ml auf einen Betrag der Vitalkapazität von ca. 4700–5300 ml steigern, somit rund 10 fach. Für die **Atemfrequenz** (in Ruhe ca. 16 Atemzüge/min) läßt sich keine Maximalfrequenz angeben, da sie bei maximaler Steigerung auf Kosten der Atemtiefe nur noch zu einer Totraumventilation führen würde. Eine Steigerung auf das Dreifache kann aber noch durchaus effektiv sein. Darüber hinaus werden aber immer geringere Anteile der Vitalkapazität ventiliert. Das **Atemminutenvolumen** läßt sich von ca. 7 l/min bis zu einem **Atemgrenzwert** von 180–240 l/min für kurze Momente steigern, dabei ist aber die resultierende Hyperventilation (5.2) zu berücksichtigen. Unter maximaler Arbeitsbelastung werden nur etwa 75–90 l/min erreicht. Das bedeutet Steigerungen auf das 30 bzw. 10–15 fache. Die Atmung stellt aber keinen leistungsbegrenzenden Faktor dar.

Das **Herzminutenvolumen** kann nämlich beim Untrainierten nur von ca. 5 l/min auf 20–25 l/min gesteigert werden, somit auf das 4–5 fache. Für Spitzensportler sind kurzfristig Werte bis zu 35–40 l/min gemessen worden, d.h. bis zum 7–8 fachen des Ruhewertes.

Der **O_2-Verbrauch** als die wichtigste globale Größe für den maximalen Energiewechsel läßt sich von ca. 250–300 ml/min bei Untrainierten auf ca. 2500–3000 ml/min steigern, mithin um das 10 fache. Spitzensportler erreichen kurzfristig bis zu 5000 ml/min, was einer 20 fachen Steigerung entspricht.

Wie aber läßt sich diese Steigerung erklären, wenn die Herzleistungssteigerung weit darunter liegt? Es kommt bei einer starken Kapillarisierung der Arbeitsmuskulatur zu einer Steigerung der **O_2-Extraktion** (Ausschöpfung) des venösen Blutes auf das rund dreifache. Die **arterio-venöse O_2-Differenz** wird in diesem Maße erhöht. Während das venöse Mischblut noch eine O_2-Sättigung von 75 % aufweist (O_2-Kapazität von arteriell 200ml O_2 /l auf 150 ml O_2 /l gesenkt), kann die O_2-Ausschöpfung in der Muskelstrombahn auf das dreifache gesteigert werden zu nur noch 25% Sättigung (mit 50 ml O_2 /l O_2-Kapazität). Somit kann der Spitzenwert über $7 \cdot 3 = 21$ fach erreicht werden.

Als maximale **Herzfrequenz** wird bei Kindern wie auch bei Spitzensportlern ein Wert von 200 Schlägen / min erreicht. Das Schlagvolumen läßt sich dagegen von etwa 75 ml auch beim Sportherzen nur etwas mehr als verdoppeln. Der systolische **Blutdruck** kann kurzfristig Werte bis 200 mmHg annehmen und erreicht zusammen mit einem praktisch unveränderten diastolischen Blutdruck eine maximale Amplitude, da der periphere Widerstand infolge der maximalen Muskeldurchblutung stark gesenkt ist.

➡ **K:** Mit zunehmendem Alter geht man bei Untrainierten bei einer sportlichen Belastung und unter der Ergometrie nur bis zu einer Grenze der Herzfrequenz, die der Differenz von 200 minus dem Alter entspricht. Bei der kontrollierten Belastung von Rekonvaleszenten nach etwa einem Herzinfarkt stellt man auf individuelle Werte noch darunter ein.

Insgesamt ergibt sich die Bestimmung der Herzfrequenz durch etwa photooptische Messung am Ohrläppchen oder mittels Elektroden für Brustwandableitung als das einfachste Maß zur Kontrolle einer Belastung.

6/8.4 Was sind die verschiedenen Brennwerte der Nahrungsstoffe und welche Beziehung besteht zu dem respiratorischen Quotienten?

Werden Nahrungsstoffe unter Anwesenheit von genügend Sauerstoff bei einer direkten Kalorimetrie (Kalorimeterbombe) verbrannt, so ergibt sich ein **physikalischer Brennwert**. Er wird jeweils auf eine Substanzmenge von 1 g bezogen und liegt damit für Fette mehr als doppelt so hoch (s.u.) wie für Kohlenhydrate. Im Falle der Eiweiße kann im Organismus nicht der gesamte Energiegehalt umgesetzt werden, sondern als Endprodukt des Stoffwechsels fällt vorzugsweise Harnstoff an, der noch einen erheblichen Energiegehalt aufweist. In diesem Fall steht dem Körper nur ein **physiologischer** (oder biologischer) **Brennwert** zur Verfügung. Um auf den augenblicklich umgesetzten (verbrannten) Nahrungsstoff oder ein entsprechendes Gemisch zu schließen, kann man bei der **indirekten Kalorimetrie** den Atemgaswechsel quantitativ bestimmen. Der Quotient aus abgegebenem CO_2 und aufgenommenem O_2, die beide genaugenommen auf STPD Bedingungen (s. 5.4) umgerechnet werden, stellt den **respiratorischen Quotienten** dar. Seine Bestimmung setzt ein „steady state" voraus: bei Hyperventilation steigt er über 1, beim Auffüllen einer Sauerstoffschuld kann er unter 0.7 sinken. Im Falle reiner *Kohlenhydrat*verbrennung beträgt er genau 1, da für den Wasserstoff im Molekül bereits eine äquivalente O_2 Menge vorhanden ist, somit für den gesamten aufgenommenen Sauerstoff eine äquimolare CO_2 Menge entstehen kann.

$C_6H_{12}O_6 + 6\,O_2 = 6\,CO_2 + 6\,H_2O$; $RQ = V\,CO_2/V\,O_2 = 1$

Bei den *Fetten* mit viel größerem Wasserstoffanteil im Molekül ergibt sich ein wesentlich niedrigerer RQ zu 0,7, wie man leicht aus einem Beispiel einer Fettsäureverbrennung (Palmitin) entnehmen kann:

$C_{15}H_{31}COOH + 23\,O_2 = 16\,CO_2 + 16\,H_2O$;
RQ = $V\,CO_2/V\,O_2$ = 16/23 = 0,696

Durch den O_2-Gehalt des Glyzerinanteils der Neutralfette steigt der Wert noch etwas an.

Bei den *Eiweißen* wird die Formulierung schwierig; man kann aber aus der Harnausscheidung des Stickstoffs ihren Umsatz berechnen, da die Nahrungseiweiße ziemlich konstant 16% N_2 enthalten. Der Eiweißgehalt macht den geringsten Anteil einer gemischten Nahrung aus, er beträgt etwa 15%. Dabei beeinflussen Abweichungen das Resultat energetischer Bestimmungen nur geringfügig. Man geht von einem durchschnittlichen RQ von 0,81 aus. Eiweiße dienen vorwiegend dem Baustoffwechsel, weniger dem Betriebsstoffwechsel und spielen von daher energetisch eine geringere Rolle.

Aus den genannten Gaswechselgrößen kann auch auf den **Energieumsatz** des Körpers geschlossen werden. Dazu ist es noch erforderlich, die Energiemenge zu kennen, die jeweils beim Verbrauch von 1 l O_2 frei wird. Man nennt diese Größe das **energetische** (kalorische) **Äquivalent** (s.u.). Für Kohlenhydrate ist der Wert am höchsten und liegt bei den Fetten deutlich niedriger, da trotz des hohen Energiegehaltes sehr viel O_2 zur Verbrennung eines Gramm Substanz benötigt wird. Für den arbeitenden Körper ist der Energiebezug auf den begrenzenden O_2 meist viel wichtiger als auf die zur Verfügung stehende Nahrungsstoffmenge, die z.B. für Fette sehr erheblich sein kann.

Nahrungsstoff	biol. Brennwert	RQ	energ. Äquivalent
Kohlenhydrate	17 kJ/g (4,1 kcal/g)	1,0	21,0 kJ/l (5,0 kcal/l)
Fette	39 kJ/g (9,3 kcal/g)	0,7	19,5 kJ/l (4,7 kcal/l)
Eiweiße	17 kJ/g (4,1 kcal/g)	0,8	19,0 kJ/l (4,5 kcal/l)

➡ **K:** Die Anwendung und klinische Bedeutung von Energieumsatzmessungen wird in einem eigenen Kapitel (6/8.5) besprochen. Fehlbestimmungen des RQ können auch in scheinbarer Ruhe bei Hyperventilation unter Hysterie auftreten. Bei erhöhter Fettspeicherung unter KH-reicher Kost steigt der RQ, da beim Umbau von KH zu Fett O_2 eingespart wird; im Hungerzustand kann er dagegen unter 0,7 sinken, wenn Fett zu KH umgebaut wird.

6/8.5 Welche Größen nimmt der Energieumsatz ein und wie bestimmt man ihn?

Die unter 6/8.4 genannten Größen von biologischen Brennwerten und dem respiratorischen Quotienten führen zu den energetischen Äquivalenten, aus denen sich zusammen mit dem O_2 Verbrauch für einen bestimmten Zeitabschnitt der Energieumsatz des Körpers berechnen läßt. Man extrapoliert meist auf einen Tagesumsatz. Hält man bestimmte Bedingungen ein wie Körperruhe, Nüchternheit und Indifferenztemperatur und sorgt überdies für psychische Entspannung, um unbewußte Muskelspannungen zu vermeiden, so mißt man den **Grundumsatz** als basalen Energieumsatz. Nüchternheit beinhaltet eine mindestens 12 stündige Nahrungskarenz, für Eiweiße soll sie aus noch zu nennenden Gründen 18–24 Stunden betragen. Eine Indifferenztemperatur (thermische Neutralzone) liegt beim unbekleideten Organismus zwischen etwa 28° und 32°C vor; unterhalb steigt der Umsatz überproportional mit der Temperaturabnahme an, da mit dem Kältezittern auch die Konvektion an der Körperoberfläche ansteigt. Oberhalb der Neutralzone steigert die Schweißverdunstung den Umsatz beträchtlich.

Beispiel: Bei einem mittleren energetischen Äquivalent von 20 kJ/l ergibt sich aus einem O_2 Verbrauch von 0,25 l/min ein Umsatz von 7200 kJ/d (1715 kcal/d).

Zum Grundumsatz addiert sich ein **Leistungszuwachs**, der vom Überschreiten all der genannten Bedingungen herrührt, besonders aber durch die körperliche Arbeit verursacht wird. Bereits die Nahrungsaufnahme führt zum Teil über die Verdauungsarbeit zu einer Umsatzsteigerung, eine zusätzliche Rolle spielen hierbei die Eiweiße. Diesen Effekt bezeichnet man als die **spezifisch-dynamische Wirkung**. Sie besteht auch darin, daß mit der Nahrungsaufnahme der Metabolismus gesteigert wird, bei KH und Fetten um 6 bzw. 4 %, bei Eiweiß allerdings um ca. 30 %. Eiweiße können viel weniger als die anderen Nahrungsstoffe gespeichert werden, sondern sie dienen dem Baustoffwechsel; ein Überschuß wird unmittelbar verbrannt und kann dann allenfalls der Temperaturregulation dienen. Auch wird für die Bildung von ATP aus Aminosäuren mehr Energie (89kJ) verbraucht als aus Glukose (74 kJ); die Harnstoffsynthese ist ein endergonischer Prozess, sie fordert Energie.

➡ **K:** Bei Schilddrüsenüberfunktion wie beim **M. Basedow** kann der Grundumsatz erheblich, bis nahezu auf das Doppelte eines Normwertes erhöht sein, den man unter Berücksichtigung des Alters, des Geschlechts sowie von Körpergewicht und Größe aus Tabellen ermittelt. Besteht eine Unterfunktion von Geburt an, so kommt es zu **Kretinismus** mit **Zwergwuchs**. Ein auffälliges Symptom ist auch das **Myxödem**, das durch Einlagerung von Mucopolysacchariden in das Hautgewebe entsteht. In diesen Fällen ist der Grundumsatz deutlich erniedrigt.

Heute werden allerdings zur Beurteilung der Schilddrüsenfunktion eher direkt die T_3-(Trijodthyronin) und T_4-(Thyroxin) Plasmakonzentrationen labortechnisch bestimmt, während die Bestimmung des Einbaus von J^{131} (**Radiojodtest**, normal 20–40% Einbau in 24 h, bei Überfunktion 50–100%, bei Unterfunktion bedeutend weniger) nur speziellen Fällen vorbehalten bleibt.

6/8.6 Welche Mechanismen der Wärmeabgabe/aufnahme kennen Sie?

Wärmeabgabe und -aufnahme erfolgen über vier verschiedene Mechanismen, die im folgenden beschrieben sind.

1. **Wärmeleitung.** Sie ist von der Temperaturdifferenz zweier sich berührender Körper abhängig und von der jeweiligen Wärmeleitfähigkeit (Wärmeleitzahl). Diese ist abhängig vom Aggregatzustand der Körper: bei festem Aggregatzustand ist sie höher (besonders bei Metallen) als bei Flüssigkeiten und am geringsten bei Gasen. Eine Isolierung durch feste Körper beruht auf deren Gaseinschlüssen (Luft in möglichst feiner Verteilung, s.u.). **Wasser** leitet die Wärme 25 fach besser als Luft, Silber 700 fach besser als Wasser! Styropor fühlt sich trotz gleicher Temperatur viel wärmer an als ein Stein. Am besten isoliert ein Vakuum (Thermoskanne, Dewargefäß).

2. **Konvektion.** Darunter versteht man den Wärmetransport durch eine gerichtete Strömung. Luftkühlung, Warmwasserheizung und **Blutströmung** sind typische Beispiele. Es wird auf diese Weise durch die ständige Erneuerung an den Berührungsflächen ein Vielfaches an Wärme gegenüber der Wärmeleitung abgegeben bzw. aufgenommen. Haare schützen die Hautoberfläche vor einem Luftstrom, beim **Schwimmen** erhöht die Wasserbewegung die ohnehin schon erhöhte Wärmeabgabe. Je feiner die Luft in einem Körper verteilt ist, um so weniger kann in ihr Konvektion auftreten (in Styropor weniger als im Doppelfenster).

3. **Strahlung.** Sie erfolgt unabhängig vom angrenzenden Medium, also auch durch das Vakuum. Entscheidend ist die Temperaturdifferenz der zur vierten Potenz erhobenen Körpertemperaturen (in Kelvingraden) von strahlendem und reflektierendem Körper (**Stefan-Boltzmann**-Gesetz). Infrarotstrahler und die Sonne heizen auch bei kältester Umgebungsluft bzw. durch das Weltall.

4. **Verdunstung.** Beim Verdunsten von 1 l Flüssigkeit werden 2400 kJ (580 kcal) abgegeben. Voraussetzung ist, daß der **Dampfdruck** auf der Oberfläche des zu kühlenden Körpers höher ist als im Umgebungsmedium. Wenn bei 37 °C die Luftfeuchtigkeit 100 % beträgt und gleich der Hauttemperatur ist, ist Schwitzen zwecklos, bei trockener Luft wurden dagegen schon für 15 min 120 °C ertragen! Es können maximal 4 l / h Schweiß abgegeben werden, was dem gesamten Ruhetagesumsatz entspricht bzw. dem 30 fachen Umsatz in dieser Stunde. Die Schweißsekretion setzt bei etwa 30°C Umgebungstemperatur ein; nur der verdunstende Teil ist effektiv, nicht die abfallenden Schweißtropfen.

Unter Körperruhe und ca. 20 °C Umgebungstemperatur werden etwa 10-20% der Wärme durch Leitung und Konvektion, 60-65 % durch Strahlung und 20-25 % durch Verdunstung (perspiratio insensibilis über Haut und Atemwege) abgegeben.

➡ **K:** Beim Fieber liegt eine Sollwerterhöhung (s.1.5) vor, die im Anfangsstadium zu erhöhter Wärmeproduktion durch Muskeltätigkeit (Schüttelfrost) und verminderte Wärmeabgabe (Gänsehaut, Zusammenkauern) bei subjektivem Frieren führt. Erhöhte Temperatur liegt vor bei **Hyperthyreosen** und **M. Cushing**, auch

8 Energie- und Wärmehaushalt

Gestagene verschieben den Sollwert im 2. Abschnitt des Menstruationszyklus. Eine Auslösung kann exogen durch Lipopolysaccharide aus E. coli erfolgen (**Pyrogene**) oder endogen durch Interleukin I aus Leukozyten.

Eine **maligne Hyperthermie** kann in seltenen Fällen beim Einleiten einer Anästhesie bei genetisch vorbelasteten Individuen beobachtet werden, wobei es über eine intrazellulär gesteigerte Ca^{++} Freisetzung zu Muskelkrämpfen bis zu extremer Erschöpfung kommt. Sie ist refraktär für Muskelrelaxantien.

6/8.7 Welche Temperaturunterschiede können im Körper bestehen?

Die Temperatur innerhalb des Körpers ist keineswegs gleichmäßig verteilt. Man muß daher den **Kern**, dessen Temperatur zumindest zu gleichen Tageszeiten einheitlich geregelt ist, von der **Schale**, die großenteils von der Umgebungstemperatur abhängig ist, unterscheiden. Dies ist ein Zugeständnis, das alle **homoiothermen** Wesen eingehen, wenn sie sich auch weitgehend von den **poikilothermen** (wechselwarm, nicht etwa „Kaltblüter") abgrenzen. Zum Kern zählen die beiden großen Körperhöhlen (Abdomen, Thorax) sowie der Kopfbereich. Hier liegt eine tageszeitlich etwas (um ca. $1°C$) variierende Temperatur vor mit einem Minimum gegen 4–6 h und einem Maximum gegen 18–20 h, eine von äußeren Zeitgebern wie dem Tageslicht und dem Arbeitsrhythmus gesteuerte **Sollwertverstellung**. Unterdrückt man diese Zeitgeber völlig (z.B. in unterirdischen Bunkern), so stellt sich langsam ein neuer Rhythmus ein, der meist etwas langsamer als in 24 Stunden wechselt. Man spricht daher vom **zirkadianen** (endogenen) Temperaturrhythmus.

Bei Flugreisen über viele Breitengrade tritt ein **Jet-lag** auf, bei dem sich der Temperaturrhythmus erst langsam umstellt: zur Normalisierung benötigt man im Mittel 1 Tag pro $15°$ Breitenunterschied (=1 h Zeitverschiebung). Hierbei wird eine Phasenverlängerung (Flüge nach Westen) schneller kompensiert als bei einem Flug in der Gegenrichtung. Weiterhin besteht bei der reproduktionsfähigen Frau eine Temperaturerhöhung im Menstruationszyklus (ca. $+ 0,5°C$ in der postovulatorischen Phase), die durch den Einfluß des Progesterons auch in der Schwangerschaft anhält.

In der Schale kommt es mit zunehmendem Abstand vom Kern zu einem Temperaturangleich an die Umgebungstemperatur, wobei der Gradient nur bei starker Muskeltätigkeit umgekehrt verläuft d.h. innen höher liegt, u.U. sogar über der Kerntemperatur. In der Körperperipherie wird zunehmend das Verhältnis von Oberfläche zum Volumen größer. Zur Verminderung einer zu starken Abkühlung tritt eine Vasokonstriktion der oberflächlichen Gefäße auf mit vorwiegender Zirkulation in den tiefer gelegenen Gefäßen. Dort liegt ein **Gegenstromprinzip** vor: die in der Nachbarschaft von Arterien gelegenen Venen übernehmen Wärme, die sie zum Kern zurück transportieren, womit sie einer zentralen Auskühlung vorbeugen.

➡ **K:** Bei starker Unterkühlung (z.B. bei Schiffbrüchigen) erreicht die zentrale Wärmebildung bei einem Absinken der Kerntemperatur auf $35°C$ ihr Maximum und fällt dann stark ab. Bei etwa $30–32°C$ Kerntemperatur tritt Bewußtlosigkeit auf, unter $25–27°C$ häufig finales Herzflimmern. Unter Vorsichtsmaßnahmen kann bei **künstlicher Hypothermie** die Kerntemperatur bis auf ca. $20°C$ gesenkt und so eine vorübergehende Kreislaufsperre toleriert werden. Um Zellen zur Konservierung einzufrieren, müssen sie zuvor entwässert werden (mittels Glyzerin o.ä.), um Schäden durch die Bildung von Eiskristallen zu verhindern.

6/8.8 Welche Beziehung besteht zwischen erbrachter Leistung und dem aufgewandten Energieumsatz?

Das Verhältnis zwischen der „geleisteten Arbeit" (Arbeit pro Zeit) und dem aufgewandten Energieumsatz ist durch den **Wirkungsgrad** η (eta) gegeben. Für diesen Begriff steht i. A. im Zähler eine Leistung, etwa in Watt, im Nenner der zugehörige Energieumsatz in Joule pro s oder einem mehrfachen davon, z.B. extrapoliert auf J/d:

Wirkungsgrad η = geleistete Arbeit [W]/dafür aufgebrachte Energie [J/s]

Man kann jedoch auch das Verhältnis von Arbeit entsprechend ausdrücken:

Wirkungsgrad η = erbrachte Arbeit [W·s]/aufgewandte Arbeit [J]

Damit ist η eine dimensionslose Größe, die in Prozent oder als Fraktion angegeben werden kann (s.u.).

Die **Arbeit** [J oder kJ] ist physikalisch definiert als das Produkt aus **Kraft mal Weg**. Demgemäß wird bei einer **isometrischen Kontraktion** keine äußere Arbeit geleistet, obgleich zur Aufrechterhaltung einer bestimmten Kraft oder eines Druckes auch hierzu Energie vom Körper aufgebracht werden muß. Mit jeglicher Haltearbeit ist ein erheblicher Anteil an isometrischer Kontraktion verbunden, der Wirkungsgrad mithin minimal. Bei isotonischen Kontraktionen liegt oft ein größerer Weg bei einer konstantbleibenden meist geringen Kraft vor, es wird Arbeit geleistet. Ohne Belastung kann auch hierbei die äußere Arbeit = 0 sein, es liegt aber innere Verkürzungsarbeit vor. Am größten ist der Arbeitsbetrag bei auxotonischen Kontraktionen.

Bei weitem nicht alle „Belastungen" lassen sich durch eine geleistete Arbeit ausdrücken, diese stellt aber einen gut meßbaren Parameter dar. Der aufgewandte **Energieumsatz** läßt sich aus dem Zuwachs am O_2-Verbrauch gegenüber Ruhebedingungen und dem energetischen Äquivalent (6/8.4) berechnen. Der größte Energieanteil bei der Umwandlung von chemischer Energie in mechanische wird jedoch in Form von Wärme frei, so daß im Durchschnitt ein Wirkungsgrad von 20–25 % erreicht wird, am isolierten Muskel 30–35 %. Für die biologische Oxidation bei einer Temperatur von nicht wesentlich mehr als 37 °C ist das bereits ein außergewöhnlicher Wert mit Umwandlung von ca. 1/3 der chemischen unmittelbar in mechanische Energie. Verbrennungsmotoren überbieten diese Größe nur durch drastisch höhere Temperaturgradienten. Während sich die Arbeit über längere Zeitperioden summieren kann, sind die menschlichen Grenzen für eine Leistung wesentlich enger gestellt: **Leistung = Arbeit pro Zeit**. Wettkampfsportler können kurzfristig eine Leistung von 1200 W erbringen, die durchschnittliche Freizeit-Tagesleistung liegt bei etwa 100 W.

➡ K: Auch durch Gifte, die eine Entkopplung der ATP-Produktion vom O_2 Verbrauch bewirken, wird der Wirkungsgrad erheblich gesenkt, z.B. durch Dinitrophenol.

Desgleichen ist bei Hyperthyreosen der Wirkungsgrad erheblich zugunsten der Wärmeproduktion vermindert.

6/8.9 Was versteht man unter dem Begriff Akklimatisation?

Der Ausdruck Akklimatisation bezeichnet im allgemeinen eine Anpassung der Körperfunktionen an ein anderes **Klima**, an andere Umweltbedingungen (wobei im weitesten Sinn auch eine Höhenakklimatisation (5.12) oder eine Anpassung an die Schwerelosigkeit im Weltraum unter diesen Begriff fällt).

Beim kurzfristigen Übergang in eine Umgebung mit stärkerer **Kälte** kommt es in Ruhe und insbesondere nachts zum **Kältezittern** und dennoch zu einer Verminderung der Kerntemperatur unter die normalen tageszeitlich bedingten Werte. Mit der Anpassung wird die tiefere Umgebungstemperatur nicht mehr so unangenehm empfunden, das Kältezittern geht zurück und wird durch eine stärkere Fettsäureverbrennung ersetzt. Unter einer leichten adaptiven **Hypothermie** vermindert sich auch die Wärmeabgabe, der Schlaf ist gegenüber einer Kontrollgruppe unter gleichen Temperaturbedingungen tiefer und weniger gestört. Die Fähigkeit zu größeren körperlichen Anstrengungen ist mit etwas Zeitverzögerung nicht beeinträchtigt. Eine besondere Form der Kälteumstellung liegt bei bestimmten Säugern im Winterschlaf vor. Hierbei tritt eine längerfristige Verstellung des Sollwertes für die Temperaturregelung auf. Die Herzfrequenz sinkt stark ab, der RQ (s. 6/8.4) sinkt weit unter 0,7, da für eine Glukoneogenese (die Glykogenvorräte reichen nicht aus) zusätzlicher Sauerstoff erforderlich ist.

Beim Übergang in größere **Hitze** tritt zunächst ein Anstieg der Kerntemperatur auf, obgleich alle Mechanismen der Thermoregulation auf Hochtouren laufen. Die Pulsfrequenz ist erhöht und die körperliche und geistige Leistungsfähigkeit sind eingeschränkt. Erst nach mehreren Tagen kann die **maximale Schweißsekretion** weiter gesteigert werden, sie setzt außerdem bereits bei niedrigeren Temperaturen ein (**erniedrigte Kerntemperaturschwelle**). Pro Grad Kerntemperaturanstieg und Zeiteinheit kann die Schweißmenge auf nahezu das Doppelte erhöht werden. Ein wesentliches Akklimatisationsmerkmal bei der Anpassung an längerfristige Hitze ist die **Verminderung des Elektrolygehaltes des Schweißes**, die dazu führt, daß der Mineralhaushalt ausgeglichen bleibt. Die Elektrolytkonzentration kann von etwa 0,3% bis auf 0.03% absinken, wobei vor allem der NaCl-Verlust stark vermindert ist.

Die Grenzen der Hitzeadaptation etwa durch einen zu hohen Feuchtigkeitsgehalt der Luft wurden bereits bei 6/8.7 genannt. Die menschliche Spezies ist eher ein tropisches Wesen: durch das praktisch fehlende Haarkleid ist die Konvektion über der Haut erleichtert und die Entwicklung der Schweißdrüsen ist wesentlich stärker ausgeprägt als bei anderen Arten.

➡ K: Bei verschiedenen Infektionskrankheiten können sich vermehrt **Kälteagglutinine** bilden, die in stark abgekühlten Akren zu einer Zusammenballung von Erythrozyten mit örtlicher Zyanose führen.

Fehlende Akklimatisation kann einen **Hitzschlag** auslösen mit den Symptomen Kreislaufkollaps (zentral ausgelöst oder durch Volumenmangel bedingt), Krämpfe, Bewußtlosigkeit, Zeichen einer Gehrinreizung, Versagen einer weiteren Thermoregulation mit starkem Anstieg der Kerntemperatur bis zum Hitzetod.

7 Ernährung, Verdauungsstrakt, Leber

7.1 Welche Aufgaben hat der Speichel? Wo wird er gebildet?

Es werden täglich ca. 0,6–1,5 l Speichel gebildet. Er hat folgende Aufgaben:
- Die **Befeuchtung des Mundes** durch Speichel erleichtert das Sprechen.
- Durch die im Speichel enthaltenen **Glykoproteine** und **Mukopolysaccharide** wird die gekaute Nahrung gleitfähig gemacht und die Formung einzelner Bissen ermöglicht.
- Der Speichel fördert die **Geschmacksentwicklung**.
- Der Speichel hat eine **reinigende Wirkung**. Sein Gehalt an Lysozymen, sekretorischem IgA und Rhodanidionen verleiht ihm eine **antibakterielle** und **antivirale** Wirkung.
- Die im Speichel enthaltene **Amylase (Ptyalin)** sorgt dafür, daß die **fermentative Stärkespaltung** bereits in der Mundhöhle beginnt. Amylase kann Stärke bis hin zu den Disacchariden vom Typ der Maltose spalten. Sie spielt wegen ihrer geringen Aktivität und der kurzen Verweildauer der Nahrung im Mund nur eine geringe Rolle bei der Verdauung. Im sauren Milieu des Magens ist das Enzym aufgrund seines pH-Optimums inaktiv.

Der Speichel wird in den drei paarig angeordneten Speicheldrüsen produziert, die sich aus den Azini (Drüsenendstücken) und einem System aus intra-, inter- und extralobulären Gängen zusammensetzen. Entsprechend des produzierten Speichels unterscheidet man **seröse Drüsen** (neben Wasser und Elektrolyten sezernieren sie auch Glykoproteine) und **gemischte Drüsen** (sie produzieren zusätzlich Mukopolysaccharide).

In den **Glandulae parotes** (N. glossopharyngeus) wird ein seröser Speichel gebildet, er ist besonders reich an Glykoproteinen (s.o.). Diese Speicheldrüsen haben einen Anteil von ca. 25 % an der täglichen Speichelproduktion.

Die **Glandulae sublinguales** (N. facialis) produzieren einen mukösen Speichel. Mit ca. 5 % haben sie den geringsten Anteil an der täglichen Speichelproduktion.

Den größten Anteil an der täglichen Speichelproduktion haben, mit ca. 70 %, die **Glandulae submandibulares**. Sie können sowohl serösen wie mukösen Speichel produzieren und werden durch den Nervus facialis innerviert.

Der Parasympathikus regelt die Produktion und die Ausschüttung des Speichels. Gleichzeitig fördern Kaubewegungen den Speichelfluß (Durch die äußere Massage werden die Speicheldrüsen sozusagen ausgemolken).

➡ **K:** Erkrankungen der Speicheldrüsen können zur **Xerostomie** (Mundtrockenheit durch krankhaft verminderten Speichelfluß) führen. Folgen der Xerostomie sind Schwierigkeiten beim Kauen und Schlucken, Neigung zur Geschwürbildung und ein gehäuftes Auftreten von Karies.

Sinkt die Flußrate der Speicheldrüse pathologisch, können durch Eindickung des nicht ausgeschiedenen Sekretes und durch Kristallisation **Speichelsteine** entstehen. Führt dies z.B. durch Einklemmen eines Steines im Ausführungsgang zur Obstruktion, kann ein Rückstau des Sekretes mit Superinfektion oder **Selbstverdauung** der Speicheldrüse die Folge sein. Eine chirurgische Therapie ist dann notwendig.

7.2 Nennen Sie die Zusammensetzung des Speichels! Wodurch unterscheidet sich der Primärspeichel vom Mundspeichel? Wodurch kann die Zusammensetzung des Speichels verändert werden?

In den Azini der Speicheldrüsen werden die gebildeten organischen Substanzen exozytotisch, mero- oder holokrin sekretiert. Der gebildete Speichel hat eine Dichte von 1,01–1,02 g/ml und besteht zu 99 % aus Wasser. Er enthält u.a. **Glykoproteine, Mukopolysaccharide, Laktoferrin, Lysozyme, α-Amylase, Lipase** und **Immunglobulin A**. Diese Substanzen erfüllen eine protektive Funktion für die Mundschleimhaut. Die Enzyme wirken bakterizid. Für die Verdauung spielt höchstens die Lipase eine Rolle. Zusätzlich enthält der Speichel mehrere verschiedene **Muzine**, die die Gleitfähigkeit der Nahrung steigern. Die wichtigsten im Speichel enthaltenen **Elektrolyte** sind Na^+, K^+, Cl^- und HCO_3^-. Der von den Azini sezernierte **Primärspeichel** ist **plasmaisoton**. In den Azini der meisten Speicheldrüsen wird Cl^- über einen luminal gelegenen Chloridkanal sezerniert, Wasser und Na^+ folgen auf parazellulärem Weg passiv. Da in den Ausführungsgängen Cl^- und Na^+ aus dem Lumen resorbiert und kleine Mengen an K^+ und HCO_3^- sezerniert werden, ist der Mundspeichel **hypoton**.

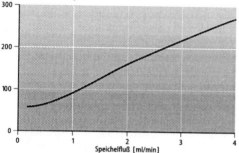

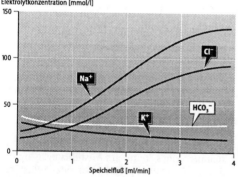

Die Elektrolytzusammensetzung des Speichels ist abhängig von der Sekretionsrate und ändert sich stark mit dieser. Ein zunehmendes Sekretionsvolumen hat zur Folge, daß die Na^+- und Cl^--Konzentration ansteigt und die HCO_3^-- und K^+-Konzentration leicht abfällt. Je kleiner also die Sekretionsrate, desto hypotoner wird der Mundspeichel (bis ca. 50 mosmol). Bei maximaler Sekretionsrate kann der Mundspeichel allerdings nahezu plasmaisotone Werte (300 mosmol) erreichen.

➡ **K:** Mangelnde Speichel- und Tränenproduktion kennt man als **Sicca-Syndrom**. Dabei kann eine Besiedlung von Bakterien und Pilzen erleichtert werden. Dies führt dann leicht zu Mykosen und Ulzera.

7.3 Beschreiben Sie den Schluckvorgang!

Die Afferenzen des Schluckvorganges werden über Anteile des **N. hypoglossus** und des **N. glossopharyngeus** dem Schluckzentrum gemeldet. Die Efferenzen laufen über 5 Hirnnerven (**N. trigeminus, N. facialis, N. glossopharyngeus, N. vagus und N. hypoglossus**). In der Formatio reticularis befindet sich ein eigenes **Schluckzentrum**. Dort werden die einzelnen Vorgänge des Schluckaktes koordiniert.

Der Vorgang läuft in den folgenden Phasen ab:
1. Abtrennung eines Teils des Mundinhaltes durch Anhebung der Zungenmitte.
2. Druckerhöhung auf das zu schluckende Material durch **Anhebung der proximalen Zungenspitze**. Das zu schluckende Material wird dadurch nach dorsal verlagert. Durch diese Dorsalverlagerung endet der willkürliche Anteil des Schluckvorganges. Alle weiteren Schritte können auch als **Schluckreflex** bezeichnet werden.
3. Das weiche Gaumensegel wird gegen die Rachenhinterwand gedrückt, um einen Eintritt der Nahrung in den Nasenraum zu vermeiden.
4. Der Kehlkopf hebt sich durch Kontraktion der **äußeren Kehlkopfmuskulatur**, um zu verhindern, daß die Nahrung in die Luftröhre gelangt.
5. Zusätzlich wird die Epiglottis (Kehldeckel) über den Kehlkopfeingang geklappt.
6. Um sicherzustellen, daß keine Nahrung in die Luftröhre gelangt, wird nun noch die **Stimmritze verschlossen**.
7. Die **Atmung** wird **reflektorisch angehalten**, um zu verhindern, daß der Speisebrei in die Luftröhre gesogen wird.
8. Der proximale Abschnitt des Ösophagus erschlafft und die Nahrung gelangt in den distalen Ösophagus.

Gelangen trotz dieser Mechanismen Nahrungsteilchen in die Trachea, werden sie durch den **Hustenreflex** sofort wieder herausbefördert.

Der Schluckreflex wird ausschließlich über efferente Hirnnerven gesteuert, was dazu führt, daß zerebrale Durchblutungsstörungen zu gefährlichen Schluckstörungen führen können.

➡ **K:** Beim bewußtlosen Patienten, so z.B. auch in der Narkose, funktionieren weder der Husten- noch der Schluckreflex. Dadurch kann es (vor der Intubation des Patienten) zur Aspiration von Nahrungsteilchen kommen. Die dadurch oft ausgelöste **Aspirations-Pneumonie** verläuft häufig letal.

7.4 Erklären Sie den Ablauf der ösophagealen Phase des Schluckaktes. Was bedeuten in diesem Zusammenhang primäre- und sekundäre Peristaltik?

Die Speiseröhre (Ösophagus) ist ein 25-30 cm langer muskulärer Schlauch mit einer längsverlaufenden äußeren und einer zirkulären inneren Muskelschicht.
Der Ösophagus gliedert sich in 3 Zonen:
- **Oberer Ösophagussphinkter:** Hierbei handelt es sich um ein 2-4 cm langes Stück mit erhöhtem Muskeltonus, welches ein ständiges Eindringen von Luft in die Speiseröhre verhindert. Der Muskeltonus nimmt beim Schlucken für 1-2 Sekunden deutlich ab.
- **Korpus:** Speiseröhrenkörper.
- **Unterer Ösophagussphinkter:** Durch diese Zone mit erhöhtem Muskeltonus wird der Verschluß zum Magen gewährleistet. Ein Reflux von Mageninhalt in den Ösophagus wird so verhindert.

Die **ösophageale Phase des Schluckaktes** beginnt, wenn der geschluckte Bissen den oberen Ösophagussphinkter passiert. Im Ösophagus wird der Bissen von peristaltischen Wellen zum unteren Ösophagussphinkter befördert. Im Ösophagus erfaßt die peristaltische Welle jeweils ein Kontraktionsareal von ca. 2-4 cm Länge und schreitet mit einer Geschwindigkeit von ca. 2-4 cm/s nach unten fort, so daß der untere Ösophagussphinkter nach ca. 9 Sekunden erreicht wird. Der Druck der peristaltischen Welle steigt nach distal an. Dieser Bewegungsablauf ist eine Fortsetzung des Schluckaktes und wird als **primäre Peristaltik** bezeichnet.
Durch die Reste eines Bissens, die nicht durch die primäre Peristaltik den Magen erreicht haben, wird die **sekundäre Peristaltik** verursacht. Diese mechanische Reizung verursacht afferente Impulse des Ösophagus, welche die sekundäre Peristaltik auslösen.
Bevor der Bissen in den Magen eintritt, öffnet sich der untere Ösophagussphinkter für ca. 5-7 Sekunden, um sich danach wieder zu schließen. Diese Relaxation des unteren Ösophagussphinkters erfolgt reflektorisch unter dem Einfluß des N. vagus.
Die Konsistenz eines Bissens beeinflußt die Passagezeit durch den Ösophagus beträchtlich. Bei aufrechter Körperhaltung wird der Magen von Flüssigkeiten nach 1s, von breiigen Bissen nach 5s und von festen Bissen nach 9-10 s erreicht.

➡ **K:** Der Tonus des unteren Ösophagussphinkters kann von Nahrungsbestandteilen oder Genußmitteln herabgesetzt werden (z.B. Fett, Schokolade, Pfefferminzöl, Alkohol, Kaffee und Nikotin). Dies bewirkt einen Reflux von saurem Mageninhalt in den Ösophagus, es kommt zum Sodbrennen. Auch das Hormon Progesteron setzt den Tonus des unteren Ösophagussphinkters herab. Infolge des hohen Progesteronspiegels wird Sodbrennen während der Schwangerschaft häufig beobachtet.

7.5 Beschreiben Sie den Mechanismus der HCl-Produktion im Magen! Welche Aufgaben hat die Salzsäure?

Die **Belegzellen** der Korpus- und Fundusdrüsen können **HCl** in hoher Konzentration **produzieren** und sezernieren (maximal 0,1 molar, dies entspricht pH=1; normal: pH 1,5–2,0). Das entspricht einer H^+-Konzentrierung von maximal Faktor 10^6 gegenüber dem Blut. Dies ist nur durch **aktive und energieverbrauchende Prozesse** möglich.

Für den aktiven Transport von Protonen aus den Belegzellen in den Magensaft wird **ATP** als Energiequelle genutzt. Es werden H^+-Ionen unter ATP-Verbrauch im Austausch gegen K^+ in die Mikrotubuli sezerniert. Die Bereitstellung von ATP wird durch die in den Belegzellen zahlreich vorhandenen **Mitochondrien** gewährleistet. Ein Austausch von H^+ und K^+ im gleichen Verhältnis wird durch die Aktivität der H^+-K^+-**ATPase (Protonenpumpe)** erreicht. Gleichzeitig diffundiert Cl^- durch luminale Anionenkanäle zur Wahrung der Elektroneutralität. Bei der Entstehung des H^+ spielt die Dissoziation von Wasser nur eine sehr geringe Rolle, es entstammt vielmehr der durch das Enzym **Carboanhydrase** vermittelten **Dissoziation von CO_2 in H^+ und HCO_3^-** (s. auch tubuläre Säuresekretion der Niere). Gleichzeitig verlassen im gleichen Ausmaß HCO_3^--Ionen passiv die Parietalzellen. Dadurch wird der pH-Wert des venösen Blutes der Magenregion **alkalischer**.

Durch diese Ionen-Transporte erfolgt ein **osmotisch bedingter Wassertransport in den Magen**. Der Magensaft bleibt insgesamt **plasmaisoton**.

Die oben beschriebene Salzsäure-Produktion erfolgt nur nach Aktivierung der Parietalzellen. Im inaktiven Zustand hat der Magensaft ungefähr den gleichen pH-Wert wie das Blutplasma.

Die Aufgabe der Magensäure besteht u.a. in der **Denaturierung von Eiweißen**, der **Abtötung** von **Bakterien** und in der **Umwandlung von Pepsinogen in Pepsin**.

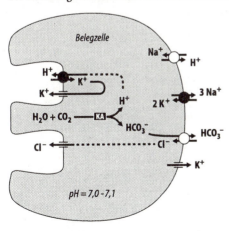

➥ **K:** Bei Magen-Ulzera ist eine Hemmung der HCl-Sekretion zur Ausheilung therapeutisch notwendig. Enzimidazol-Derivate können die H^+-K^+-ATPase (und damit die HCl-Sekretion) vollständig hemmen. **Omeprazol (Protonenpumpen-Blocker)** wird daher zur Unterdrückung der Säurebildung eingesetzt.

7.6 Welches ist die Aufgabe des Intrinsic-Faktors? Von welchen Zellen wird der Intrinsic-Faktor sezerniert?

Der **Intrinsic-Faktor** ist ein **Glykoprotein** (Molekularmasse = 55 kDa) und wird von den Belegzellen der Magenschleimhaut sezerniert.

Er ist zusammen mit dem R-Protein (Vitamin-B_{12}-bindendes Protein des Mundspeichels) verantwortlich für die **Resorption** von **Vitamin B_{12} im Ileum**. Vitamin B_{12} wird bei der **Synthese der Purine** und beim **Folsäuremetabolismus** benötigt für die Umwandlung von **Neutralfetten in Phosphatide**.

An das R-Protein gebunden bildet das Vitamin B_{12} im Magen einen magensaftresistenten Komplex. Dieser Komplex wird durch Pankreasenzyme im oberen Dünndarm gespalten, und es erfolgt die Bindung des Vitamin B_{12} an den Intrinsic-Faktor. Dieser Komplex ist gegenüber **Proteolyse** und **Resorption** im oberen Dünndarm **resistent** und wird durch **rezeptorvermittelte Endozytose** (vgl. 1.3, 2.6) im Ileum aufgenommen. Von dort aus gelangt das Vitamin B_{12} über das Pfortaderblut in die Leber, wo es entweder gespeichert wird oder an ein Transportprotein (Transcobalamin) gebunden mit dem Blut weiter transportiert wird.

Resorbiertes **Vitamin B_{12}** kann die Leber für eine **Dauer von ca. 3 Jahren speichern**.

➡ K: Ein chronischer Ausfall der Belegzellen führt zur **perniziösen Anämie** (typische Erkrankung einer Vitamin-B_{12}-Avitaminose). Die perniziöse Anämie (eine makrozytäre Anämie mit Megaloblasten) wird meist begleitet von degenerativen Rückenmarkserkrankungen (**funikuläre Myelose**) mit einem Erlöschen der Eigenreflexe. Eventuell treten auch manisch oder depressive Verstimmungen auf. Früher endete die Erkrankung tödlich (daher der Namen, pernicies = Verderben; vgl. 2.2), später erkannte man zunächst eine wirksame Therapie durch hohe perorale Aufnahmemengen an roher Leber. Da Vitamin B_{12} stark gespeichert werden kann, äußert sich ein Mangel an Intrinsic Faktor entsprechend erst nach der oben genannte Zeitdauer von etwa 3 Jahren.

7.7 Welches sind die Phasen der Magensaftsekretion?

Die Magensaftsekretion wird nerval und hormonal gesteuert. Man unterscheidet eine **kephale**, eine **gastrale** und eine **intestinale Phase** der Einflüsse auf die Sekretion.

Die kephale Phase wird ausgelöst durch **psychische Faktoren** wie Anblick, Geruch oder den Geschmack der Speise. Aber auch schon die Erwartung des Essens bzw. die Vorstellung einer Speise stimuliert die Magensaftsekretion. Der russische Physiologe Pavlow konnte nachweisen, daß auch **konditionierte Reflexe** am Anfang dieser Phase stehen können. Alle Prozesse der kephalen Phase werden **parasympathisch** gesteuert. Von verschiedenen Strukturen des ZNS ausgehend werden die Nervenimpulse über den **Nervus vagus (X.)** zum Magen geleitet. Die Sekretion wird vermutlich durch eine Vagus-induzierte **Gastrinfreisetzung** vermittelt. Beim Menschen werden ca. **45 % der maximalen Sekretion** durch die kephale Phase bewirkt. Jede Kaubewegung erhöht die Sekretion von HCl im Magen, unabhängig von der tatsächlichen Ingestion.

Die **gastrale Phase** wird eingeleitet durch die auf die Nahrungsaufnahme folgende Dehnung des Magens und durch bestimmte Nahrungsbestandteile wie Eiweißabbauprodukte. Der Dehnungsstimulus wird überwiegend reflektorisch vermittelt (es verlaufen sowohl afferente, wie auch efferente Signale im Nervus vagus), jedoch auch durch lokale intramurale Reflexwege. Der chemische Stimulus wird vor allem durch Eiweißabbauprodukte, wie Peptide verschiedener Kettenlänge und Aminosäuren (besonders Phenylalanin und Tryptophan) bewirkt, aber auch durch Ca^{++}-Ionen, Alkohol und Kaffee. Diese chemischen Reize wirken vorwiegend durch die **Freisetzung von Gastrin aus den G-Zellen des Magen-Antrums**. Beim Menschen ist die **gastrale Phase** für ca. **50 % der maximalen Sekretion** verantwortlich. Eine vermehrte Freisetzung von Gastrin erfolgt jedoch nur, wenn der pH des Magens über 2.0 bis 2.5 liegt.

In der **intestinalen Phase** wird vom Dünndarm aus die Magensaftsekretion durch die Dehnung der Darmwand und die gleichzeitige Anwesenheit von Eiweiß und Eiweißabbbauprodukten stimuliert. Dies geschieht vor allem über noch nicht bekannte humorale Faktoren. An der maximalen Sekretion hat die **intestinale Phase** beim Menschen mit ca. **5%** nur einen sehr geringen Anteil. In dieser Phase der Magensaftsekretion spielt jedoch auch die Hemmung eine wichtige Rolle. Beim Übertritt von saurem (pH <4), stark fetthaltigem oder hyperosmolarem Chymus in das Duodenum erfolgt durch die Freisetzung von **Sekretin** eine **Hemmung der HCl-Sekretion** und eine **Stimulierung der Pepsinogensekretion** (Rückkoppelungsmechanismus).

➡ **K: Histamin** und dessen Derivate gelten als **starke Säuresekretionsreize**. Durch bestimmte Antihistaminika kann die Säureproduktion gebremst werden. Coffein, Röstprodukte des Kaffees und alkoholische Getränke in niedriger Dosierung steigern die Säureproduktion. Höherprozentige Alkoholika (> 40% Alkohol) führen zu lokalen Hyperämien mit Entzündungen (chronische Gastritis).

7.8 Stellen Sie den Ablauf des Erbrechens dar! Nennen Sie einige Ursachen die Erbrechen auslösen können!

Beim Erbrechen (**Vomitus**) handelt es sich um einen komplexen Schutzreflex, der über das sog. Brechzentrum (Neuronenverbände im **Nucl. tractus solitarii**) gesteuert wird. Die vegetativen Begleitsymptome des Erbrechens sind Schweiß- und Speichelsekretion, Übelkeit, Blässe, Blutdruckabfall und Tachykardie.

Eingeleitet wird das Erbrechen durch eine **tiefe Inspiration**. Nachfolgend werden **Glottis und Nasopharynx verschlossen**. Die Magenmuskulatur und die Ösophagussphinkter erschlaffen.

Die **ruckartige Kontraktion** des Zwerchfells und der Bauchdeckenmuskulatur führen zur **Erhöhung des intraabdominalen Druckes,** und es kommt zur **retrograden Entleerung** eines Teils des Mageninhaltes. Die **Antiperistaltik** im Duodenum und eine Pyloruserschlaffung können dazu führen, daß dabei auch Galle erbrochen wird.

Erbrechen kann durch eine Vielzahl von Ursachen ausgelöst werden:
- Mechanische Reizung des Oropharynx (in der Antike häufig durch eine Pfauenfeder, heute eher durch einen Finger)
- Starke Schmerzzustände (Koliken)
- Hormonelle Umstellung z.B. während der Schwangerschaft (morgendliche Emesis gravidarum)
- Überdehnung der Magenwände z.B. nach einem zu reichlichen Mahl
- Entzündungen im Bauchraum
- Stoffwechselkrankheiten
- Schwerelosigkeit im All
- Reisekrankheit
- Hirndrucksteigerung
- Gabe bestimmter Medikamente (z.B. Apomorphin)
- Intoxikation
- Psychische Einflüsse

➡ **K:** Bei chronischem Erbrechen kommt es zum **Verlust von H^+-, K^+- und Cl^--Ionen und Wasser**, was u.a. zur Verminderung der zirkulierenden Blutmenge (**Hypovolämie**) und zum Verlust von Säuren (**Alkalose**) führen kann.

7.9 Welche Verdauungsenzyme werden vom Pankreas sezerniert?

Neben der Bikarbonat- und Flüssigkeits-Sekretion werden im Pankreas auch alle wichtigen **Verdauungsenzyme** produziert. Im **exokrinen Pankreasgewebe** werden die Enzyme für die Verdauung von Kohlenhydraten, Fetten, Nukleinsäuren und Proteinen gebildet.

Die **proteolytischen Enzyme** werden als **inaktive Proenzyme** (Vorstufen) intrazellulär gespeichert und sezerniert. Ihre Aktivierung erfolgt durch **proteolytische Spaltung** im Darmlumen.

Im einzelnen handelt es sich um folgende Enzyme:
- **Pankreasamylase**, die (wie Speichelamylase) Stärke zu Disacchariden spaltet.
- **Endopeptidasen: Chymotrypsin** und **Trypsin** spalten Proteine und Polypeptide. **Elastase** spaltet Proteine und Elastin. Trypsin hat eine **autokatalytische Funktion**: es katalysiert seine eigene Aktivierung durch proteolytische Spaltung des Trypsinogens. Trypsin aktiviert die anderen vom Pankreas gebildeten Proteasen und die lipidspaltenden Enzyme, die Lipasen.
- **Exopeptidasen: Karboxypeptidase A und B** und **Aminopeptidasen** zur Spaltung von Poly- und Oligopeptiden.
- **Lipidspaltende Enzyme: Lipasen** und **Phospholipasen**, die Triglyzeride in Fettsäuren und Glyzerin spalten können. **Cholesterin-Esterasen** bewerkstelligen die Spaltung der in der Nahrung enthaltenen Cholesterin-Ester.
- **Ribonuklease** (RNAse) und **Desoxyribonuklease** (DNAse) zur Spaltung der in der Nahrung enthaltenen RNA und DNA in Nucleotide.

Die **Sekretion der Pankreasenzyme** wird **parasympathisch** gesteuert. Die wirksamste **hormonelle Stimulation** geht – neben dem Einfluß von Gastrin – von dem **Peptidhormon Cholezystokinin-Pankreozymin** (CCK) aus. CCK wird in den Zellen des Dünndarmepithels gebildet (I-Zellen). I-Zellen finden sich im gesamten Duodenum und Jejunum. Eingeleitet wird die Sekretion von CCK durch den Eintritt von fett- und aminosäurehaltigem Magensaft in das Duodenum.

➟ **K:** Der Nachweis von Pankreasamylase- bzw. Lipaseaktivität in Serum und Urin hat sich in der Klinik als wichtiges diagnostisches Kriterium bei entzündlichen Pankreaserkrankungen bewährt.

7.10 Beschreiben Sie die zellulären Mechanismen der Bikarbonatsekretion des Pankreas!

Das Pankreas ist strukturell eng verwandt mit den Mundspeicheldrüsen. Eine sehr wichtige Aufgabe des sezernierten Pankreassaftes besteht darin, den sauren Mageninhalt mit Hilfe von **Bikarbonat zu neutralisieren**.

Die Bikarbonatsekretion ist vermutlich an die Zellen der Drüsenausführungsgänge gekoppelt. Der Mechanismus ähnelt dem der **H^+-Ionensekretion im Magen**, wobei die Transportrichtungen im Pankreas umgekehrt verlaufen. In den Pankreaszellen werden sekundär aktiv H^+-Ionen aus dem Zellinneren in das abführende Blut sezerniert, während OH^--Ionen mit Hilfe der Karboanhydrase und CO_2 aus dem Stoffwechsel zu Bikarbonat verbunden werden. Die Zelle läßt dieses Bikarbonat passiv in das Lumen der Drüsenausführungsgänge diffundieren. Die **Bikarbonatkonzentration im Pankreassekret** macht dieses **alkalisch** und kann **bis auf 140 mmol/l** ansteigen und somit fast das **6fache der normalen Plasmakonzentration** erreichen. Nach der Henderson-Hasselbalchschen Gleichung ergibt sich daraus ein pH von

pH = 6,1 + log (140/1,2) = 6,1 + log 116 = 6,1 + 2,07 = **8,17**

Wasser folgt auch hier osmotisch den Elektrolyten.

Die hormonelle Stimulation erfolgt durch das Peptidhormon **Sekretin**. Die Epithelzellen der Ausführungsgänge werden dabei zur **massiven Sekretion von Flüssigkeit** angeregt (ca. 1–2 l/d). Sekretin wird von Zellen des proximalen Duodenums gebildet (**S-Zellen**). Diese Zellen werden aktiviert, sobald der pH-Wert im Darmlumen unter pH 4,5 sinkt.

Es liegt somit ein **Regelkreis** (s. 1.5) vor, in dem der pH-Wert im Darmlumen durch einen Fühler erfaßt wird, der „Regler" dann über das Stellglied mit einer **Änderung der Bikarbonatkonzentration** reagiert, bis ein **Soll-pH** von über pH 4,5 erreicht wird. Dieser Regelkreis schützt das Duodenum vor einer Selbstverdauung durch den Eintritt des sauren Magensaftes.

➡ **K:** Das Pankreas besitzt bezogen auf seine Bikarbonatsekretion eine große Reservekapazität. Bei einem vollständigen Funktionsausfall, z.B. bei **chronischer Pankreatitis**, findet sich neben einem auf dem Fehlen der Verdauungsenzyme basierenden **Maldigestionssyndrom** eine **Ulkusneigung**, da die Protektion der Schleimhaut durch die neutralisierende Bikarbonatsekretion entfällt.

7.11 Nennen Sie die wichtigsten Störungen der Pankreasfunktion!

Die wichtigsten Störungen der Pankreasfunktion sind:
- **Pankreasinsuffizienz**
- **Akute Pankreatitis**
- **Chronische Pankreatitis**.

Die **exokrine Pankreasinsuffizienz** ist eine Folge des **Ausfalls von Pankreasparenchym** bei **chronischer Pankreatitis, Pankreaskarzinomen** oder bei **Abflußstörungen des Pankreassekretes**. Auch eine **verminderte Abgabe von Sekretin- bzw. CCK** z.B. nach Magenoperationen kann zur Pankreasinsuffizienz führen. Labortechnisch kann die Insuffizienz durch **Aktivitätsbestimmung der Pankreasenzyme** und der **Elektrolytkonzentration des Pankreassekretes** ermittelt werden.

Die **akute Pankreatitis** wird meist hervorgerufen durch eine Erkrankung der Gallenwege oder durch Alkoholabusus. Auslösende Faktoren sind z.B. ein Reflux von Duodenalinhalt oder Galle in das Pankreasgangsystem, die Pathogenese ist jedoch noch nicht vollständig geklärt. Es kommt im Rahmen der Pankreatitis zu einer **Aktivierung** der im Pankreas gebildeten **proteolytischen Proenzyme**, die zu einer „**Selbstverdauung**" (Autodigestion) des Pankreas mit **Pankreasnekrosen** und Kreislaufschock führen.

Die **chronische Pankreatitis** beruht in 60–80% der Fälle auf chronischem Alkoholabusus. Dieser führt zu Veränderungen des Pankreassekretes (qualitativ und quantitativ), dadurch zu Ablagerungen von Kalkherden im Gangsystem und so zu progredienter Pankreasinsuffizienz.

7.12 Beschreiben Sie den enterohepatischen Kreislauf. Welche Bedeutung hat der enterohepatische Kreislauf für die Fettverdauung?

Als **enterohepatischer Kreislauf** wird die wiederholte **Ausscheidung** von exogenen und endogenen Substanzen über die **Galle nach Darmpassage und aktiver Reabsorption im Ileum** bezeichnet.

Der Gallensäuren-Pool (Gesamtvorrat des Körpers an Gallensäure) reicht für die tägliche Fettverdauung nicht aus. Für die Verdauung von 100g Fett sind etwa 20g Gallensäure notwendig. Da die Synthesekapazität der Leber bei ca. 0,3–0,7 g/d und der Gesamtvorrat an Gallensäuren im Körper bei 2–4 g liegt, benötigt eine fettreiche Mahlzeit ggfs. schon die fünffache Menge des Gesamtvorrates an Gallensäuren. **95% der ausgeschiedenen Gallensalze** werden jedoch im **terminalen Ileum resorbiert** und über **die Pfortader** wieder **der Leber zugeführt**. Dieses Rezirkulieren der vorhandenen Gallensäuren durch den Darm und die Leber nennt man **enterohepatischer Kreislauf**. In Abhängigkeit von der Nahrungsaufnahme schwankt die Frequenz dieser Rezirkulation (6–10 mal in 24 h).

Die in den Dünndarm abgegebenen **primären** und **sekundären Gallensäuren** werden im terminalen Ileum über einen Na^+-**Kotransport** resorbiert. Zusätzlich werden im Dünndarm etwa 1–2% der Gallensäuren passiv durch Diffusion aus dem Lumen aufgenommen. Diese Resorptionsmechanismen sorgen dafür, daß nur 3–4 % der abgegebenen Gallensäuren in den Dickdarm übertreten.

Die resorbierten Gallensäuren gelangen über das Pfortaderblut wieder in die Leber. Dort erfolgt ihre Konjugierung in den Hepatozyten. Die über den Stuhl ausgeschiedenen Gallensäuren (0,2–0,6 g/Tag) werden aus Cholesterol in der Leber neu synthetisiert. Eine besondere Bedeutung erhalten diese verlorengegangenen Gallensäuren dadurch, daß nur über sie Cholesterol und Cholesterolderivate ausgeschieden werden können.

Auch die **Abbauprodukte des Bilirubins** rezirkulieren zu einem gewissen Teil (15–20 %) in einem **enterohepatischen Kreislauf**. Ihre Resorption erfolgt im Ileum und im Dickdarm. Sie gelangen ebenfalls über das Pfortaderblut in die Leber und werden dort wieder in die Galle ausgeschieden.

➡ **K:** Um alle über die Nahrung aufgenommenen Lipide zu verdauen, bedarf es eines funktionierenden enterohepatischen Kreislaufs. Eine Unterbrechung des Kreislaufs, etwa durch einen **Choledochusstein** oder eine ausgedehnte **Ileumresektion**, führt dazu, daß die Gallensäurenkonzentration im Dünndarm zur vollständigen Fettverdauung nicht ausreicht. Das hieraus resultierende **Malabsorptionssyndrom** ist durch fetthaltige Durchfälle, kalorische Imbalance und den Mangel an lipophilen Vitaminen gekennzeichnet.

In der Klinik kann man einen Mangel an Gallensäuren am Anstieg des Fettgehaltes im Stuhl erkennen. Bei einem Anstieg auf über 7g Fett/Tag redet man von einer **Steatorrhoe**.

7.13 Welches sind die einzelnen Schritte der Ausscheidung von Bilirubin?

Die beim Abbau von Hämoglobin und anderen Hämoproteinen entstehenden **Porphyrine** können vom Körper nicht weiter verwertet werden. Das dabei zuerst auftretende **Biliverdin** wird durch **Hydrierung zu Bilirubin** (dem wichtigsten Gallenfarbstoff) reduziert. Das Bilirubin wird, weil es **in Wasser praktisch unlöslich** ist, an Albumin gebunden und so im Blut transportiert (**2 Bilirubinmoleküle pro Albumin**). Die Leberzellen nehmen das Bilirubin nach Abspaltung vom Albumin auf. Der überwiegende Teil wird nun intrazellulär mit Glukuronsäure konjugiert und als wasserlösliches Bilirubin-Diglukuronid aktiv in die Gallenkanälchen sezerniert. Diese **Glukuronidierung erhöht die Wasserlöslichkeit** und verhindert wahrscheinlich die Rückdiffusion in die Gallenblase. Das **konjugierte (direkte) Bilirubin** wird nach Dehydrierung ins Duodenum abgegeben.

Die Bilirubin-Konjugate werden im Darm von anaeroben Bakterien teilweise wieder gespalten. Das **freie Bilirubin** wird zu **Urobilinogen** und **Sterkobilinogen** reduziert und nach erfolgter Dehydrierung als **Urobilin** und **Sterkobilin** mit dem Kot ausgeschieden. Das **Urobilinogen** ist jedoch sehr gut wasserlöslich und wird teilweise von der Darmwand **reabsorbiert** und dann in kleinen Mengen durch **glomeruläre Filtration** in der Niere ausgeschieden.

Von den verschiedenen Abbauprodukten des Bilirubin **rezirkulieren** ca. 15–20% in einem **enterohepatischen Kreislauf**, d.h. sie werden im unteren Ileum und Dickdarm resorbiert und über das Pfortaderblut wieder der Leber zugeführt, wo sie erneut in die Gallenkanälchen ausgeschieden werden. Der Rest der Abbauprodukte wird vorwiegend über den Stuhl ausgeschieden und ist für dessen gelbbraune Färbung verantwortlich. Ein kleinerer Teil von ca. 10 % gelangt über den Körperkreislauf in die Nieren und wird dort ausgeschieden (er sorgt für die Gelbfärbung des Urins).

➡ **K:** Ein klinisches Symptom einer Störung des Bilirubinstoffwechsels ist die Gelbsucht **(Ikterus)**. Es kommt hierbei zu einer Gelbfärbung von Haut, Sklera und Schleimhäuten. Ein erhöhter Bilirubinspiegel im Plasma kann verschiedene Ursachen haben:
- Erhöhte Bilirubinbildung durch den gesteigerten Zerfall von Erythrozyten **(prähepatischer Ikterus)**.
- Störung der Konjugation, des Transports in der Leberzelle oder der Exkretion von Bilirubin in die Gallenkanälchen, z.B. bei Hepatitis, Intoxikation oder genetischen Defekten **(intrahepatischer Ikterus)**.
- Behinderung des Gallenabflusses, z.B. durch Gallensteine oder Tumoren der ableitenden Gallenwege **(posthepatischer oder Verschlußikterus)**.

Auf einen **vollständigen Verschluß der ableitenden Gallenwege** deutet ein Fehlen von Urobilinogen im Urin und ein entfärbter Stuhl bei gleichzeitig bestehender Gelbsucht hin. Bei einer Leberzellschädigung erhöht sich der Harnspiegel, was diagnostisch ausgenutzt wird.

7.14 Beschreiben Sie den Aufbau der Dünndarmmukosa! Welche Strukturen gewährleisten eine Oberflächenvergrößerung im Dünndarm?

Als Hauptort für die Resorption von Elektrolyten, Wasser, Vitaminen und Verdauungsendprodukten braucht der Dünndarm eine möglichst große Oberfläche.

Bei einer Länge von ca. 2,8 m (in vivo) hat der Dünndarm eine innere Oberfläche von ca. 200 m^2. Im Vergleich mit einem starren Rohr entspricht dies einer Oberflächenvergrößerung um den Faktor 600. Diese Vergrößerung der Oberfläche geschieht zunächst über Faltungen (**Kerkringsche Falten**). Diese Falten sind mit Zotten (**Villi**) besetzt und die Zotten tragen wiederum **Mikrovilli**.

Das Dünndarmepithel ist eines der Strukturen des Körpers mit der höchsten Teilungs- und Umsatzrate. In einem Zeitraum von 3–5 Tagen wird die gesamte Oberfläche des Dünndarms erneuert. Hierzu entstehen im Regenerationszentrum in den Krypten noch undifferenzierte Zylinderzellen, welche innerhalb von 24–36 Stunden zur Zottenspitze wandern. Auf dem Weg zur Zottenspitze reifen die Zellen und entwickeln die für die Resorption spezifischen Enzyme und Carrier, wodurch sie zu den resorbierenden **Enterozyten** des Dünndarms werden. An der Zottenspitze findet vorwiegend die Resorption der Nahrungsbestandteile statt, während in den Krypten überwiegend sekretorische Aktivität herrscht.

Zusätzlich zu den Enterozyten enthält die Dünndarmschleimhaut noch schleimbildende Becherzellen und verschiedene endokrine Zellen sowie Paneth-Zellen an der Kryptenbasis, die an der Abwehr beteiligt sein sollen.

➡ K: Bei der **Zöliakie** (**Glutenenteropathie**) kommt es zu einer Schleimhautschädigung verbunden mit einem **Malabsorptionssyndrom für alle Nahrungsstoffe**. Das auslösende Agens ist das **Gluten**, das in verschiedenen Getreidekörnern enthalten ist. Vermutlich durch eine abnorme Immunantwort auf Gluten entwickelt sich eine Verminderung der Absorptionsfläche des Darmes mit **Zottenatrophie, hyperplastisch verlängerten Krypten** und **unreifen Kryptenzellen**. Dadurch kommt es zu einer **Malabsorption** v.a. der **Lipide**. Die Krankheit bildet sich unter glutenfreier Kost zurück.

7.15 Beschreiben Sie die Dünndarmmotilität! Welche Aufgaben haben die verschiedenen Bewegungsformen?

Zu den wichtigsten Bewegungsabläufen im Dünndarm gehören die **rhythmische Segmentation** und die **Pendelbewegungen**. Sie sorgen dafür, daß der Chymus mit den Verdauungssäften (insbesondere Pankreassekret und Galle) durchmischt wird. Die Pendelbewegungen werden durch segmentale Kontraktionen der Längsmuskulatur hervorgerufen, während die Segmentationen durch stationäre, zirkuläre Einschnürungen (in Abständen von 10-20 cm, mit einer Breite von ca. 1 cm und einer Dauer von ca. 2-3 s) entstehen. Gesteuert werden die Kontraktionen der Dünndarmmuskulatur durch einen **myogenen Rhythmus**. Die Frequenz der Schrittmacher der langsamen Depolarisationswellen nimmt von ca. 12/min im Duodenum auf ca. 8/min im Ileum stufenweise ab. Dieser Frequenzgradient gewährleistet auch bei den nichtpropulsiven Segmentationen einen **langsamen Transport des Darminhaltes nach distal**.

Durch **peristaltische Wellen** wird der Chymus in ca. 2-4 h (abhängig von der Zusammensetzung der Nahrung) zum Coecum verlagert. Diese **peristaltischen Wellen** überlagern die Durchmischungsvorgänge und werden durch die Dehnung der Darmwand ausgelöst und unterhalten. Für diesen Weitertransport des Darminhaltes sind die motorischen Aktivitäten des enterischen Nervensystems verantwortlich, welches ein **in sich geschlossenes unabhängiges System** darstellt (Parasympathikus und Sympathikus können lediglich modulierend eingreifen).

Durch die **Zottenbewegung** wird eine bessere Durchmischung der Nahrung gewährleistet. Außerdem wird die „unstirred layer" (eine ruhende, der Schleimhaut aufliegende Schicht) aufgewirbelt. Die stempelartige Bewegung der Zotten ist auf die Aktivität der Lamina muscularis mucosae zurückzuführen. Die Frequenz der Zottenbewegungen nimmt vom Ileum zum Duodenum hin zu. Aktiviert wird die Zottenbewegung durch **Villikinin**, ein in der Dünndarmmukosa enthaltenes Peptid.

➡ **K: Azetylcholin** (N. vagus) **stimuliert** die Darmperistaltik, während **Adrenalin** (Sympathikus) auf die Darm-Peristaltik **hemmend** wirkt. Eine z.B. durch Schock oder Peritonitis hervorgerufene starke Sympathikusaktivität kann so stark hemmend auf die Darm-Peristaltik wirken, daß es zu einem Darmverschluß (**paralytischer Ileus**) kommen kann.

Bei jedem chirurgischen Eingriff ist bei Umlagerung von Darmabschnitten auf die Richtung zu achten. Werden diese entgegen ihrer ursprünglichen Richtung verwendet, funktioniert die Darmpassage nicht mehr, eine Anpassung ist unmöglich und es kommt zum Ileus.

7.16 Beschreiben Sie die Zusammensetzung des Dünndarmsekrets! Welche Zellen bilden die einzelnen Bestandteile?

Im Dünndarm werden täglich 2,5–3 Liter Sekret produziert. Die einzelnen Bestandteile des Dünndarmsekrets werden von verschiedenen Zellen gebildet.

Die **Muzine**, die das Epithel gelartig überziehen (**unstirred layer**, siehe 7.15) werden von den **Becherzellen der Zotten und den Lieberkühn-Krypten** gebildet. Diese Muzine sorgen nicht nur für das reibungslose Gleiten des Darminhaltes, sie schützen das Darmepithel auch vor dem sauren Mageninhalt und vor Proteasen.

Von den **Hauptzellen der Dünndarmkrypten** wird eine plasmaisotone **NaCl-Lösung** produziert.

Cl^- wird an der basolateralen Membran sekundär aktiv aufgenommen und dann luminal über einen Cl^--Kanal abgegeben. Wasser und Na^+ folgen passiv durch Diffusion. Der Vorgang wird durch cAMP beschleunigt und wird durch VIP (vasoactive intestinal peptide) sowie Prostaglandine gesteuert. Ist die Chloridsekretion dagegen gestört wie bei der Mukoviszidose, so ist auch die Wasserabgabe vermindert und es kommt zur Abgabe eines äußerst zähen Schleims.

Von den **Brunner-Drüsen des Duodenums** wird ein **alkalisches, bikarbonat- und muzinreiches Sekret** produziert. Dieses Sekret trägt, neben der Bikarbonatproduktion des Pankreas, zur Alkalisierung des Chymus bei und kann einen pH-Wert von 8 bis 9 erreichen.

➡ **K:** Eine Aktivierung des Cl^--Kanals durch bakterielle Gifte kann die Chloridsekretion in das Darmlumen so stark erhöhen, daß lebensbedrohliche Durchfälle (**sekretorische Diarrhoen**) auftreten. Die bekanntesten Gifte dieser Art sind die **Toxine** der **Cholera-Vibrionen**, der **Salmonellen** und **pathogener E. coli-Bakterien**. Sie hemmen die GTPase und erhöhen damit den cAMP-Spiegel maximal.

Die WHO empfiehlt für die Behandlung von Cholera-Patienten neben Infusionen die perorale Aufnahme von großen Flüssigkeitsmengen, die NaCl, Glukose und $NaHCO_3$ enthalten. **Glukose kann im Darm**, wie in der Niere, **gegen einen Konzentrationsgradienten aktiv transportiert** werden. Dabei handelt es sich um einen Kotransport mit Na^+. Das Wasser folgt dann dem osmotischen Gradienten und vermindert so die extremen Verluste.

Gewisse Laxantien (Abführmittel) und **nichtkonjugierte Dihydroxygallensäuren** führen, ebenfalls durch eine Aktivierung des Cl^--Kanals zur gesteigerten Flüssigkeitssekretion und damit zur beschleunigten Darmpassage. Andere dagegen wirken rein osmotisch (z.B. Sulfate) oder enthalten quellende Mengen an Schlackenstoffen, welche die Darmpassage fördern.

7.17 Beschreiben Sie die Kolonmotilität! Welchen Einfluß hat die Kolonmotilität auf die Passagezeit und die Defäkation?

Segmentationen, die den Darminhalt durchmischen, gehören zu den häufigsten Bewegungsformen im Kolon. Wie beim Dünndarm beruhen auch sie auf **myogenen Automatismen (langsame Wellen)**. Im Kolon nimmt die Frequenz jedoch von ca. 4/min am Anfang des Kolons auf ca. 6/min im Colon transversum zu. Die **Schrittmacherzone** liegt im mittleren Abschnitt des Dickdarms, von wo aus die Kontraktionswellen der Ringmuskulatur sowohl rückwärts als auch in aboraler Richtung verlaufen. Dies bewirkt, daß der Darminhalt im Coecum und im Colon ascendens längere Zeit zurückgehalten wird (Reservefunktion). Die durch die Segmentationen entstandenen ringförmigen Einschnürungen und der ständig erhöhte Tonus der Taenien führen zu Aussackungen der Dickdarmwand, den sogenannten **Haustren**. In den Haustren bleibt der Dickdarminhalt über eine längere Zeit liegen, wodurch der bakterielle Aufschluß nicht resorbierbarer und nicht resorbierter Nahrungsbestandteile gewährleistet wird. Eine zu schnelle Passage des Koloninhaltes in das Rektum wird durch die über eine lange Zeit bestehenden Ringmuskelkontraktionen verhindert.

Für den Transport des Darminhaltes vom Colon transversum bis in das Rektosigmoid sind die **propulsiven Massenbewegungen** verantwortlich. Zu Beginn der Massenbewegungen werden die Segmentationen eingestellt und die Taenien erschlaffen. Danach wird durch eine Kontraktionswelle (**von proximal nach anal**) eine große Stuhlmenge durch die aboral relaxierten Abschnitte verschoben. Die propulsiven Massenbewegungen treten 3–4 mal täglich auf, besonders nach den Mahlzeiten. Wird durch eine solche Massenbewegung Stuhl in das Rektum befördert, so kommt es, bedingt durch die Relaxierung des **M. sphincter ani internus** und durch die reflektorische Tonuserhöhung des **M. sphincter ani externus**, zu dem Gefühl des Stuhldrangs. Wird der Stuhldrang willentlich unterdrückt, kontrahiert der innere Sphinkter wieder, und es erfolgt eine Anpassung des Rektums an den vermehrten Inhalt.

Die **Defäkation** tritt bei Erschlaffung beider Schließmuskeln und gleichzeitiger **reflektorischer Kontraktion des Rektosigmoids** ein. Die willentliche Steigerung des intraabdominalen Drucks (Bauchpressen) unterstützt die Defäkation.

➡ **K:** Störungen der normalen Kolonmotilität können zu **Obstipation** (Verstopfung) oder **Diarrhoe** (Durchfall) führen. Eine Steigerung der Segmentationen führt zur **Obstipation**, während eine herabgesetzte segmentale Kontraktion Durchfälle verursacht, da hier der flüssige Inhalt des Coecums bis zum Rektum durchläuft. So führt z.B. der gesteigerte Sympathikustonus bei Angst, Furcht oder Streß zur sog. **vegetativ-funktionellen Diarrhoe**.

Natürliche Abführmittel sind Stoffe, die nicht resorbierbar sind und somit durch Quellung die Kolonfüllung vergrößern und die Kolonpassagezeit verkürzen (z.B. Leinsamen, Methylzellulose, Agar-Agar etc.).

7.18 Wozu dient die Bakterienbesiedlung des Dickdarms?

An der Bauhin-Klappe steigt die Zahl der Bakterien pro ml Chymus sprunghaft von ca. 10^6 im Ileum auf ca. 10^{12} im Kolon an. Die Mehrzahl der Kolonbakterien sind **obligate Anaerobier** (überwiegend **Bacteroides**), nur ca. **1% der Kolonbakterien sind aerobe** Stämme wie **E. coli, Enterokokken** und **Lactobakterien.**

Es gibt über 400 Bakterienarten im Kolon. Der Anteil der Bakterien an der gesamten Stuhltrockenmasse beträgt normalerweise 30-40 %.

Von den Anaerobiern werden die unverdaulichen pflanzlichen Faserstoffe (z.B. Zellulose) teilweise gespalten. Die hierbei unter anderem entstehenden kurzkettigen Fettsäuren werden von der Kolonschleimhaut resorbiert und verwertet, sie decken ca. 70 % des lokalen Energiebedarfs der Schleimhaut ab. Die **Bakterien produzieren** außerdem **Ammoniak** und **Vitamin K,** die von der Schleimhaut resorbiert werden. Vitamin K wird bei der Biosynthese von Blutgerinnungsfaktoren benötigt (s. 2.7).

➡ **K:** In einem Kolonabschnitt, der durch eine Operation mit künstlichem Darmausgang an der Stuhlpassage nicht mehr beteiligt ist, ist eine ausreichende Ernährung der Schleimhaut nicht mehr gewährleistet. Dadurch kann es zu einer **Diversions-Kolitis** kommen.

Das von den Darmbakterien produzierte Ammoniak kann nur in der Leber aufbereitet werden. **Ammoniak** ist als freies NH_3 äußerst giftig und kann alle Zellschranken durchbrechen. Kann Ammoniak, z.B. durch Leberfunktionsstörungen, in der Leber nicht mehr ausreichend entgiftet werden, so durchbricht die Substanz mit ansteigender Konzentration im Blut die **Blut-Hirn-Schranke** und zerstört dort unter anderem die für die Atemrhythmik verantwortlichen Zellen. Die Darmbakterien sind also Mitverursacher der Bewußtlosigkeit und schließlich auch des Atemstillstandes beim **Coma hepaticum** (Leberkoma).

7.19 Beschreiben Sie das pH-Profil im Magen-Darm-Trakt! Welche Sekrete sind für die verschiedenen pH-Werte in den einzelnen Bereichen verantwortlich?

Der pH-Wert im Magen-Darm-Trakt ist den Funktionen der einzelnen Abschnitte angepaßt und unterliegt großen Schwankungen.

Magen:
Die Nahrung erfährt im Magen, bedingt durch die Magensäure, eine **Ansäuerung auf etwa pH 2**. Hierdurch werden **Bakterien abgetötet, Nahrungseiweiße denaturiert** und das **pH-Optimum für die Pepsinwirkung** erreicht.

Dünndarm:
Nach dem Eintreten des Chymus in das Duodenum erfolgt ein **pH-Sprung auf fast neutrale Werte** (ca. pH 6,6). Erreicht wird dies durch die **Vermischung des Chymus mit den alkalischen Pankreassekreten** (pH 8,2) und der **neutralen bis schwach alkalischen Galle**. Dieser pH-Sprung ist die Voraussetzung für die Wirkung der Pankreasenzyme (Optima bei pH 7-8). Während der weiteren Dünndarmpassage steigt der pH-Wert langsam an. Im Ileum erreicht der pH einen mittleren Wert von 7,5. Verursacht wird dies durch die HCO_3^--Sekretion der Enterozyten im Austausch gegen Cl^-.

Dickdarm:
Beim Eintritt des Chymus in das Coecum liegt durch die Bildung freier Fettsäuren (7.18) der **pH-Wert bei ca. 6,4**. Bei der Resorption von Fettsäuren steigt der im Coecum leicht gefallene pH-Wert im Kolon wieder an, so daß der Rektuminhalt und der ausgeschiedene Kot neutral reagieren.

K: Eine maximale und pathologische Sekretion der Belegzellen des Magens findet beim **Zollinger-Ellison-Syndrom** statt. Verantwortlich dafür ist ein Tumor im Pankreasschwanzbereich. Dieser setzt große Mengen an Gastrin oder gastrinähnlichen Substanzen frei. Sie sorgen für eine **maximale Stimulation der Belegzellen** des Magens mit einer H^+-Sekretion mit Werten bis zu 100 mmol/h. Durch diese extreme Ansäuerung des Magensaftes kommt es zu tiefen **Ulzerationen, Blutungen** und zur **Perforation** des Magens.

7.20 Wie werden Kalzium und Phosphataufnahme und -metabolismus reguliert?

Kalzium- und Phosphat stehen mit der Nahrung in so hohem Maße zur Verfügung, daß bei einer Aufnahme von ca. 0,8 g Ca^{++} (vorwiegend in Milchprodukten, Ei und Fisch) und einer fast doppelt so hohen Gewichtsmenge an Phosphat (aus Fleisch und Gemüse) auch die Ausscheidung erhebliche Mengen umfaßt: bis über 90 % des Ca^{++} verlassen den Körper wieder über den Darm und nur bis zu 3 % über die Niere, dagegen wird das überschüssige Phosphat vorwiegend renal ausgeschieden, wobei es im Harn zu keiner Ausfällung kommt (s.u.). Die Ca^{++} Aufnahme kann allenfalls durch größere Mengen an freien Fettsäuren (bilden Kalkseifen), Oxalat (Spinat, Rhabarber!) oder Phytin (Inosithexaphosphat aus Getreide) vorübergehend eingeschränkt sein.

Kalzium- und Phosphatstoffwechsel des Körpers sind stark von einander abhängig. Gemeinsam liegt im Knochen ihr Hauptanteil (99 % des Ca^{++}, 80 % des Phosphats) gebunden in Form von vorwiegend **Hydroxylapatit** $Ca_{10}(PO_4)_6(OH)_2$ vor, dagegen ist die Verteilung im übrigen Körper grundverschieden. Intrazellulär liegt Ca^{++} nur in einer Konzentration von 10^{-7} bis 10^{-8} mol/l vor, während Phosphat mit 100 mmol/l den weitaus größten Teil der intrazellulären Anionen darstellt.

Im Blutplasma stehen die beiden Komponenten im Gegensatz zueinander, bedingt durch die schlechte Lösbarkeit gemeinsamer Verbindungen: ein **Löslichkeitsprodukt** von 3,5 mmol/l (beispielsweise 2,5 mmol/l Kalzium und 1 mmol/l Phosphat) kann nicht wesentlich überschritten werden. Aber nur 50–60 % des Plasmakalziums liegen frei vor, 40 % sind proteingebunden. Die Proteinbindung steigt mit zunehmendem pH-Wert, weswegen es bei Alkalose im Plasma zu einer Ca^{++}-Verminderung kommt, so daß eine **Tetanie** auftreten kann (Ca^{++}-Mangel erniedrigt die Erregbarkeitsschwelle in Nerven und der Skelettmuskulatur). Vom freien Kalzium ist der größte Teil ionisiert, etwa 1/5 aber komplex gebunden in Form von schlecht löslichem Kalziumphosphat (s.o.) und -zitrat. Bekanntlich kann man in vitro durch Zugabe von Zitrat dem Plasma freies Ca^{++} entziehen und damit Blut ungerinnbar machen.

Jede Erhöhung des Plasma-Ca^{++} geht mit einer Verminderung des Phosphatspiegels unter Ablagerung von Kalziumphosphat im Knochen einher, im Extremfall auch in anderen Organen. Eine infundierte Phosphatlösung senkt den Ca^{++}-Spiegel und führt auch zu einer Ablagerung im Knochen.

An der Regulation des Kalziumhaushaltes (und damit auch des Phosphathaushaltes) sind drei endokrine Systeme beteiligt (s. 10.6) **Kalzitonin** senkt das Plasma Ca, indem es den Einbau in den Knochen fördert und die Osteolyse mindert. Schon nach der Nahrungsaufnahme werden die C-Zellen durch gastrointestinale Hormone wie Cholezystokinin, Gastrin, Glukagon und Pankreozymin stimuliert zu einer erhöhten Freisetzung. Durch **Parathormon** wird der Ca^{++}-Spiegel des Plasmas zu Lasten des Knochenaufbaus gesteigert, es aktiviert die Osteoklasten. In der Niere wird die Resorption von Ca^{++} erhöht, dagegen die Phosphatausscheidung gesteigert durch tubuläre Sekretion (vorwiegend als H_2PO_4) sowie durch eine Verminderung der Resorption im proximalen Tubulus. Dabei kommt es zu

7 Ernährung, Verdauungsstrakt, Leber

keiner Überschreitung des Löslichkeitsproduktes von Ca^{++} und Phosphat im Harn. Auch erfolgt eine Stiumlierung der Niere zur Bildung von **D-Hormon.** Das steigert die Ca^{++}-Absorption im Darm und in physiologischen Konzentrationen den Ca^{++}-Einbau in den Knochen. Bei Überdosis allerdings wird der Ca^{++}-Spiegel des Plasmas synerg zum Parathormon gesteigert, selbst wenn es dabei zur Ca^{++}-Entnahme aus dem Knochen kommt (**Osteomalazie**).

9.1 Wie erfüllt die Niere ihre Funktion in den einzelnen Nephronabschnitten?

Die Hauptaufgaben der Niere sind:
1. **Regulation des Wasser- und Elektrolythaushaltes:** Regulierung der Konzentration im Körper an Elektrolyten wie Na^+, K^+, Ca^{++} etc.
2. **Exkretion:** Stoffwechselendprodukte wie Harnstoff, Harnsäure, etc. und Fremdstoffe wie Medikamente, Gifte etc. werden ausgeschieden; das Blut wird von diesen Stoffen befreit.
3. **Regulation des Säure-Basen-Haushaltes** durch Variation der Sekretion von H^+, HCO_3^-, HPO_4^{2-} bzw. $H_2PO_4^-$ oder NH_3 bzw. NH_4^+.
4. **Konservierung:** Substanzen, die für den Körper wichtig sind (z.B. Proteine, Kohlenhydrate, Fettsäuren etc.) dürfen entweder im Glomerulum nicht filtriert werden oder müssen in den Tubuli resorbiert werden.
5. **Endokrine Funktionen:** Zielorgan für Hormone (z.B. Aldosteron, Parathormon). Metabolisierung von Hormonen (z.B. Testosteron). Synthese von Hormonen (z.B. Erythropoietin, Eicosanoide).

Einige dieser Funktionen sind auf sämtliche Abschnitte des Nephrons verteilt: Vom Glomerulus in die Bowmann-Kapsel erfolgt eine Filtration gemäß eines effektiven Filtrationsdruckes von ca. 50 mmHg, vermindert um den onkotischen Druck von ca. 25 mmHg und den Kapseldruck (ca. 13 mmHg). Durch Weitenänderung der vorgeschalteten Arteriolen kann der Druckgradient stark variiert werden, dabei herrscht eine Autoregulation der glomerulären Filtrationsrate und der Durchblutung. (Die hohe Nierendurchblutung von ca. 20% des HZV führt trotz eines hohen O_2-Verbrauchs zu einer arterio-venösen O_2-Differenz von nur 1,5 % [gegenüber 6% im venösen Mischblut], d.h. das Nierenvenenblut ist noch fast hellrot!). Filtriert werden Moleküle je nach Form bis zu einer Molekularmasse von 80.000 Dalton, wenn sie nicht wie etwa die Albumine durch eine negative Ladung davor weitgehend bewahrt werden. Die Filtrationsfraktion des Plasmawassers ist mit 20% etwa 40 fach höher als in anderen Geweben.

Der **proximale Tubulus** ist der längste Abschnitt des Nephrons und im Gegensatz zum distalen für H_2O gut durchlässig. Das Wasser folgt dem aktiven Transport von Na^+ und HCO_3^- passiv; am Ende des dicken Konvolutes sind bereits ca. 70% von Na^+ resorbiert[1].

In der **Henle-Schleife** folgt einem dicken Teil ein dünner absteigender Teil, an den sich nur bei 1/5 der (juxtamedullären) Nephrone eine bis an die Papillenspitze reichende lange Schleife anschließt. 4/5 der Nephrone liegen dagegen kortikal; ihre Schleife verläuft nur in der äußeren Markzone. In der Schleifenspitze wird im Gegenstromprinzip der Harn zunächst stark hyperton, nimmt aber auf seinem Rückweg wieder Wasser aus dem absteigenden Ast auf und wird in dem dicken aufsteigenden Teil der Schleife durch die starke Na^+ Resorption hypoton. Dies wird möglich, da dieser Teil für Wasser nur sehr wenig permeabel ist. Er stellt

---

[1] Der häufig gebrauchte Ausdruck "Rückresorption" stellt einen Pleonasmus dar und wird besser einfach durch „Resorption", allenfalls durch „Reabsorption" ersetzt!

bereits den ersten Teil des **distalen Tubulus** dar, an dessen Ende bereits über 90% des filtrierten Wassers bei Anwesenheit von ADH zurückgewonnen sind. Noch stärker ist die ADH-Wirkung an den anschließenden **Sammelrohren**, an deren Ende schließlich in Antidiurese nur noch ein Rest von 0,5% des Wassers erscheint. Die Osmolalität kann bis auf 1200 mosm/kg H_2O gesteigert werden, dagegen bei ADH Mangel bis auf 50 mosm/kg H_2O absinken.

➡ **K:** Ein Diabetes insipidus kann zentral durch mangelnde Bildung von, aber auch renal durch unzureichendes Ansprechen auf ADH entstehen. Harnmengen von 4–40 l/Tag können resultieren, wenn der Organismus nicht auf eine parenterale Gabe (z.B. durch Schnupfen) des Oktapeptids anspricht.

9.2 Was ist die Clearance und welche typischen „Marker"-Substanzen gibt es?

Die Clearance eines Stoffes Cl ist das Verhältnis der pro Zeiteinheit im Harn mit der Konzentration U im Harnzeitvolumen $\dot{V}$ ausgeschiedenen Menge dieses Stoffes ($U \cdot \dot{V}$) zur Plasmakonzentration dieses Stoffes (P). Das geht aus der Gleichsetzung der filtrierten Menge ($P \cdot Cl$) und der ausgeschiedenen Menge ($U \cdot \dot{V}$) hervor: $(P \cdot Cl) = (U \cdot \dot{V})$
Es handelt sich auch um einen quantitativen Vergleich zwischen der Konzentration einer Substanz im Urin und im Plasma: $Cl = (U / P) \cdot \dot{V}$.
In Worten:

Clearance Substanz X = (Harnkonzentration v. Substanz X / Plasmakonzentration v. Substanz X) · Harnzeitvolumen

Die Dimension der Clearance ist dabei ml/min.

Klassischerweise werden typische Stoffe bzw. deren Verhalten bei der Clearance unterschieden:

1. **Inulin:** (Polyfruktosan, 5,5 kDa). Inulin wird für die Clearance-Untersuchung intravenös verabreicht. Die ausgeschiedene Inulinmenge im Urin ist linear abhängig von der Plasmakonzentration an Inulin. Normwerte für die Inulin-Clearance liegen beim Menschen bei etwa 120–130 ml/min.
2. **PAH** (Para-Amino-Hippursäure). PAH muß wie Inulin für die Clearance-Untersuchung i.v. verabreicht werden. Bei niedrigen Plasmakonzentrationen ergeben sich relativ große Urinkonzentrationen von PAH (Normwerte beim Menschen bei niedrigem Plasmaspiegel: 600–650 ml/min.). Bei steigender PAH-Konzentration im Blutplasma wird die PAH-Clearance immer kleiner, bis sie den Wert der Inulin-Clearance erreicht.
   Interpretation: Inulin wird ausschließlich glomerulär filtriert und weder tubulär resorbiert noch sezerniert. Die Inulin-Clearance ist somit ein Maß für die glomeruläre Filtrationsrate (**GFR**) der Niere. Substanzen wie PAH, die eine größere Clearance als Inulin besitzen, müssen zusätzlich tubulär sezerniert werden. Mit der PAH Clearance werden ca. 90 % der Substanz bei einer Nierenpassage entfernt, d.h. man bestimmt damit annähernd die **renale Plasmadurchblutung.**
   Die tubuläre Sekretion ist ein aktiver Vorgang, der bei steigender Blutplasmakonzentration eine maximale Transportkapazität erreicht. Substanzen, die eine kleinere Clearance als Inulin besitzen, werden zusätzlich tubulär reabsorbiert (Cl Glukose ~ 0 !)
3. **Die osmotische Clearance** kann bei maximaler Harnkonzentrierung bei einem U/P Verhältnis von 4–5 (1500 mmol/l / 293 mmol/l) knapp größer als 1 ml/min werden, sonst liegt sie deutlich darunter.

➡ **K:** In der Klinik wird heute statt der Inulin-Clearance meistens die **Kreatinin-Clearance** gemessen. Kreatinin wird im Muskelstoffwechsel gebildet und braucht deshalb nicht von außen zugeführt zu werden. Es wird wie Inulin fast ausschließlich glomerulär filtriert, deshalb bezeichnet man die Kreatinin-Clearance auch als endogenen Marker für die glomeruläre Filtrationsrate (GFR). Kreatinin wird

9 Wasser und Elektrolythaushalt, Nierenfunktion

allerdings auch in geringem Maße tubulär sezerniert, was bedeutet, daß die Clearance-Werte für Kreatinin etwas höher als die Inulin-Clearance-Werte liegen. Eine Zunahme der Blutplasmakonzentration an Kreatinin unter pathophysiologischen Bedingungen gibt allerdings nicht nur einen Hinweis auf eine mögliche Einschränkung der glomerulären Filtrationsrate der Niere, sondern kann auch ein Hinweis auf eine Muskelerkrankung sein.

Die Kreatinin-Clearance liegt bei ca. 130 ml/min. Dies entspricht der Bildung von ca. 170 l Primärharn pro Tag. Da 99 % des Volumens während der Tubuluspassage wieder resorbiert werden, ist das Kreatinin im Urin verglichen mit der Blutplasmakonzentration ca. 100 fach konzentriert. Der Kreatininspiegel im Plasma steigt erst merklich (hyperbol) an, wenn die Kreatinin-Clearance bereits unter etwa 60 ml/min gesunken ist, er allein ist also kein brauchbares Kriterium für die Nierenfunktion, sondern weist einen großen „stummen Bereich" auf.

9.3 Erklären Sie die Clearance von Glukose

Glukose zeigt ein völlig anderes Exkretionsverhalten als Inulin und Paraaminohippursäure. Bei niedrigen Blutplasmakonzentrationen von Glukose (Normwert 5 mmol/l ~ 100 mg/dl) ist im Urin fast keine Glukose vorhanden. Dies gilt bis zu einem **Schwellenwert von ca. 10 mmol/l**. Danach steigt die Menge an Glukose im Urin proportional zur Blutplasmakonzentration an Glukose an; die Clearance von Glukose steigt ebenfalls und nähert sich der Clearance von Inulin. Dies bedeutet, daß das Glukose-Molekül **glomerulär filtriert** wird, aber bei niedrigen Blutplasmakonzentrationen an Glukose vollständig **tubulär reabsorbiert** wird. Dadurch ist zunächst trotz glomerulärer Filtrierung im Endharn keine Glukose vorhanden.

Die tubuläre Reabsorption von Glukose ist jedoch ein **aktiver Prozess** und folgt somit einer Sättigungskinetik: Sobald bei steigender Blutplasmakonzentration nach glomerulärer Filtration die Glukosekonzentration im Tubulus die maximale tubuläre Glukose-Reabsorptionskapazität übersteigt, kann die Glukose nicht mehr vollständig aus dem Tubulus entfernt werden und es kommt zum ersten Auftreten von Glukose im Urin. Dieser Wert wird auch als Glukose-Schwellenwert bezeichnet.

Bei weiter ansteigender Glukose-Blutplasmakonzentration nähert sich die Clearance von Glukose der Inulin-Clearance (reine glomeruläre Filtrierung, keine tubuläre Reabsorption).

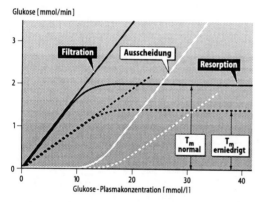

➡ **K:** Beim gesunden Menschen ist die Blutplasmakonzentration von Glukose so niedrig, daß die **Transportkapazität** der tubulären Reabsorption von Glukose in der Niere nicht überschritten wird. Dadurch ist im Urin keine Glukose meßbar. Bei Patienten mit Diabetes mellitus werden jedoch Glukose-Blutplasmakonzentrationen erreicht, bei denen das Transportmaximum der tubulären Glukose-Resorption überschritten wird und es kommt zum Auftreten von Glukose im Harn. Eine **osmotische Diurese** ist die Folge, das resultierende **Durstgefühl** ist bisweilen das erste Symptom für das Manifestwerden.

9 Wasser und Elektrolythaushalt, Nierenfunktion

9.4 Erklären Sie das Gegenstromprinzip in der Niere

Durch das Gegenstromprinzip der Henle-Schleifen wird eine Zunahme der osmotischen Konzentratrion im **Nierenmark** erreicht. Es wird ein osmotischer Gradient von der (plasmaisotonen) Nierenrinde hin zum hypertonen Nierenmark erzeugt. Daran beteiligt sind die **Henle-Schleife, Vasa recta** und die **interstitielle Flüssigkeit.**

Beim Gegenstromeffekt wird ein Konzentrierungseffekt zwischen beiden Schenkeln der Henle-Schleife durch deren haarnadelförmige Struktur und den Fluß der Flüssigkeit in diesen Schenkeln in entgegengesetzter Richtung erreicht. Dabei werden am Scheitelpunkt der Henle-Schleife die höchsten osmotischen Konzentrationen erreicht (**Gegenstrommultiplikation**). Das Gegenstromprinzip wird im Tierreich auch an anderen Stellen genutzt, z.B. im Vogelbein.

Der dicke Teil des aufsteigenden Astes der Henle-Schleife ist für Wasser nahezu impermeabel, jedoch wird hier NaCl resorbiert. Die Osmolalität der Flüssigkeit im Tubulus sinkt, während sie im Interstitium steigt. Flüssigkeit, die vom proximalen Tubulus in den absteigenden Ast der Henle-Schleife fließt, erreicht dort Bereiche erhöhter Osmolalität. Dies führt zu einem Fluß von Wasser in das Interstitium und es erfolgt eine Konzentration der Tubulusflüssigkeit. Im aufsteigenden Ast der Henle-Schleife wird nun wie beschrieben NaCl resorbiert. Es stellt sich ein Gleichgewicht zwischen der Wasseraufnahme im absteigenden Ast und der NaCl Reabsorption im aufsteigenden Ast ein; dadurch wird die **Tubulusflüssigkeit** am Ende der Henle-Schleife **plasmaisoton** oder leicht **hypoton**. Durch diesen Mechanismus erfolgt eine **Konzentrierung** der harnpflichtigen Substanzen bei gleichzeitiger Rückgewinnung des **NaCl**.

➤ K: Die „Schleifendiuretika" (z.B. Furosemid) blockieren die Salzreabsorption im aufsteigenden Teil der Henle-Schleife. Dadurch entfällt ein wichtiger Schritt für die Entstehung des Konzentrationsgradienten im Nierenmark: durch Furosemid wird die Osmolalität des Nierenmarks verringert. Es entfällt desweiteren die Endkonzentrierung des Urins im Sammelrohr. Dabei resultiert eine starke Diurese. Das $Na^+ - 2 Cl^- - K^+$ Kotransportsystem wird gehemmt, dadurch kommt es leicht zu Kaliumverlusten. Diese Eigenschaft teilen die Schleifendiuretika mit den Thiaziden, die neben dem Na^+ Transport auch den von Ca^{2+} im distalen Tubulus hemmen. Die Gefahr des **Kaliumverlustes** umgeht man bei Anwendung von Aldosteronantagonisten (Spironolakton) oder Amilorid, das am distalen Tubulus und kortikalen Sammelrohr angreift und dort sowohl die Na^+ als auch K^+ Resorption hemmt, allerdings weniger wirksam ist (näheres unter 9.17).

9.5 Beschreiben Sie die Aufgaben des Sammelrohres!

Die Sammelrohre sammeln die Flüssigkeit von mehreren distalen Tubuli und leiten sie zum Nierenbecken. Dabei findet die Endkonzentrierung des Harns statt.

Die Wasserpermeabilität des medullären Teils des Sammelrohres wird durch das **Anti-Diuretische-Hormon** (ADH = Vasopressin) geregelt. ADH erhöht die Wasserpermeabilität der **tubulären Membran** des Sammelrohres. Durch die Steigerung der Permeabilität des Sammelrohres für Wasser kann das Wasser dem osmotischen Gradienten folgend vom Tubuluslumen in das Interstitium strömen. Dadurch wird der Harn konzentrierter. Durch Hemmung der ADH-Ausschüttung entfällt dieser Konzentrationseffekt.

Im Gegensatz zu ADH, das am medullären Teil des Sammelrohres angreift, wirkt **Aldosteron** im **kortikalen** Anteil des Sammelrohres. Aldosteron ist ein Mineralkortikoid und steigert die Natrium-Resorption und die Sekretion von K^+ und H^+ Ionen. Bei Aldosteronmangel kommt es also zum renalen Natriumverlust und einem Anstieg von K^+ im Blutplasma.

Das Sammelrohr regelt demnach nicht nur über ADH die Endkonzentration des Harns, sondern auch die ionale Zusammensetzung. Durch die Regulierung der Ausscheidung von H^+-Ionen hat Aldosteron auch einen großen Einfluß auf das Säure-Basen-Gleichgewicht.

Im medullären Sammelrohr setzt auch die Wirkung des **atrialen natriuretischen Peptids (ANP)** ein, das als „endogenes Diuretikum" bei Zunahme des Plasmavolumen über eine Vorhofdehnung dem Effekt von ADH entgegengesetzt ist.

➡ **K:** Beim **renalen Diabetes insipidus** ist die Sammelrohrfunktion gestört. Die Wirkung von ADH auf das Sammelrohr ist bei dieser Erkrankung stark reduziert. Das Sammelrohr bleibt somit impermeabel für Wasser. Die Patienten scheiden täglich einige Liter eines stark hypotonen Urins aus. Eine der damit verbundenen Komplikationen ist die Exsikkose.

Beim **primären Hyperaldosteronismus** (Conn-Syndrom) wird vermehrt Aldosteron freigesetzt (z.B. durch ein Aldosteron-produzierendes Adenom in der Nebennierenrinde). Durch die vermehrte Natrium-Resorption bei gleichzeitig normalem Plasma-Renin-Spiegel kommt es zu einem erhöhten Blutdruck. Gleichzeitig wird vermehrt Kalium ausgeschieden; dadurch kommt es zur Hypokaliämie, die bis zur Muskelschwäche führen kann.

Beim **sekundären Hyperaldosteronismus**, z.B. ausgelöst durch eine Nierenarterienstenose, wird das Renin-Angiotensin-System maximal stimuliert. Dadurch kommt es zu einer Bluthochdruck-Erkrankung. Es sind sowohl der Reninspiegel im Blutplasma als auch der Aldosteronspiegel erhöht.

9.6 Wie passieren die Blutplasma-Eiweiße die Niere?

Bei der glomerulären Filtration werden alle Stoffe mit einer Molekularmasse von 60 kDa frei filtriert. Alle Substanzen, die größer sind, werden zurückgehalten (Nierenschwelle).

Dies bedeutet, daß die **Globuline** nicht filtriert werden, da sie eine höhere Molekularmasse besitzen.

Kleinere Proteine und kleinere Peptide (z.B. ADH, Oxytocin, Insulin, Glukagon usw.) werden jedoch filtriert. Dies ist in geringen Mengen z.B. auch bei **Albumin** möglich, da die Molekularmasse von Albumin im Bereich der Nierenschwelle liegt, die Filtration allerdings durch die negative Ladung stark vermindert ist.

Beim gesunden Menschen finden sich im Urin jedoch nur Spuren von Proteinen (weniger als 0,2 g/d). Die im **Glomerulum filtrierten Proteine** und Peptide müssen demnach wieder resorbiert werden. Dies geschieht im proximalen Tubulus durch Endozytose. Dort findet dann eine **proteolytische Spaltung** in Oligopeptide und Aminosäuren statt. Es handelt sich um eine **rezeptorvermittelte Endozytose** (1.3, 2.6). Das Protein oder das Peptid bindet an den membranständigen Rezeptor und dieser Rezeptor löst die Einschnürung des Membranvesikels (Endozytose) aus.

➡ **K:** Bei pathologischen Verhältnissen kann es bei Patienten zu vermehrtem Auftreten von Proteinen im Urin kommen (**Proteinurie**). Meistens ist der Grund ein Defekt im Glomerulus (vermehrte Durchlässigkeit der Basalmembran für Proteine). Man spricht vom **nephrotischen Syndrom**, das als Folge einer chronischen Glomerulonephritis oder als Autoimmunkrankheit auftreten kann. Der Reabsorptionsmechanismus, der ähnlich wie die oben besprochenen Mechanismen eine begrenzte maximale Kapazität hat, ist dann überfordert, und es werden Proteine im Urin ausgeschieden. Dieser kontinuierliche Proteinverlust kann durch vermehrte Produktion in der Leber auf Dauer nicht ausgeglichen werden. Dadurch kommt es zum Abfall des kolloidosmotischen Druckes mit **Ödemen**, besonders an den Extremitäten sowie im Gesichtsbereich und zu **Aszites**. Eiweiß im Urin läßt sich sehr leicht durch die Kochprobe nachweisen: während selbst trüber Harn beim Erhitzen klar wird, fallen Proteine sichtbar aus. Pathologisch bei speziellen Tumoren auftretende, relativ niedermolekulare und damit voll filtrierbare **Paraproteine** (Bence-Jones-Eiweißkörper) lassen sich auf die gleiche Weise nachweisen.

9.7 Wie wird der Harnstoff in der Niere ausgeschieden?

Harnstoff wird in der Leber aus **Ammoniak** und **Bikarbonat** synthethisiert. Harnstoff ist das Hauptabbauprodukt von stickstoffhaltigen Stoffen im menschlichen Organismus (Tagesausscheidung zwischen 20 und 35 g). Aufgrund seines geringen Molekulargewichtes kann der Harnstoff im **Glomerulum frei filtriert** werden.

Harnstoff ist beteiligt am Aufbau des osmotischen Gradienten zwischen Nierenrinde und Nierenmark. Dies geschieht durch das oben näher beschriebene Gegenstromprinzip der Henle-Schleife (siehe dort) und durch Rezirkulation zwischen Sammelrohr, Interstitium und Henle-Schleife (sowohl passive Diffusion als auch carriervermittelter Austausch).

Unter normalen (diuretischen) Bedingungen werden **50–70%** der glomerulär filtrierten Harnstoffmenge mit dem Urin ausgeschieden. Bei Wassermangel jedoch kann die ausgeschiedene Harnstoffmenge durch **Reabsorption auf 10–20%** der ursprünglich glomerulär filtrierten Menge absinken. Durch diese Reabsorption wird Harnstoff unter diesen Bedingungen im Interstitium vermehrt akkumuliert. Das wiederum führt zu einer Erhöhung des osmotischen Gradienten von der Rinde zum Nierenmark, was wiederum die Effizienz des Gegenstromprinzipes der Henle-Schleife steigert.

➡ **K:** Die Konzentration von Harnstoff im Urin wird beeinflußt durch Fieber, Diabetes mellitus und durch erhöhten Proteinabbau (jeweils Zunahme der gebildeten Harnstoffmenge), aber auch durch Diäten (Abnahme der Harnstoffmenge bei Hunger über mehrere Wochen). Plasmawerte von über 10 mmol/l (>60 mg/dl) sind pathologisch.

Durch eine ungenügende Ausscheidung harnpflichtiger Substanzen kommt es innerhalb weniger Tage zur Urämie mit Symptomen wie Lethargie, Übelkeit und Erbrechen, Bewußtseinsstörungen, Krämpfen und dem urämischen Koma. Entscheidend für die Entstehung dieser Symptome ist dabei nicht der Harnstoff, der die Blut-Hirn-Schranke nicht passieren kann, sondern das **freie Ammoniak NH_3**.

Die Harnstoffkonzentration im Plasma ist jedoch nicht nur von der Nierenfunktion abhängig, sondern auch von extrarenalen Faktoren. So erhöht eiweißreiche Kost oder gesteigerter Eiweißabbau bei Traumen und/oder Fieber den Plasmaspiegel, desgleichen eine Exsikkose mit erhöhter Reabsorption.

9.8 Nennen Sie die häufigsten im Urin ausgeschiedenen stickstoffhaltigen Substanzen!

Der gesunde Mensch scheidet täglich zwischen 500 ml und 2000 ml Urin aus. Die chemische Zusammensetzung des Urins wird durch die Nahrungsaufnahme und durch das Alter des Patienten beeinflusst. Die meisten im Urin ausgeschiedenen organischen Stoffe enthalten Stickstoff.

Typische organische Stoffe im Urin, die Stickstoff enthalten, sind:
- **Harnstoff** (s.o.).
- **Ammoniak.** Ammoniak ist toxisch und beim Gesunden nur in geringen Konzentrationen im Urin enthalten (20–50 mmol/d).
- **Kreatinin und Kreatin.** Beide Substanzen werden in Muskel- und Nervenzellen gebildet. Die Ausscheidung in der Niere erfolgt fast auschließlich durch glomeruläre Filtration. Die Bestimmung der Kreatinin-Clearance (s. 9.2) ist eine wichtige Kenngröße für die Nierenfunktion.
- **Harnsäure.** Beim Menschen ist die Harnsäure das Hauptabbauprodukt der Purine. Eine Erhöhung der Harnsäure findet sich bei **Gicht** und bei allen Krankheiten, die mit einem erhöhten Umsatz an Purinen (Nukleinsäuren) verbunden sind (z.B. Leukämie). Durch das geringe Löslichkeitsprodukt von Harnsäure in wässriger Lösung wird die Bildung von Harnsäuresteinen begünstigt. Manche Wüstentiere und Vögel können Harnsäure hochkonzentriert, z.T. kristallin ausscheiden und erreichen damit indirekt auch eine H^+ Sekretion, ohne daß dabei Lösungswasser verbraucht wird.
- **Nitrate.** Sie sind nur in geringer Konzentration im Urin vorhanden und entstehen hauptsächlich durch den Abbau von NO. Der Nachweis von Nitraten im Urin des Patienten wird oft verursacht durch nitratbildende Bakterien (Infektion der Harnwege).
- **Aminosäuren** werden zwischen 1–3 g/d im Urin ausgeschieden. Bei vielen Lebererkrankungen findet man einen starken Anstieg der Aminosäuren im Urin.
- **Proteine** werden in einer Größenordnung von 3–40 mg/d im Urin ausgeschieden. Bei entzündlichen und degenerativen Nierenerkrankungen kann die Menge der mit dem Urin ausgeschiedenen Proteine ansteigen. Eine Proteinurie bedeutet eine Ausscheidung von mehr als 150 mg Protein/d. Als nephrotisches Syndrom bezeichnet man die Ausscheidung von mehr als 3,5g Proteinen/d mit dem Urin.

➥ **K:** Eine Verminderung der Harnsäureproduktion ist möglich durch eine kompetitive Hemmung der **Xanthinoxidase** durch Anwendung des ähnlich strukturierten Allopurinols. Es fällt dann zwar vermehrt Xanthin und Hypoxanthin an; deren Wasserlöslichkeit ist aber erheblich größer.

Diese Therapie hat sich bei zahllosen Gichtpatienten und nach der Entfernung von Harnsäuresteinen bewährt.

9.9 Wie passieren Fremdstoffe die Niere?

Da für Fremdstoffe in den meisten Fällen keine spezifischen Carrier-Systeme existieren, werden diese nach **glomerulärer Filtration** nicht wieder **tubulär reabsorbiert**. Dadurch können wasserlösliche Fremdstoffe allein durch glomeruläre Filtration wirksam eliminiert werden.

Wasserlösliche Substanzen mit einer Molekularmasse von weniger als 400 Da werden hauptsächlich renal ausgeschieden; Fremdstoffe mit einer höheren Molekularmasse, d.h. v.a. größere und lipophile Substanzen, werden meistens in der Leber konjugiert und verlassen in der Gallenflüssigkeit den Körper.

Desweiteren existiert im proximalen Nierentubulus ein **Carrier-System** mit extrem breiter Substratspezifität, über das kleinmolekulare Substanzen dort aktiv sezerniert werden können.

Dieses Carrier-System wird **PAH-Carrier** genannt. Es ist benannt nach der Paraaminohippursäure, die es auch transportiert. Die PAH wird ausschließlich tubulär sezerniert und bildet somit eine wichtige Markersubstanz bei Clearancebestimmungen (s.o.). Auch das Penizillin wird über den PAH-Carrier eliminiert.

Eine weitere Möglichkeit der Ausscheidung von Fremdsubstanzen ist die **Kopplung mit Glutathion** unter der Bildung von **Merkaptursäuren**. Diese Merkaptursäuren sind anionisch und werden wie oben beschrieben sezerniert.

Allen aktiven Entgiftungsmechanismen ist gemeinsam, daß sie den proximalen Tubulus entweder zur Sekretion oder zur **Konjugation** (Merkaptursäuren) benutzen. Dies wiederum bedeutet, daß diese Giftstoffe zur Ausscheidung in den Zellen des proximalen Tubulus akkumuliert und konzentriert werden. Deshalb ist der proximale Tubulus das am häufigsten von Vergiftungen betroffene Nierengewebe.

➡ **K:** Ein Großteil der klinisch wirksamen Giftstoffe (z.B. Barbiturate) ist sehr lipophil und geht nach erfolgter glomerulärer Filtration wieder ins Blut über. Um diese **Rezirkulation** zu verhindern, versucht man entweder den Urin zu verdünnen (und damit eine Konzentrierung des Giftstoffes im Blut zu verhindern) oder bei Giftstoffen, deren Lipophilität pH-abhängig ist, den pH- Wert des Urins in eine Richtung zu verschieben, die die Löslichkeit des Giftstoffes im Urin steigert (Ansäuern z.B. durch orale Gabe von Ammoniumchlorid, Alkalisieren durch pflanzliche Kost, organische Säuren).

9.10 Beschreiben Sie die renale Ausscheidung von Säuren und Basen unter besonderer Berücksichtigung von Bikarbonat und Phosphaten!

Der Niere stehen drei verschiedene Mechanismen zur Regelung des Säure-Basen-Haushaltes zur Verfügung:
1. Änderung der **Natrium-Bikarbonat-Resorption**.
2. Variation der **H^+-Sekretion** und der damit verbundenen Phosphat-Ausscheidung.
3. Regulierung der **Ammoniak-Sekretion**.

Die Plasmakonzentration von Bikarbonat beträgt ca. 24 mmol/l. Bikarbonat wird glomerulär filtriert, aber vollständig im proximalen und distalen Tubulus reabsorbiert. Durch starke Rückdiffusion wird in der Regel jedes Bikarbonat-Ion ca. 2mal reabsorbiert. Es handelt sich um einen aktiven Transportmechanismus, an dem v.a. auch die **Karboanhydrase** beteiligt ist, die sich sowohl im Zytoplasma von Tubuluszellen als auch membranständig an der luminalen Zellseite befindet. Dieses Enzym steuert die **luminale Umwandlung** von HCO_3^- in CO_2 und Wasser unter Verbrauch eines Säureäquivalentes. Das CO_2 kann durch die luminale Zellmembran in das Zellinnere diffundieren und wird unter Beteiligung der löslichen Karboanhydrase wieder zu Bikarbonat. Durch diese Reabsorptionsvorgänge werden ca. 90% des filtrierten Karbonates wieder resorbiert. Bei einem Gesamtfiltrat von 180 l/d und einer Plasmakonzentration von 24 mMol entspricht dies einer Menge von ca. **4 Mol Alkaliäquivalenten**.

Zusätzlich können H^+-Ionen im distalen Konvolut sezerniert werden (Schaltzellen des kortikalen Sammelrohres). Dies ist wichtig für die Rückgewinnung basischer Valenzen, z.B. von Na^+-Ionen, die normalerweise mit Phosphat ausgeschieden werden. Phosphat wird entweder als primäres (NaH_2PO_4) oder sekundäres Phosphat (Na_2HPO_4) ausgeschieden. Diese bilden in wässriger Lösung ein Puffersystem. Durch Steigerung der Konzentration an H^+-Ionen wird das Gleichgewicht des Puffersystems in Richtung zu sekundärem Phosphat verschoben; d.h. je mehr H^+-Ionen in den distalen Tubuli und im Sammelrohr sezerniert werden, umso weniger sekundäres Phosphat wird ausgeschieden. Bei primärem Phosphat ist nur eine alkalische Valenz (1 Na^+-Ion) notwendig, beim sekundären sind zwei Valenzen erforderlich.

➡ K: Durch die Produktion eines alkalischen Harnes kann somit vermehrt sekundäres Phosphat ausgeschieden werden. Dadurch können überschüssige Na^+-Ionen abgegeben werden. Da bei **metabolischen Azidosen** die proximale Phosphatreabsorption gehemmt wird, kann dieser Effekt teilweise durch das Phosphatpuffer-System ausgeglichen werden.

Die Tubuluszellen der Niere besitzen die Fähigkeit, aus Aminosäuren **freies Ammoniak (NH_3)** zu produzieren. Das freie Ammoniak ist hochtoxisch, wird in der Niere jedoch durch den folgenden Mechanismus schnellstmöglich umgewandelt: NH_3 diffundiert passiv durch die Membran der Nierenzellen und gelangt so in das Tubuluslumen. Durch sezernierte H^+-Ionen wird dort NH_4^+ gebildet, das als **Ammoniumchlorid** ausgeschieden wird. Die Umwandlung von NH_3 in NH_4^+ kann durch die Absenkung des pH im Tubuluslumen beschleunigt werden. Bei der Deamidierung von Glutamin entsteht allerdings NH_4^+, das zum großen Teil in der Leber zur Harnstoffbildung verwendet wird. Dabei wird für jedes renal ausgeschiedene NH_4^+ Molekül ein Bikarbonatmolekül eingespart, so daß man von „eingesparter H^+-Ausscheidung" sprechen kann.

➡ **K:** Glutamin wird hauptsächlich vom Muskel abgegeben und wie oben gezeigt in der Leber verarbeitet. Bei zunehmender azidotischer Stoffwechsellage erreicht allerdings mehr Glutamin die Niere und durch die Glutaminase-Reaktion wird dann Ammoniak freigesetzt. Dadurch kann die **renale Ammonium-Ausscheidung** einen Wert von ca. 250 mmol/d erreichen.

9.11 Welche Puffersysteme sind an der Erhaltung eines konstanten intra- und extrazellulären pH-Wertes beteiligt?

Der Intrazellulärraum von Zellen ist im Regelfall etwas saurer (pH 6,8–7,2) als das Blutplasma. Durch vielfältige Möglichkeiten z.b. durch die Umstellung von aerobe auf anaerobe Energiegewinnung kann es zu Änderungen in der Säureproduktion kommen, die im wesentlichen durch folgende Systeme kompensiert werden. Ziel ist, den pH-Wert konstant zu halten.

1. **Dihydrogenphosphat/Hydrogenphosphat**
2. **Intrazelluläre Proteine**
3. **Bikarbonat/Kohlendioxid**

Die Eiweißkonzentration im **interstitiellen Raum** ist relativ niedrig. Gleichzeitig enthält die interstitielle Flüssigkeit kaum Phosphat (ca. 1mmol/l) und wenig Karboanhydrase-Aktivität. Dadurch besitzt das Bikarbonat-/Kohlendioxidsystem im interstitiellen Raum keine große Pufferkapazität; **pH-Änderungen** können hier nur schlecht kompensiert werden.

Ganz andere Verhältnisse findet man im Intravasalraum. Dort existieren drei Puffersysteme:

1. **Plasmaproteine**
2. **Hämoglobin**
3. **Bikarbonat/Kohlendioxid**

Die Plasmaproteine sind hier für die Aufrechterhaltung eines konstanten pH-Wertes weniger wirksam als in der Zelle entsprechend ihrer niedrigeren Konzentration (6–8 Gewichtsprozent). Das in den Erythrozyten befindliche Hämoglobin (31–37 Gewichtsprozent) besitzt allerdings eine **große Pufferkapazität** durch seine hohe Konzentration und den Histidinanteil, dessen pK günstig liegt. Außerdem sind die Erythrozyten reich an **Karboanhydrase** und permeabel für Bikarbonationen. Dadurch kann im Gegensatz zum interstitiellen Raum das **Bikarbonat-Kohlendioxid-System** eine große Pufferkapazität entwickeln.

➡ K: Metabolische Störungen des Säure-Basen-Haushaltes können zunächst respiratorisch kompensiert werden, dann setzt die renale Kompensation ein. Da aber auch etwa Nierenfunktionsstörungen wie bei **Schockniere** mit **Anurie** zur Störung des Säure-Basen-Haushaltes führen – in diesem Falle zu einer Azidose – faßt man metabolisch und renal bedingte Störungen als „**nichtrespiratorische Säure-Basen-Störungen**" zusammen.

9.12 Worin unterscheidet sich eine nichtrespiratorische Azidose/Alkalose von einer respiratorischen Azidose/Alkalose?

Im Regelfall können die verschiedenen Puffersysteme wie die Niere, die Atmung und die Pufferbasen im Blut einen konstanten Säure-Basen-Haushalt aufrecht halten. Kommt es allerdings zur Anhäufung von sauren Valenzen, so sinkt der pH-Wert. Eine **Azidose** liegt vor, wenn der pH-Wert kleiner als 7,37 ist. Eine Erhöhung des pH-Wertes über 7,43 wird als **Alkalose** bezeichnet. Die Ursache einer solchen Störung kann **respiratorischer** oder **metabolischer** und **renaler** (nichtrespiratorischer) Art sein. Mit Hilfe des CO_2-Partialdruckes (pCO_2) und des **Basenüberschusses** (Base-Excess=BE) lassen sich respiratorische von nichtrespiratorischer Azidose unterscheiden. Der BE spiegelt die Veränderungen der Konzentrationsverhältnisse von Nicht-Bikarbonat-Puffersystemen wider.

Eine **Lungenfunktionsstörung** geht immer mit einer Änderung des pCO_2 einher. So führt z.B. eine chronische Bronchitis zu einem Anstieg des pCO_2, während eine Hyperventilation einen Abfall des pCO_2 bewirkt. In beiden Fällen bleibt die Pufferbasen-Konzentration (der BE) konstant. Eine nichtrespiratorische Störung verhält sich entgegengesetzt. Sowohl eine metabolische Azidose als auch eine Alkalose hat einen normalen pCO_2, der BE jedoch weicht in beiden Fällen von der Norm ab. Durch die Anhäufung fixer Säuren im Blut (metabolischer Azidose) werden die Pufferbasen verbraucht, sichtbar an einem negativen BE. Der Verlust von Säuren, beispielsweise durch forciertes Erbrechen, steigert die Konzentration der Pufferbasen und führt zu einem positiven BE.

Bei der Beurteilung einer **arteriellen Blutgasanalyse** sollte systematisch vorgegangen werden: Als erstes betrachtet man den pH-Wert, der im Normalfall zwischen **7,37 und 7,43** liegen sollte. Eine Verschiebung nach oben oder unten kann den ersten Hinweis auf eine Störung geben. Dabei muß man vorsichtig sein, denn trotz Störung kann der pH-Wert durch Eingreifen von Kompensationsmechanismen wieder normal sein. Die Betrachtung des pCO_2 (Norm zwischen **35-45 mm Hg**) sagt aus, ob eine respiratorische Störung vorliegt. Die primär nichtrespiratorische Störung bewirkt eine Änderung des Basenüberschusses (Normbereich: BE = -2,5 bis +2,5) Primäre Säure-Basen-Störungen führen in der Regel nach kurzer Zeit zur Aktivierung von **Kompensationsmechanismen**. Eine nichtrespiratorische Störung läßt sich durch Anpassung der Lungenventilation kompensieren. Im anderen Fall, bei einer respiratorischen Störung, tritt die Niere als Kompensationsorgan in den Vordergrund. Durch Änderung der Bikarbonat-Retention und der Ausscheidung von Wasserstoffionen werden respiratorische Störungen aufgefangen.

➥ **K:** Eine typische Stoffwechselentgleisung des juvenilen Diabetikers ist die Ketoazidose. Durch Insulinmangel oder -resistenz (10.15) kann die im Körper vorhandene Glukose nicht verstoffwechselt werden. Der Organismus bedient sich daher eines Alternativstoffwechsels, nämlich des Abbaus von Fetten zu Ketokörpern. Auf die Anhäufung saurer Ketokörper reagiert der Körper durch verstärkte Ventilation (sog. **Kußmaul-Atmung**).

9.13. Welchen Einfluß hat die ernährungsbedingte Aufnahme von Natrium auf das Blutvolumen, den Blutdruck und die renale Ausscheidung?

In Abhängigkeit von der Ernährung schwankt die täglich aufgenommene Menge an Kochsalz zwischen 3g und 20 g. Die Natriumkonzentration in der extrazellulären Flüssigkeit wird beim Menschen in sehr engen Grenzen konstant gehalten. Auf die durch die Aufnahme von Kochsalz herbeigeführte Änderung der extrazellulären Natriummenge kann der Körper auf zwei Arten reagieren: durch **Erhöhung der renalen Ausscheidung** von Natrium und durch die **Verdünnung der extrazellulären Flüssigkeit** (Abnahme der Natriumkonzentration) und damit auch durch **Volumenänderung des Extrazellulärraumes** durch verminderte H_2O Ausscheidung bzw. vermehrte Aufnahme (Durst).

Wird plötzlich von salzarmer auf extrem salzreiche Ernährung umgestellt, erweitert sich der Extrazellulärraum um bis zu ca. 1,1 l. Erst verzögert, nach wenigen Tagen, steigt die renale Ausscheidung von Natrium an. Der Blutdruck ändert sich nicht meßbar. Jede Steigerung des **Blutdrucks** führt jedoch zu einer gesteigerten Ausscheidung von Natrium und Wasser. Dieses kann man als eine Art Gegenregulierung des Körpers gegen die Blutdrucksteigerung betrachten, die im Endeffekt auch zur Blutdrucksenkung führt.

Für die Regulierung der renalen Natriumausscheidung ist das **Renin-Angiotension-Aldosteron-System** und das **atriale natriuretische Peptid (ANP)** entscheidend.

➡ K: Der Blutdruck mancher Patienten mit essentieller Hypertonie verhält sich proportional zur Menge an aufgenommenen Natriumsalzen („**salt sensitive hypertension**"). Ist der Bluthochdruck unabhängig von der aufgenommenen Natriummenge nennt man die Erkrankung **salt insensitive hypertension**.

Im Gegensatz zur früheren Betrachtungsweise ist bei den meisten Gesunden die Höhe des Blutdrucks unabhängig von der aufgenommen Natriummenge.

9.14 Wie ist das Wasser im Körper verteilt?

Der Körper besteht bekanntlich zum größten Teil aus Wasser. Beim jugendlichen Erwachsenen beträgt der Wert etwa 60% (beim Mann ca. 5 % mehr, bei der Frau aufgrund eines höheren Anteils an Fettgewebe ca. 5 % weniger). Diese Anteile sind im Laufe der Entwicklung keineswegs konstant, sondern bewegen sich von nahezu 75% beim Neugeborenen bis zu 50% im hohen Alter.

Der **intrazelluläre** Anteil macht mit 35 % den größten Anteil aus, er läßt sich aus dem Verteilungsvolumen eines gut diffundiblen, die Zellmembran passierbaren Indikators bestimmen. Dieses Kriterium erfüllt am besten mit dem stabilen Isotop Deuterium markiertes Wasser (D_2O), das jedoch in hoher Verdünnung nur schwer zu bestimmen ist. Daneben kann Antipyrin, ein Pyrazolonderivat, das früher zur Fiebersenkung benutzt wurde, eingesetzt werden. Da es sich nicht völlig ideal verteilt, muß man von einem Antipyrinraum sprechen, der praktisch das gesamte Körperwasser umfaßt und den intrazellulären Anteil durch entsprechende Subtraktion (s.u.) bestimmen läßt.

Das übrige Wasser befindet sich im **Extrazellulärraum** (EZR, 25%). Ihn bestimmt man mit einem Indikator, der nicht passiv oder aktiv in die Zellen aufgenommen wird, sich aber ansonsten relativ gleichmäßig verteilt. Inulin ist ein solcher Indikator, dessen starke renale Filtration man extrapolieren muß, um aus der verabfolgten Menge und der zurückgerechneten Konzentration das Verteilungsvolumen zu ermitteln (sog. Inulinraum).

Der EZR besteht aus dem zwischen den Zellen befindlichen interstitiellen Raum oder **Interstitium**, das eiweißarm ist und dessen Volumen (19%) man durch Abzug des ebenfalls zum EZR gehörenden intravaskulären **Plasmavolumens** (4,5%) erhält. Letzteres wird durch die Verteilung eines nicht permeablen, an Plasmaprotein gebundenen Farbstoffs wie „Evans blue" oder „Cardio green" bestimmt. Die restlichen 1,5 % des Körperwassers befinden sich als **transzelluläres** Wasser in für die Bestimmung schwer zugänglichen Räumen wie dem Liquorraum (Blut- Hirnschranke), dem Lumen von Darm und ableitenden Harnwegen, in Pleura, Perikard sowie Gelenkspalten und in den Augenkammern.

Bei den oben angeführten Geschlechts- und Altersunterschieden muß man berücksichtigen, daß das Körperfett keineswegs wasserfrei ist, sondern mit 20% auch einen nicht unerheblichen Wasseranteil führt. Bei der durchschnittlichen täglichen Wasserbilanz von 2,5 l muß man die Bildung von Oxidationswasser (ca. 0,3 l) sowie die Abgabe durch Verdunstung über die Haut (ca. 0,5l) und die Atmung (ca. 0.2 l) sowie über die Abgabe mit dem Stuhl (ca. 0,1 l) berücksichtigen.

➡ **K:** Eine wichtige Störung der Wasserverteilung stellen die bei Albuminmangel, Herzversagen oder Nephrose auftretenden **Ödeme** dar. Bei starker **Adipositas** kann der Wasseranteil des Körpers auf unter 40% sinken. Akuter Verlust an Wasser tritt als **Exsikkose** bzw. **Dehydration** bei starkem Erbrechen und Durchfällen auf (Extremfall: **Cholera**).

9.15. Erklären Sie die verschiedenen Formen der Dehydratation und ihre Folgen!

Unter Dehydratation versteht man die Volumenabnahme der Körperflüssigkeit durch gesteigerte renale, gastrointestinale, pulmonale, perkutane oder iatrogen verursachte **Wasserabgabe ohne gleichzeitige ausgleichende Zufuhr**. Man kann 3 verschiedene Formen der Dehydratation unterscheiden: die isotone, die hypertone und die hypotone Dehydratation.

Der Hämatokritwert gilt als Maß, mit dessen Hilfe man eine Dehydratation abschätzen kann (dieselbe Erythrozytenzahl befindet sich in einem geringerem/höherem Volumen - der Hämatokritwert steigt an/fällt ab).

Bei der **isotonen Dehydratation** gehen Wasser und NaCl entsprechend der osmolaren Zusammensetzung des Extrazellulärraumes (EZR) verloren. Sie tritt bei Verlust von extrazellulärer Flüssigkeit auf wie bei starken Blutungen oder Plasmaverlust bei großflächigen Verbrennungen. Weitere Beispiele hierfür sind: Erbrechen, forcierte Diurese und Durchfall. Da die osmotische Konzentration konstant bleibt, entsteht keine Differenz zum Intrazellulärraum (IZR) und dessen Volumen bleibt konstant. Insgesamt ist dies die häufigste Dehydratationsform.

Bei der **hypertonen Dehydratation** kommt es zu einem Anstieg von Na^+ im Plasma. Die hypertone Dehydratation kommt vor bei Fieber, Diabetes mellitus, Diabetes insipidus, hyperosmolarem Koma und Verdursten. Auch beim vermehrten Schwitzen eines Hitzeakklimatisierten, der einen mineralstoffarmen Schweiß absondert, kommt es zu dieser Form der Dehydratation.

Desgleichen kann beim Bergsteigen in großen Höhen mit zerebralem O_2-Mangel das Durstgefühl vermindert sein und seine Warnung vor dem Wassermangel ausbleiben. Typisch für eine hypertone Dehydratation ist z.B. auch die mangelnde Wasserzufuhr bei Säuglingen. Sie haben einen hohen Wasserumsatz, können die Flüssigkeitszufuhr aber nicht selbst steuern.

Der erhöhte osmotische Druck im Plasma und folglich auch im EZR bedingt ein Nachströmen von Flüssigkeit aus dem IZR.

Bei der **hypotonen Dehydratation** liegt die Na^+ Konzentration niedrig im Verhältnis zum Körperwasser. Dies kommt z.B. vor bei ungenügender Na^+-Zufuhr, alleiniger Zufuhr von reinem Wasser, Nebenniereninsuffizienz, Verbrennungen, Schwitzen und Laxantienabusus. Es wird Wasser in den IZR abgegeben.

➡ **K:** Bei einer **Exsikkose** kann es zu zerebralen Komplikationen kommen mit Bewußtseinseintrübung aufgrund der Erhöhung der Osmolalität des Plasmas und auch zu kardialen Problemen: der Anstieg des Hämatokrits und der Viskosität des Blutes führen zu einer mechanischen Mehrbelastung des Herzens. Eine Änderung der Elektrolytverhältnisse im Körper kann zudem zu Herzrhythmusstörungen führen.

9.16 Was ist Durst?

Durst ist ein zentraler Triebzustand, der dazu führt, daß man versucht, trinkbare Flüssigkeit zu suchen und zu trinken; die Regelung erfolgt über die intra- und extrazelluläre Osmolalität und das intravasale Volumen. Der Körper eines Erwachsenen besteht zum größten Anteil seines **Gewichtes aus Wasser**. Dieser Wassergehalt wird mit großer Präzision konstant gehalten. Durch Wasserverluste z.B. durch Urin oder Schweiß kommt es zur Abnahme des Wassergehaltes und zur Zunahme des osmotischen Druckes sowohl im Extra-, als auch im Intrazellulärraum. Durch Verminderung der Speichelsekretion entsteht dann das für den Durst typische „trockene Gefühl" im Mund-Rachenraum. Ziel der verschiedenen Durstmechanismen ist die Wiederherstellung der ursprünglichen Flüssigkeitsverhältnisse in den Intra- und Extrazellulärräumen.

Der sog. osmotische Durst wird durch **Osmosensoren** im **Hypothalamus** ausgelöst, die durch die **intrazelluläre Erhöhung** der **Salzkonzentration** bei **Wasserverlust** aktiviert werden. Diese Osmorezeptoren sprechen bereits bei einer Erhöhung der Plasmaosmolalität um 2-3 mosm/l an. Bei Zerstörung der entsprechenden Region des Hypothalamus kommt es zur **Adipsie** (Verlust des Trinkverhaltens).

Beim **hypovolämischen Durst** nimmt die Aktivität der Barosensoren der herznahen Gefäße durch den Verlust extrazellulärer Flüssigkeit und durch Abnahme des Blutvolumens ab. Daraufhin wird die Freisetzung von ADH aus dem Hypophysenhinterlappen ausgelöst. Gleichzeitig kommt es zum Durstgefühl. Blutverlust, Erbrechen und Durchfall führt zu Hypovolämie und somit zum hypovolämischen Durst.

Bei Verlust von Wasser durch Schweiß bzw. Verdampfen verkleinert sich das Wasservolumen in allen drei Flüssigkeitsräumen: **intrazellulär, intravaskulär** und in den **interstitiellen** Zwischenräumen. Dadurch werden beide Durstmechanismen aktiviert.

9.17 Nennen Sie die verschiedenen Formen der Diuretika. Beschreiben Sie die Rolle der Eikosanoide in der Niere!

Diuretika sind Substanzen, welche die Diurese oder das Harnzeitvolumen erhöhen. Man unterscheidet verschiedene Formen.
- **Osmotische Diuretika:** Intravenöse Gabe von osmotisch wirksamen Teilchen, z.B. Mannit (6-wertiger-Alkohol). Das Mannitmolekül wird frei glomerulär filtriert, nur lansam verstoffwechselt und hemmt intratubulär die Reabsorption von Wasser und Natrium.
- **Schleifendiuretika:** Schleifendiuretika hemmen das Na^+-$2Cl^-$-K^+-Kotransportsystem im aufsteigenden Teil der Henleschen Schleife. Dadurch wird der Aufbau des Konzentrationsgradienten im Nierenmark verhindert und es kommt zu einer Zunahme des Flüssigkeitsstromes in den Sammelrohren und zu einer vermehrten Sekretion von K^+ und H^+.
- **Karboanhydrase-Hemmer:** Azetazolamid hemmt die Karboanhydrase von der luminalen Tubulusseite aus. Ihre stärkste Wirkung zeigen Karboanhydrase-Hemmer im proximalen Konvolut. Es folgt eine Zunahme der Diurese und Alkalisierung des Harns. Das Medikament wird heute als Diuretikum nur noch selten eingesetzt; es findet v.a. Anwendung zur Reduktion der Kammerwasserproduktion bei Glaukom-Patienten.
- **Thiazide:** Diese Stoffgruppe hemmt wahrscheinlich den luminalen Na^+-Cl^- Kotransport. Da die Thiazide distal angreifen, ist der diuretische Effekt nicht so stark ausgeprägt.
- **Kaliumsparende Diuretika:** Diese Gruppe greift am weitesten distal an. Sie wirken entweder als Aldosteron-Antagonisten (Spironolakton) oder über Blockierung der Na^+-Kanäle im distalen Tubulus und kortikalen Sammelrohr (z.B. Amilorid). Dies erfolgt von der Lumenseite aus, wobei die lumen-negative transepitheliale elektrische Potentialdifferenz vermindert wird und damit die (passive) K^+ Sekretion fast zum Erliegen kommt. Der diuretische Effekt ist vergleichsweise gering ausgeprägt; meistens werden die kaliumsparenden Diuretika mit Schleifendiuretika oder Thiaziden kombiniert.

Die Nieren können aus mehrfach ungesättigten Fettsäuren (Eikosatrien-, -tetraen- und -pentaensäure) Eikosanoide bilden. Aus diesen werden HETE/HPETE oder **Prostaglandine** (PGE_2, PGI_2, $PGF_2\alpha$) gebildet. Die Eikosanoide haben in der Niere vermutlich vorwiegend autokrine und parakrine Wirkungen (s. 10.1).
- Sie beeinflussen den renalen Gefäßtonus. PGI_2 und PGE_2 wirken vasodilatatorisch und führen so zu einer Zunahme der Durchblutung. $PGF_2\alpha$ ist vasokonstriktorisch. Das oben beschriebene Schleifendiuretikum Furosemid bewirkt eine PGE_2-Freisetzung und dadurch eine Zunahme der Durchblutung des Nierenmarks.
- Sie beeinflussen die **tubuläre Na^+-Reabsorption**.
- Sie modulieren die Wirkung von ADH. PGE_2 stimuliert die Freisetzung von ADH durch den Hypophysenhinterlappen, schwächt aber die tubuläre Wirkung von ADH ab.

9.18 Erklären Sie das Prinzip der Dialyse.

Bei Kreatininwerten im Blutplasma über 4-8 mg/dl besteht die Indikation zur Dialyse, d.h. zur Behandlung des Patienten an der „künstlichen Niere".

Im Abstand von 2-3 Tagen wird dabei das Blut des Patienten für die Dauer von einigen Stunden durch künstliche Membranen gepumpt.

Die **Dialysemembranen** sind **semipermeabel**, d.h. sie sind für kleine Moleküle bis zur Peptidgröße durchlässig, während größere Moleküle nicht durchgelassen werden. In der Elektrolytlösung auf der Außenseite dieser semipermeablen Membran (also auf der dem Blut abgewandten Seite) befinden sich große Moleküle.

Während der Zeit, an der der Patient an das Dialysegerät angeschlossen ist, kommt es zum **Konzentrationsausgleich**. Die kleinen Moleküle, die die Membranen passieren können, strömen aus dem Blut in die Elektrolytlösung, bis eine Gleichgewichtskonzentration erreicht ist. Da die großen Moleküle die Membran nicht passieren können, folgt Wasser aus dem **osmotischen Gradienten** in Richtung Außenlösung, bis auch hier ein Gleichgewicht erreicht ist. Der Nachteil dieser Behandlungsmethode besteht u.a. darin, daß der Patient in relativ kurzen Abständen in einem Krankenhaus oder einer ähnlichen Einrichtung an ein solches Gerät angeschlossen werden muß und dadurch meistens keiner geregelten Arbeit mehr nachgehen kann.

Als Alternative zur konventionellen Dialyse wird in Deutschland zunehmend mehr die Peritonealdialyse (**CAPD** = continuierlich, ambulante Peritonealdialyse) angewandt. Die CAPD-Patienten haben einen Katheter in der Bauchdecke. In der Regel leiten diese Patienten alle 4 Stunden Spülflüssigkeit (Elektrolytlösung) über diesen Katheter direkt in die Bauchhöhle, wo sie bis zum Wechsel der Flüssigkeit nach weiteren 4 Stunden belassen wird. Das Peritoneum dient hier als semipermeable Dialysemembran. Eine typische Komplikation dieser Form der Dialyse ist die gefürchtete Peritonitis. Dank verbesserter Kathetertechnik konnte die Komplikationsquote jedoch stark gesenkt werden. Vorteil für den Patienten ist die Unabhängigkeit von Dialysegeräten: Die CAPD läßt sich problemlos vom Patienten selbst zu Hause durchführen.

10.1 Erläutern Sie die Prinzipien der humoralen Informationsübertragung!

Eine der Grundvoraussetzungen für die Entstehung vielzelliger, arbeitsteilig organisierter Lebewesen aus dem Zusammenschluß von Einzelzellen ist die Entwicklung eines Systems zur Signalübermittlung von Zelle zu Zelle bzw. Organ zu Organ.

Diese Informationsübertragung erfolgt i.d.R. mittels chemischer Verbindungen, die man als Hormone bezeichnet. Diese Hormone werden von sekretorischen Zellen produziert und abgegeben (sezerniert). Man unterscheidet einen **parakrinen** (direkt von Zelle zu Zelle) und einen **endokrinen** (Abgabe an die Blutbahn, Zielort weiter entfernt) Übertragungsweg.

Sonderfälle sind die sog. **juxtakrine** (Hormon in der Plasmamembran der produzierenden Zelle, direkter Kontakt mit der Zielzelle erforderlich) und die **autokrine** (z.b. Produktion von Wachstumsfaktoren durch Tumorzellen) Sekretion.

Die sog. glandulären Hormone werden in spezialisierten (endokrinen) Drüsen gebildet. Endokrine Drüsen sind:
- Hypophyse
- Langerhans-Inseln des Pankreas
- Schilddrüse
- Nebenschilddrüsen
- Nebennieren (Rinde, Mark)
- Keimdrüsen
- Plazenta

Außerdem existieren in vielen Geweben endokrin aktive Zellen (= Gewebshormone). Man unterscheidet hier endokrine und parakrine/autokrine Gewebshormone (s.o.). Eine besondere Rolle spielen die sog. regulatorischen Peptidfaktoren (Zytokine), die auf parakrinem Weg die Proliferation/Differenzierung und Funktion der jeweiligen Zielzellen beeinflussen.

Die Gemeinsamkeit zwischen endokrinem System und Nervensystem besteht in der Informationsübertragung zu räumlich entfernten Orten, wobei beide Systeme sich unterschiedlicher Medien bedienen. Bei den Neurotransmittern Adrenalin und Noradrenalin, die sowohl im Nebennierenmark als auch in den Synapsen gebildet werden, gestaltet sich die Abgrenzung schwierig. Normalerweise werden diese Katecholamine dann als Hormone bezeichnet, wenn sie vom Nebennierenmark an die Blutbahn abgegeben werden.

Bei der Beschreibung der Regulation von Hormonspiegeln haben sich Blockschaltbilder nach dem üblichen Schema (Regler + Stellglied, geregeltes System + Störgröße + Stellgröße, Regelgröße + Rezeptor, s. 1.5) eingebürgert. Entweder stellt die sezernierte Hormonmenge die Stellgröße dar oder sie ist selbst das geregelte System, welches neuronal oder durch übergeordnete Hormonsysteme (siehe glandotrope Hormone) geregelt wird. Häufig werden Hormone nach ihrer Funktionsweise eingeteilt.

Man unterscheidet:
- Effektorische Hormone (Hormone, die direkt auf das Erfolgsorgan wirken).
- Glandotrope bzw. Trope Hormone (Hormone, die die Freisetzung der Hormonmenge endokriner Drüsen kontrollieren).

10.2 Wie werden die Hormone und Zytokine des menschlichen Körpers eingeteilt?

Es existieren grundsätzlich verschiedene Einteilungsmöglichkeiten. Für das Verständnis der hormonellen Regulatiosmechanismen ist eine Einteilung nach funktionellen Aspekten am sinnvollsten. Bestimmte Gewebshormone passen nicht in dieses Einteilungsschema.

Einteilung der wichtigsten Hormone nach funktionellen Gesichtspunkten:
1. Beeinflussung von Wachstums- und Differenzierungsvorgängen
   - Zytokine
   - Wachstumshormon, Schilddrüsenhormone, Sexualhormone, Glukokortikoide
2. Schnelle Stoffwechselumstellungen
   - Insulin
   - Glukagon, Katecholamine
3. Verdauung und Resorption
   - Sekretin
   - Gastrin u.a.
4. Kalzium- und Phosphatstoffwechsel
   - Parathormon
   - Thyreocalcitonin
   - Vitamin D
5. Wasser- und Elektrolythaushalt
   - Vasopressin
   - Angiotensinsystem
   - Mineralokortikoide
   - Atriales natriuretisches Peptid

10.3 Beschreiben Sie die effektorischen Hormone der Hypophyse.

Die effektorischen Hormone antidiuretisches Hormon (ADH, früher Vasopressin) und Oxytozin werden in neurosekretorischen Zellen des Hypothalamus produziert und gelangen über einen axoplasmatischen Transportmechanismus in den Hypophysenhinterlappen, wo zunächst die Speicherung in den kolbig aufgetriebenen Axonendigungen stattfindet. ADH und Oxytozin werden vom Hypophysenhinterlappen (Neurohypophyse) direkt an die Blutbahn abgegeben.

ADH wirkt direkt an den Gefäßen vasokonstriktorisch und fördert die Wasserrückresorption in der Niere.

Oxytozin bewirkt neben einer Kontraktion der Uterusmuskulatur eine Kontraktion der glatten Muskulatur der Brustdrüse. Letzterer Mechanismus ist für den sog. Milcheinschuß bzw. die Milchexkretion verantwortlich.

Ein weiteres effektorisches Hormon der Hypophyse ist das in den azidophilen Zellen des Hypophysenvorderlappens (HVL, Adenohypophyse) gebildete Wachstumshormon (GH, syn. somatotropes Hormon STH). Es steht, wie die glandotropen Hormone des HVL, unter der Kontrolle des Hypothalamus. Fördernd auf die Produktion und Ausschüttung wirkt GHRH (growth hormone releasing hormone), hemmend wirkt GHIH (growth hormone inhibiting hormone), das auch Somatostatin genannt wird. Die wichtigsten Wirkungen des STH sind Glukoseoxidation, Antilipolyse und Förderung des Knochen- und Knorpelwachstums.

➡ **K:** Bei einem Ausfall des antidiuretischen Hormons kommt es zum Krankheitsbild des Diabetes insipidus.

Oxytozin führt zur zur Uteruskontraktion. Diese Eigenschaft macht man sich in der Geburtshilfe (Einleitung der Geburt) zu Nutze. Auch die Entbindung der Nachgeburt (Plazenta) wird häufig durch Oxytozin eingeleitet.

Kommt es vor dem Epiphysenschluß zur Überproduktion an GH, kann dies zum Krankheitsbild des hypophysären **Riesenwuchses** führen. Nach dem Epiphysenschluß entsteht das Bild der **Akromegalie**, eine Vergrößerung/Verlängerung der Endglieder des Skelettsystems. Häufig findet man im Rahmen dieser Erkrankung auch eine sog. Viszeromegalie, eine Vergrößerung der inneren Organe. Zusätzlich kann vermehrtes GH zu erhöhten Glukosespiegeln bzw. zum Diabetes mellitus führen; häufig ist zumindest die Glukosetoleranz bei den betroffenen Patienten reduziert (diabetogene Wirkung). Ein isolierter Ausfall des Wachstumshormons während der Kindheit führt zum hypophysären **Zwergwuchs**.

10.4 Beschreiben Sie die Wirkungsweise der glandotropen Hypophysenhormone.

Die glandotropen Hormone der Hypophyse werden im Hypophysenvorderlappen (HVL; Adenohypophyse) produziert und stehen unter der Kontrolle des Hypothalamus. Über ein Gefäßsystem (Portalsystem), das vom Hypothalamus zur Hypophyse zieht, gelangen die Botenstoffe vom Hypothalamus zur Hypophyse. Diese Botenstoffe bewirken entweder die Ausschüttung eines HVL-Hormons und werden dann Releasing Hormone (RH) genannt oder sie hemmen die Sekretion eines HVL-Hormons und werden dann Inhibiting Hormone genannt. Die einzelnen glandotropen Hormone sind adrenokortikotropes Hormon (ACTH), thyreoideastimulierendes Hormon (TSH), follikelstimulierendes Hormon (FSH), luteinisierendes Hormon (LH) und Prolaktin (PL).

ACTH (Produktionsort: basophile Zellen des HVL) stimuliert die Sekretion und das Wachstum der Nebennierenrinde (hypothalamische Kontrolle: Kortikotropin-Releasing-Hormon CRH), TSH fördert die Sekretion und das Wachstum der Schilddrüse. TSH wird ebenfalls in den basophilen Zellen des HVL produziert (hypothalamische Kontrolle: Thyreotropin-Releasing-Hormon TRH). FSH und LH (beim Mann auch als interstitielle Zellen stimulierendes Hormon ICSH bezeichnet) sind sog. Gonadotropine und werden in den basophile Zellen des HVL produziert. FSH stimuliert das Follikelwachstum, die Oestrogensysnthese (Kontrolle: FSHRH[*]) und wirkt auf die Sertoli-Zellen des Hodens. LH wirkt fördernd auf die Ovulation und Progesteronsysnthese (Frauen) bzw. die Testosteronproduktion bei Männern (Kontrolle: LHRH[*]). PL wird in den azidophilen Zellen des HVL produziert. PL und plazentares Laktogen (vgl. 10.13) fördern die Entwicklung der Brustdrüse während der Schwangerschaft. Die Prolaktinsynthese und -sekretion wird in der Hauptsache durch ein inhibierendes Prinzip (tonische Inhibition durch Dopamin) sowie PIH[**] (prolactin inhibiting hormone) reguliert. PL koppelt selbst zum Hypothalamus zurück und verstärkt den Dopaminumsatz. Dopamin inhibiert wiederum die GnRH-Zellen (gonatropin releasing hormone), was zur Laktationsamenorrhoe führt und damit einen gewissen Konzeptionsschutz bewirkt.

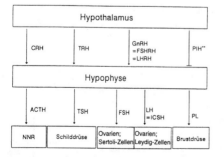

[*] FSHRH und LHRH sind identisch und werden heute als GnRH bezeichnet.
[**] PIH hemmt die Prolactinausschüttung

10.5 Beschreiben Sie die Wirkungen der Schilddrüsenhormone. Wie erfolgt die Regulation?

Die beiden Schilddrüsenhormone **Tyroxin** (T4=Tetrajodthyroxin) und **Trijodthyronin** (T3) werden in der Schilddrüse produziert und in den Follikeln an Thyreoglobulin gebunden gespeichert. T3 gilt als das biologisch wirksame Schilddrüsenhormon, T4 ist fast unwirksam und soll primär als Speicher- und Transportform fungieren, von der ein J-Ion abgespalten wird. T3 hat einen schnelleren Wirkungseintritt und eine wesentliche kürzere Halbwertszeit als T4.

Die nachweisbare Menge an T3 im Blut entspricht ungefähr einem Prozent der T4-Menge. Eine Rückmeldung der Hormonkonzentration erfolgt sowohl auf die hypothalamische als auch auf die hypophysäre Ebene, so daß zwei Kontrollinstanzen über einen negativen oder positiven Feedback-Mechanismus auf die Hormonkonzentration eingreifen können.

Schilddrüsenhormone steigern die Sauerstoffaufnahme, erhöhen die Pulsfrequenz sowie den Blutdruck und fördern die Lipolyse. Diese aus einer erhöhten Hormonkonzentration abgeleiteten katabolen Wirkungen stimmen jedoch nicht mit den physiologischen, eher anabolen Wirkungen bei einer Hormonkonzentration im Normbereich überein.

Hier fördern die Schilddrüsenhormone das körperliche Wachstum und die Reifung des ZNS. Vermutlich werden die anabolen Wirkungen über eine Rezeptorbindung und damit direkte Stimulierung von mRNA (Proteinbiosysnthese) entfaltet.

➡ **K:** Bei einem Schilddrüsenhormonmangel entsteht, intakte Regelkreise vorausgesetzt, das Bild des endemischen Kropfes, der häufig in Jodmangelgebieten gefunden wird. Die erniedrigten Hormonspiegel werden hypothalamisch registriert, über die hypothalamisch/hypophysäre Stimulation wird die Schilddrüse zur "maximalen" Leistung stimuliert, was mit einem Wachstum des Organs (**Struma**, "Kropf") einhergeht. Eine Hyperthyreose kann auch bei autonom erhöhter Schilddrüsentätigkeit entstehen (Suppression der Regelkreise).

Leiden Säuglinge an einem Hormonmangel, entsteht das Krankheitsbild des **Kretinismus** (Intelligenzdefekte, erhöhte Krampfneigung resultierend aus einer ungenügenden Gehirnreifung) und ein Zwergwuchs. Daher wird heute im Rahmen eines Screening-Tests bei Säuglingen am 5. postnatalen Tag Fersenblut entnommen und die Schilddrüsenhormonkonzentration untersucht, da man den Kretinismus mit Jodsalzen und notfalls einer Hormonsubstitution verhindern kann.

10.6 Wie wird der Kalziumstoffwechsel reguliert?

Die Regulation des Kalziumstoffwechsels (Normalwerte im Blut:2,25-2,85mmol/l) erfolgt über die Hormone Parathormon, das Kalzitonin und 1,25 Dihydroxycholekalziferol (Vitamin D-Derivat). Die Produktion des Parathormons erfolgt in den Nebenschilddrüsen (vier Epithelkörperchen), die hinter den Schilddrüsenpolen liegen. Kalzitonin, häufig auch als Thyreokalzitonin bezeichnet, wird in den parafollikulären C-Zellen der Schilddrüse gebildet. 1,25 Dihydroxycholekalziferol entsteht aus 7-Dehydrocholesterin durch UV-Bestrahlung in der Haut (Cholekalziferol=VitaminD3) und eine 25- und 1-Hydroxylierung in Leber und Niere. Somit kann 1,25 Dihydroxycholekalziferol definitionsgemäß nicht als Vitamin bezeichnet werden, da es vom Körper synthetisiert werden kann (Steroidabkömmling).

Parathormon (PH) bewirkt einen Abfall der Blutkonzentration an anorganischem Phosphat und einen Anstieg der Kalziumkonzentration (s. 7.20). Die Wirkung entfaltet dieses Hormon an drei Organen: Am Knochen erfolgt über eine Osteoklastenaktivierung die Mobilisierung von Kalzium. Gleichzeitig wird auch die organische Knochenmatrix abgebaut. In den Nieren wird die Phosphatrückresorption gehemmt (erhöhte Ausscheidung!). Außerdem wird die Kalziumausscheidung gehemmt (verminderte Ausscheidung!). Im Dünndarm fördert PH die Kalzium- und Magnesiumresorption.

Kalzitonin (CT) gilt als direkter Antagonist des PH. Es erhöht die Serumkalziumkonzentration. Am Knochen wird der Anbau direkt gefördert (!) und nicht die vom PH induzierte Osteoklastenaktivität gehemmt. In den Nieren erhöht CT die Kalziumausscheidung.

Die Bildung von **1,25 Dihydroxycholekalziferol** (1,25-(OH$_2$)-D3) wird durch PH gefördert. 1,25-(OH$_2$)-D3 entwickelt zusammen mit PH seine Wirkung am Dünndarm und fördert die Kalzium- und Phoshatresorption. Auch am Knochen sollen die beiden Hormone zusammen ihre volle Wirkung entfalten. Folge dieser Hormonwirkung ist ein Anstieg des Kalzium- und Phosphatspiegels.

➧ **K:** Ein Hyperparathyreoidismus (z.B. Überproduktion durch einen Tumor) führt zum Krankheitsbild der Osteomalazie. Mit diesem Begriff wird ein "gleichmäßer" Schwund der organischen und anorganischen Knochenmatrix beschrieben. Häufig führt der erhöhte Kalziumspiegel zur Produktion von Nierensteinen. Beim Mangel an (1,25-(OH$_2$)-D3) kann eine sog. Rachitis entstehen (Mineralisierungsstörung der Knochen infolge gestörter Kalziumabsorption im Darm).

10.7. Beschreiben Sie die Wirkungsweise der Hormone des Nebennierenmarks.

Das Nebennierenmark wird entwicklungsgeschichtlich als Abkömmling des sympathischen Nervensystems angesehen (Paraganglion). Beim Menschen wird hier hauptsächlich (ca. 80%) Adrenalin synthetisiert und an die Blutbahn abgegeben, während der vorherrschende Transmitter des sympathischen Nervensystems Noradrenalin ist.

Der Syntheseweg der Katecholamine sollte beherrscht werden:
Tyrosin ($+O_2$) → Dopa ($-CO_2$) → Dopamin ($+O_2$) → Noradrenalin ($+CH_3$) → Adrenalin

Da das Nebennierenmark (zusammen mit dem sympathischen Nervensystem) auch als Notfallorgan des Organismus angesehen werden kann, ist eine schnelle Verfügbarkeit von Adrenalin wichtig. Dies wird durch eine Speicherung in speziellen Granula der Nebennierenmarkzellen bewerkstelligt. Nebennierenmarkzellen sind entwicklungsgeschichtlich homologe postganglionärer Neurone (s.o.) und daher auch präganglionär cholinerg innerviert.

Bei einer Sympathikusaktivierung entwickeln die Katecholamine (Nor)adrenalin verschiedene Herz-Kreislauf- und Stoffwechselwirkungen, s. 11.4. Die Stoffwechselwirkungen werden praktisch nur über ß-Rezeptoren vermittelt, s.11.4:

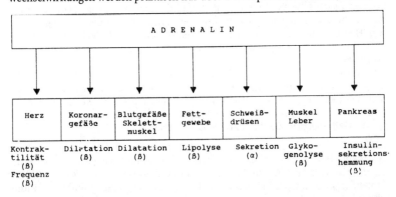

Bei einigen Zielorganen wirken Noradrenalin und Adrenalin antagonistisch bzw. in unterschiedlicher Stärke. So werden die Blutgefäße (außer Skelettmuskel) durch Noradrenalin über α-Rezeptoren kontrahiert. Die glykogenolytische Wirkung an Leber und Muskel ist bei Adrenalin deutlich ausgeprägter, während Noradrenalin stärker auf die Schweißsekretion wirkt. Die zahlreichen (patho)-physiologischen Wirkungen der Katecholamine spielen eine wichtige Rolle in der Notfallmedizin (z.B. Herzinfarkt, Schockbehandlung).

10.8 Beschreiben Sie die Stoffwechselwirkungen der Glukokortikoide!

Die Glukokortikoide werden in der Zona fasciculata der Nebennierenrinde produziert. Glukokortikoidrezeptoren finden sich in der gesamten Muskulatur (glatte Muskulatur, Herz, Skelett), in Magen, Niere, Leber, Fettgewebe und im Gehirn.
Die Kortisolausschüttung wird einerseits über einen direkten Rückmeldemechanismus zum Hypothalamus gesteuert (Regelkreis CRH - ACTH - Zona fasciculata, s. 10.4), andererseits bewirken die Katecholamine des Nebennierenmarks eine vermehrte Ausschüttung an CRH und erhöhen somit ebenfalls indirekt die Kortisolkonzentration. Die Stoffwechselwirkungen im einzelnen sind:
Der Glukosespiegel im Blut wird kortisolvermittelt erhöht (diabetogene Wirkung). Dies geschieht u.a. über die Glukoneogenese aus Aminosäuren, was u.a. für die katabole Wirkung der Glukokortikoide (Eiweißabbau) verantwortlich ist. Der Glukosetransport in die Zellen und die Glukoseutilisation werden erschwert.
Der Fettsäurespiegel im Blut wird durch die Spaltung von Triglyzeriden erhöht.
Da die Glukokortikoide auch eine gewisse mineralkortikoide Potenz besitzen, fördern sie die Natriumreabsorption in der Niere. Dies hat einen passiven Wasserrückstrom in der Niere zur Folge und führt damit zu einer vermehrten Flüssigkeitseinlagerung in die Körpergewebe (Ödembildung).
Darüber hinaus wirken Glukokortikoide auf das zentrale Nervensystem und können psychische Veränderungen (Euphorie, Schlaflosigkeit, depressive Zustände) hervorrufen. Die genauen Pathomechanismen sind noch nicht geklärt.
Am Herzen wirkt Kortisol über eine Verstärkung der Katecholaminaktivität positiv inotrop. Außerdem kommt es zu einer noradrenalinvermittelten Vasokonstriktion.
Eine weitere Kortisolwirkung wird klinisch genutzt. Über eine Hemmung der Migration von Entzündungszellen (Leukozyten) in ein betroffenes Gewebeareal haben Glukokortikoide einen antiinflammatorischen Effekt. Kortisol greift auf molekularer Ebene in den Prostaglandinstoffwechsel ein, wodurch auch Einflüsse auf die Gefäßpermeabilität erklärt werden können.

➡ **K:** Heutzutage sind Glukokortikoide bei der Behandlung zahlreicher Erkrankungen nicht mehr wegzudenken. Vor allem Autoimmunerkrankungen, überschießende postoperative Entzündungszustände und Abstoßungsreaktionen in der Transplantationsmedizin sind wichtige Indikationen für eine Glukokortikoidtherapie.
Die Kenntnis der Regelkreisphysiologie (s. 1.5) ist bei der Beurteilung und Diagnostik erhöhter Kortisolspiegel besonders wichtig. Ursachen für erhöhte Kortisolspiegel können eine vermehrte Produktion von CRH (Hypothalamus), ACTH (gut- oder bösartiger Hypophysentumor) oder von Kortisol selbst (Nebennierenrindentumor) sein.

10.9 Erläutern Sie die Wirkungsweise der Mineralokortikoide (Aldosteron).

Aldosteron wird in der Zona glomerulosa der Nebennierenrinde (äußere Schicht) produziert und steht unter der Kontrolle des Hypophysenhormons ACTH (Stimulierung von Biosynthese und Freisetzung) sowie von Angiotensin II (Stimulierung der Freisetzung).

Der Wirkungsort von Aldosteron ist der distale Tubulus und das Sammelrohr in der Niere. Dabei kommt es zu einer erhöhten Natriumresorption bei einem gleichzeitigen Austausch gegen Kalium- und Wasserstoffionen. Dieser Vorgang hat einen erheblichen Einfluß auf den Wasserhaushalt des menschlichen Körpers. So hat eine erhöhte Natriumkonzentration im Blut gleichzeitig eine Vermehrung des intravasalen Volumens zur Folge. Der menschliche Körper regelt seinen Hydratationszustand in der Hauptsache über diesen Mechanismus. Aldosteron wirkt nicht nur am Nephron, sondern auch an Ileum und Kolon sowie anderen sezernierenden Epithelien (z.B. Schweißdrüsen) und entwickelt so auch hier seinen Einfluß auf die Natriumreabsorption. Das Aldosteronsystem dient dem Menschen als Schutz vor einem zu großen Natriumverlust, umgekehrt aber auch durch Regelung vor einer übermäßigen Natriumzufuhr. Sonst würde sich gleichzeitig die absolute Wassermenge im Körper ändern, was besonders im zentralen Nervensystem fatale Folgen haben kann (Bewußtseinsverlust). Aldosteron hat außerdem eine geringe glukokortikoide Potenz.

➡ K: Man unterscheidet einen primären und sekundären Hyperaldosteronismus. Beim ersteren liegt eine Fehlfunktion der Nebennierenrinde vor, wobei die Zona glomerulosa zuviel Mineralokortikoide produziert (Conn-Syndrom, vgl. 4.2).

Sekundär erhöhte Aldosteronstoffspiegel findet man bei Lebererkrankungen, während der Schwangerschaft und bei Herzinsuffizienz. Therapiert werden diese Erkrankungen soweit möglich ursächlich bzw. mit sog. Aldosteronantagonisten (Spironolakton).

Ein Hypoaldosteronismus ist häufig Folge einer Nebennierenrindeninsuffizienz, wobei auch der Glukokortikoidstoffwechsel gestört ist (Morbus Addison). Die Störung des Mineralstoffwechsels äußert sich in einem exzessiven Natriumverlust mit dem Urin, einem erhöhten Kaliumspiegel im Blut, einem erniedrigten Blutdruck, Muskelschwäche, gastrointestinalen Beschwerden und Hypothermie.

10.10 Erläutern Sie Steuerung und Wirkungsweise des Androgens Testosteron im menschlichen Körper.

Testosteron wird im menschlichen Körper hauptsächlich von den Leydig-Zwischenzellen des Hodens produziert. Testosteron wird z.T. erst in den Zielorganen in das wirksame 5-a-Dihydrotestosteron umgewandelt. Das Hypophysenvorderlappenhormon LH (luteinisierendes Hormon), welches beim Mann ICSH (Interstitielle Zellen stimulierendes Hormon) genannt wird, fördert die Produktion und Ausschüttung von Testosteron. Im Blut ist das Androgen an ein Protein (Globulin) gebunden, welches unter FSH-Einfluß (Hypophysenvorderlappen) in den Sertoli-Stützzellen des Hodens gebildet wird. Über einen negativen Rückkopplungsmechanismus hemmt Testosteron seinerseits die ICSH-Produktion in der Hypophyse und das GnRH (10.4) im Hypothalamus. Das "Negativ-Feedback" auf das FSH ist noch nicht genau geklärt. Während bei der Frau FSH und LH zyklisch ausgeschüttet werden, erfolgt beim Mann eine kontinuierliche Abgabe.

Die Entwicklung der primären und sekundären Geschlechtsmerkmale steht unter dem Einfluß des Testosterons. Werden nur wenig bzw. gar keine Androgene im menschlichen Körper produziert, erfolgt eine weibliche Geschlechtsdifferenzierung. Sind funktionierende männliche Keimdrüsen angelegt (genetisch determiniert), bilden sich durch das Testosteron die männlichen Geschlechtsmerkmale aus. Dazu zählen besonders Behaarungstyp, Körperbau, Kehlkopfgröße und Genitalwachstum.

Auch nach vollständigem Abschluß der männlichen Geschlechtsentwicklung hat das Testosteron weitere wichtige Funktionen. Geschlechtstrieb (Libido), Zeugungsfähigkeit (Potentia generandi) und Begattungsfähigkeit (Potentia coeundi) sind testosterongesteuert. Die Spermiogenese findet nur bei ausreichend hohen Testosteronspiegeln statt.

➡ K: Findet im Erwachsenenalter keine Testosteronproduktion mehr statt (zum Beispiel durch chirurgische oder hormonelle Kastration), bilden sich die männlichen Geschlechtsmerkmale wieder zurück und es tritt eine Feminisierung ein. Andererseits kann es bei Frauen zu einer Überproduktion von Androgenen kommen, was eine Vermännlichung (Virilismus) zur Folge hat. Dieses kann durch Störungen auf hypophysärer Ebene (zu geringe Produktion von LH und FSH und damit konsekutiv erhöhter relativer (!) Androgenüberschuß im weiblichen Körper) sowie iatrogen durch sog. Antiöstrogene (Medikamente zur Therapie des Mammakarzinoms) verursacht werden. In einem solchen Falle entwickelt die Frau sekundäre männliche Geschlechtsmerkmale.

Extragenital ist die biochemische Hauptwirkung der Androgene die Anregung der Eiweißsynthese (anabole Wirkung). Über die Stimulation der Eiweißmatrix kommt es zu einer verstärkten Knochenbildung und einer (v.a. bei gleichzeitigem Training) Vermehrung der Muskelmasse.

10.11. Erläutern Sie Steuerung und Wirkungsweise der Östrogene und Gestagene im menschlichen Körper.

Östrogene und Gestagene werden hauptsächlich in den weiblichen Keimdrüsen (Granulosa- und Thekazellen der Ovarien bzw. Gelbkörperzellen) und in der Plazenta von Schwangeren produziert. Zu einem geringen Anteil erfolgt die Bildung in der Nebennierenrinde und in den Leydig-Zwischenzellen des Hodens (auch Östrogene).

Hauptvertreter der Östrogene ist das **Östradiol**. Östrion und Östriol wirken wesentlich schwächer. Das Östrogen gelangt proteingebunden über den Blutweg an seinen Wirkort. So wird im Ovar die Follikel- und Eireifung gefördert, während in der Gebärmutter eine Kontraktion der Muskulatur und eine Proliferation der Schleimhaut induziert wird. Wirkungen auf die Vagina sind Schleimhautverdikkung, Konsistenzerhöhung des Vaginalsekretes und Abstoßung der glykogenhaltigen Epithelzellen mit konsekutiver pH-Erniedrigung (Änderung der Vaginalflora, Döderlein-Stäbchen). Darüber hinaus wirkt Östrogen auf die Blutgerinnung (Thromboserisiko), den Elektrolyt- und Wasserhaushalt (Ödeme), den Fettstoffwechsel (gesenkter Cholesterinspiegel), den Knochenstoffwechsel (erhöhte Osteoblastentätigkeit), die Haut (Fettablagerung) und das zentrale Nervensystem (Sexualtrieb). Der Hauptvertreter der Gestagene ist das **Progesteron**. Progesteron wirkt unter gleichzeitigem Östrogeneinfluß hauptsächlich auf den Uterus (Wachstum des Myometriums, drüsiger Umbau des Endometriums, nach längerer Einwirkung Rückbildung des Endometriums). Der Zervixschleim wird progesteronvermittelt eingedickt (kontrazeptiver Effekt durch Behinderung der Spermienwanderung). Außerdem erfolgt in der Brust eine Reifung der Milchgänge. Bemerkenswert ist noch der Einfluß auf die Körpertemperatur (Erhöhung) und die allgemeine Stoffwechsellage (Katabolismus).

Die Ausschüttung der Östrogene und Gestagene wird über den Hypothalamus und den Hypophysenvorderlappen (HVL) reguliert. Spezialisierte Nervenzellen im Hypothalamus setzen GnRH (LHRH und FSHRH, s. 10.4) frei. Diese bewirken am HVL eine Ausschüttung von FSH und LH in die Blutbahn. An den bereits beschriebenen Erfolgsorganen werden die effektorischen Östrogene und Gestagene produziert. Eine Rückmeldung (Bluthormonspiegel) v.a. des Östradiols (E2) und des Progesterons erfolgt sowohl auf die hypophysäre als auch auf die hypothalamische Kontrollebene. Dieser Regelkreis weist einige Besonderheiten auf. GnRH (LHRH) wird wie beim Mann pulsatil ausgeschüttet. Allerdings erfolgen die Ausschüttungen beim Mann gleichmäßig, während bei der Frau ein Monatsrhythmus festzustellen ist. In der ersten Hälfte des Menstruationszyklus treten die Pulse etwa alle 90 min, während sie nach der Ovulation nur alle 3–4 Stunden auftreten (siehe auch nächste Seite – Grundlagen des Menstruationszyklus).

10.12 Erklären Sie die hormonale Steuerung des Menstruationszyklus.

Im Hypothalamus erfolgt eine zyklische Ausschüttung von GnRH (FSHRH und LHRH, 10.4), die im Hypophysenvorderlappen eine LH- und FSH-Freisetzung bewirken. Diese wiederum steuern die Östradiol- und Progesteronproduktion. Diese Hormone haben einen unmittelbaren Einfluß auf Gebärmutterschleimhaut und Follikelreifung. Der Menstruationszyklus wird in eine erste (proliferative) und eine zweite (sekretorische) Phase eingeteilt und dauert 21–35 Tage (im Mittel 28 Tage).

In der ersten Hälfte des Zyklus (zeitvariabler Abschnitt) findet östradiolvermittelt die Reifung der Uterusschleimhaut und einer Kohorte (mehrere 1000) von Follikeln statt. Nach Abschluß dieser Phase wird einer dieser Follikel dominant und es kommt zur Ovulation (Follikelsprung). Diese erste Zyklusphase (Follikelphase) wird über einen positiven Rückkopplungsmechanismus auf hypophysärer und hypothalamischer Ebene gesteuert, indem die Östrogensekretion zu hohen LH- und FSH-Spiegeln führt. Besonders der schnelle Anstieg des luteinisierenden Hormons löst den Eisprung am 14. Tag aus (Rolle des FSH unklar).

Der im Ovar verbleibende Follikelrest entwickelt sich zum Gelbkörper und produziert Progesteron, welches den Haupteinfluß auf die zweite, sekretorische Phase (zeitkonstanter Abschnitt) hat. Es findet ein drüsiger Umbau der Uterusschleimhaut statt, der die Nidation (Eieinnistung), die in der Regel am 22.Tag stattfindet, vorbereitet. Da der Gelbkörper in den folgenden Tagen atrophiert, sinkt automatisch auch der Progesteronspiegel im Blut. Dieser Effekt wird durch eine negative Rückkopplung verstärkt, wobei die freigesetzten Östrogene und Gestagene direkt die Gonadotropinausschüttung des HVL hemmen und somit der Progesteronspiegel weiter absinkt. Dadurch kommt es zu einer Rückbildung und Abstoßung der Uterusschleimhaut (Ende des Zyklus und Menstruationsblutung). Die Menstruationsblutung ist also eine Progesteronentzugsblutung.

Im Falle einer Schwangerschaft übernimmt die Plazenta die Progesteronproduktion, so daß die Schleimhautabstoßung unterbleibt und die Embryogenese beginnen kann.

➡ **K:** Durch Zuführen weiblicher Geschlechtshormone können diese Regelkreise beeinflußt werden (Kontrazeption). Östrogen führt über einen negativen Rückkopplungsmechanismus zu einer Unterdrückung des steilen LH-Anstiegs, wodurch der Eisprung unterdrückt wird. Progesteron bewirkt hauptsächlich auf vaginaler Ebene eine Kontrazeption (Schleimviskositätsänderung - Spermienmotilität).

10.13 Beschreiben Sie die hormonalen Grundlagen von Schwangerschaft und Laktation.

Hormonale Voraussetzungen für den Beginn einer Schwangerschaft sind zum einen die längere (ca. 1 Monat) Sekretionsfähigkeit des Corpus luteum, zum anderen die Hormonproduktion (Östrogene und Gestagene) durch die Plazenta.

Nach der Nidation eines befruchteten Eies in die vorbereitete Uterusschleimhaut bildet sich der Trophoblast aus. Dieser bildet nun das humane Choriongonadotropin (**human chorionic gonadotropin=HCG**), welches LH-ähnliche Wirkungen hat und das humane Plazentalaktogen (HPL, 10.4), das wie Prolaktin wirkt. Dadurch wird zunächst das Corpus luteum zur Progesteronproduktion stimuliert (s.o.– Verhinderung der Schleimhautabstoßung). Nach Atrophie des Corpus luteum übernimmt die Plazenta die Bildung von Östrogenen und Progesteron, die zur Aufrechterhaltung der Schwangerschaft notwendig sind. In diesem Stadium ist der HCG-Spiegel im Blut wieder abgefallen.

Während der Schwangerschaft kommt es zu einem stetigen Anstieg des HPL, das die mütterliche Brust zur Laktation vorbereitet (Ausbildung der distalen Alveolen und Lobuli der Brustdrüse).

Die Geburt wird vermutlich durch eine erhöhte Kontraktionsbereitschaft der Gebärmutter, die fetal induziert sein soll, eingeleitet. Prüfungsrelevant ist hier die Kenntnis des Begriffes **Ferguson-Reflex**: Hiermit wird die Freisetzung von Oxytozin durch eine mechanische Reizung von Uterus und Vagina beschrieben, die am Ende der Schwangerschaft wehenanregend wirkt, da die Gebärmutter durch Östrogene (und Prostaglandine, die auch zu einer Erweichung des Muttermundes führen) für Oxytozin sensibilisiert ist.

Unmittelbar an die Schwangerschaft schließt sich die Laktationsperiode an. Der Saugreiz beim Stillen hat über noch nicht geklärte Mechanismen eine Erhöhung des Prolaktin- und Oxytozinspiegels im Blut zur Folge. Durch Prolaktin wird die Laktogenese aufrecht erhalten. Zusätzlich erfolgt eine Dopaminausschüttung im Hypothalamus mit konsekutiver Senkung der FSH/LHRH- Abgabe, was eine Unterdrückung des Menstruationszyklus bewirkt. Aus diesen Tatsachen erklärt sich, daß stillende Mütter i.d.R. nicht schwanger werden können. Die Milchejektion wird über das Hypophysenhinterlappenhormon Oxytozin gesteuert. Der Milchejektionsreflex beschreibt eine mechanische Reizung der Brustwarzen (Saugen), die zu einer bolusartigen Freisetzung von Oxytozin aus dem Hypophysenhinterlappen führt. Das Oxytozin bewirkt eine Kontraktion des Myoepithels, das die Milchdrüsenalveolen umspannt. So wird der intramammäre Druck erhöht und die Saugtätigkeit des Säuglings erleichtert.

➡ **K:** Die Erhöhung des HCG in den ersten 4 Schwangerschaftsmonaten wird klinisch beim Schwangerschaftstest genutzt. Dabei kann man schon in den ersten Tagen post conceptionem im Urin der Mutter die Existenz eines Trophoblasten nachweisen. Außerdem wird eine HCG-Bestimmung zum Nachweis bestimmter hormonproduzierender Tumoren genutzt (Chorioendotheliom, Testiskarzinom).

10.14 Wie wird der Kohlenhydratstoffwechsel hormonell gesteuert?

Der Blutzuckerspiegel wird im wesentlichen durch die Pankreashormone Insulin (ß-Zellen der Langerhans-Inseln) und Glukagon (a2-Zellen), das auch im Magen und im Duodenum produziert wird, reguliert. Darüber hinaus haben Glukokortikoide sowie Adrenalin einen Einfluß auf die Glukosekonzentration im Blut (Normalwerte: ca. 5 mmol/l, 80–100mg/100ml). Grundsätzlich gilt, daß Insulin und Glukagon bzgl. ihrer Wirkungen auf den Blutzuckerspiegel als Antagonisten zu betrachten sind, wobei die senkende Wirkung des Insulin deutlich stärker ist als die blutzuckersteigernde Wirkung des Glukagon.

Die wichtigsten Wirkmechanismen von Insulin (=einziges blutzuckersenkendes Hormon des Körpers) sind im einzelnen (Reihenfolge der physiologischen Bedeutung):
- Erhöhung der Glukosepermeation und des Glukoseverbrauchs in praktisch allen Körperzellen
- Förderung des Glykogenaufbaues in der Leber und Hemmung der Glykogenolyse
- Förderung der Aufnahme von Aminosäuren in die Körperzellen und damit der Proteinsynthese; Senkung der Glukoneogeneserate aus Aminosäuren
- Erhöhung der Membranpermeabilität der Muskelzellen für Glukose (Glykogenbildung).

Die antilipolytische Wirkung von Insulin gewinnt besonders bei Ausfall des Hormons an Bedeutung, da über diesen Mechanismus die Bildung von Ketokörpern gesenkt wird (antiazidotische Wirkung).

Die Glukagonwirkungen sind:
- Erhöhung der hepatischen Glykogenolyserate
- Steigerung der Glukoneogenese

Die Wirkungen von Glukagon auf den Fettstoffwechsel sind die Steigerung der Fettsäureoxidation und damit Erhöhung der Ketogenese.

Bei der Regulation des Blutzuckers ist zu beachten, daß die senkende Wirkung von Insulin der blutzuckersteigernden Wirkung von Glukagon, Adrenalin und Glukokortikoiden gegenübersteht. Die Registrierung des ständig schwankenden Blutzuckerspiegels soll im Pankreasgewebe (für Insulin) bzw. im Hypothalamus (für Glukagon) erfolgen; die Ausschüttung der Hormone wird dann entsprechend direkt auf zellulärer Ebene angepaßt, wobei Glukagon auch in engem Bezug zum Wachstumshormon (a), Adrenalin bzw. dem sympathischen Nervensystem (b) und zur Schilddrüsenfunktion steht, die (a und b) auch als Steuermechanismen fungieren.

10 Hormonale Regulation

10.15 Was hat ein Insulinmangel zur Folge?

Grundsätzlich sollte bei dieser Betrachtung zwischen akutem und chronischem Insulinmangel unterschieden werden. Beim chronischen Insulinmangel stehen die sog. Diabetesspätschäden im Vordergrund. Abgeleitet aus den oben besprochenen Insulinwirkungen kommt es beim akuten Insulinmangel zu Störungen von:

- **Glukosepermeabilität**
  Da Insulin die Glukosepermeabilität und via Enzyminduktion auch die Glukoseutilisation der Zellen erhöht, führt ein Insulinmangel letztendlich zu einer erniedrigten intrazellulären Glukoseutilisation und damit zu einer Hyperglykämie.

- **Lipolyse**
  Die Glukoseaufnahme in das Fettgewebe und damit die Fettsäurebiosynthese sind vermindert. Dies führt zunächst zu einer Hyperglykämie. Außerdem kommt es zur Freisetzung von Fettsäuren, die ihrerseits eine erhöhte Fettsäureoxidation in der Leber (Enzyminduktion) zur Folge haben. Dadurch entsteht die beim Diabetes mellitus bekannte Ketoazidose und Ketonurie.

- **Glukoneogenese**
  Die Glukoseneubildung aus Aminosäuren ist wegen des fehlenden (anabolen) Insulineffektes deutlich gesteigert. Über diesen Mechanismus entsteht ebenfalls eine Hyperglykämie (und eine negative Stickstoffbilanz).

Durch das intravasale (extrazelluläre) Überangebot an osmotisch wirksamen Substanzen entsteht eine osmotisch bedingte übermäßige Wasserausscheidung (osmotische Diurese), die zu einer Dehydratation führt. Die zu erwartende Hypokaliämie bleibt i.d.R. aus, da die Kaliumaufnahme der Zellen Insulin-Glukose-vermittelt abläuft und somit auch gestört ist. Man findet in diesem Zustand einen intrazellulären Kaliummangel bei gleichzeitiger Normokaliämie (trotz Kaliumverlustes über die Niere). Der Typ II des Diabetes mellitus ist nicht auf Insulinmangel, sondern auf eine relative Resistenz der Insulinrezeptoren zurückzuführen, vgl. 9.12.

11.1 Wie ist der efferente Schenkel des vegetativen Nervensystems aufgebaut?

Das autonome (vegetative) Nervensystem hat seine zentrale Integrationsstelle im **Hypothalamus** und ist an dieser Stelle eng mit dem endokrinen und dem limbischen System verknüpft. Weiter peripher teilt sich das Vegetativum in den sympathischen und den parasympathischen Anteil, die meist antagonistisch wirken.

Beiden Systemen gemeinsam ist, daß der periphere efferente Schenkel aus 2 **Nervenzellen** mit ihren Axonen gebildet wird, die außerhalb des zentralen Nervensystems in einem **Ganglion** synaptisch verbunden sind. Das Soma des **präganglionären Neurons** befindet sich im Seitenhorn des Rückenmarks bzw. in entsprechenden vegetativen Nuclei des Hirnstamms. Das **postganglionäre Neuron** hat sein Soma im Ganglion selbst.

Die morphologischen und elektrischen Eigenschaften der Fasern des vegetativen Nervensystems unterscheiden sich stark von denen des somatischen Systems: Präganglionäre Fasern sind schwach myelinisiert (Typ B), postganglionäre Fasern sind nicht myelinisiert (Typ C). Die Leitungsgeschwindigkeit der vegetativen Efferenzen ist dementsprechend erheblich niedriger als die des somatisch-motorischen Systems (präganglionär 3–15m/s, postganglionär 0,7–2m/s).

Das **parasympathische Nervensystem** zeichnet sich anatomisch dadurch aus, daß das Ganglion meist peripher gelegen ist, also in der Nähe der vegetativ innervierten Organe bzw. in diesen Organen selbst liegt. Parasympathische Fasern entspringen aus dem Mittelhirn und der Medulla oblongata oder aber aus dem Sakralmark (S2-S4). Sie verlaufen zusammen mit den Hirnnerven III, VII und IX bzw. den pelvinen Nerven. Eine Sonderstellung nimmt der N. vagus (X. Hirnnerv) ein, der fast ausschließlich parasympathische Fasern führt.

Die peripheren Efferenzen des **sympathischen Nervensystems** entspringen aus den Vorderwurzeln der Rückenmarkssegmente T1 bis L3. Sie spalten sich jedoch bald nach der Vereinigung von Vorder- und Hinterwurzel in einen kurzen Ramus communicans albus ab, der präganglionäre Fasern zum sympathischen Grenzstrangganglion führt. Nach ihrer synaptischen Umschaltung vereinigen sich die postganglionären Fasern über einen Ramus communicans griseus wieder mit dem Spinalnerven. Die sympathischen Fasern trennen sich von den somatischen Efferenzen in der Regel erst im Zielgewebe.

Von manchen Autoren wird dem peripheren vegetativen Nervensystem das **Darmnervensystem** beigeordnet. Die Hauptanteile des Darmnervensystems sind der Plexus myentericus (Auerbach) und der Plexus submucosus (Meissner). Das Darmnervensystem ist autonom (daher zum Vegetativum gehörig), kann jedoch über Sympathikus bzw. Parasympathikus moduliert werden.

11.2 Welche Neurotransmitter spielen eine Rolle im vegetativen Nervensystem?

Die primären Neurotransmitter des vegetativen Nervensystems sind **Azetylcholin** und **Noradrenalin**. Weitere Katecholamine und Neuropeptide wurden in vegetativen Ganglien identifiziert. Ihre Rolle ist Gegenstand intensiver Forschung.

Azetylcholin ist der Transmitter in allen präganglionären Fasern und in den postganglionären Axonen des Parasympathikus. Azetylcholin wirkt sowohl auf nikotinische Rezeptoren (z.B. in der Skelettmuskulatur (Block durch Kurare) und in vegetativen Ganglien (Block durch quaternäre Ammoniumbasen, sog. **Ganglienblocker**)) als auch auf muskarinische Rezeptoren (Block durch Atropin). Letztere vermitteln die vegetativen Signale im Zielgewebe. Muskarinische Rezeptoren sprechen auf Azetylcholinausschüttung langsam an (mehrere Sekunden) und erhöhen die intrazelluläre Aktivität von Proteinkinase C und Ca^{++}.

Ein Teil der postganglionären sympathischen Fasern verwendet ebenfalls Azetylcholin. Diese Fasern stimulieren die Schweißdrüsen zur Sekretion und dilatieren die Arteriolen der Skelettmuskulatur.

Nach der Ausschüttung von Azetylcholin in den synaptischen Spalt wird der Neurotransmitter innerhalb weniger Millisekunden durch die plasmatische Azetylcholinesterase gespalten und damit inaktiviert. Das Blutplasma enthält aus diesem Grund keine meßbaren Mengen an Azetylcholin.

Noradrenalin ist der typische Überträgerstoff der postganglionären Sympathikusfasern (mit den beiden oben genannten Ausnahmen). Außerdem wird Noradrenalin in erheblichen Mengen von den chromaffinen Zellen des Nebennierenmarks in die Blutbahn abgegeben. Diese Zellen sind phylogenetisch nichts anderes als spezialisierte sympathische Ganglienzellen.

Noradrenalin wird aus dem synaptischen Spalt durch präsynaptische carriervermittelte Aufnahme entfernt und in der Nervenendigung einem Recycling unterzogen (erneute vesikuläre Anreicherung und Ausschüttung).

➡ **K:** Pharmakologisch läßt sich die Aktivität des vegetativen Nervensystems sehr gezielt beeinflussen. Beispielsweise wird durch Hemmstoffe der Azetylcholinesterase oder Blockierung der zellulären Aufnahme von Noradrenalin die Wirkdauer der Transmitter im synaptischen Spalt verlängert (Aktivitätssteigerung).

11.3 Welche Haupteffekte hat eine Stimulation von Sympathikus bzw. Parasympathikus?

Einer Faustregel zufolge fördert der **Parasympathikus** alle anabolen **Körperfunktionen**, der **Sympathikus** alle katabolen. Anders ausgedrückt steigert das parasympathische Nervensystem die Verdauungs-, Absorptions- und Assimilationsprozesse (trophotrop), während der Sympathikus für Streßsymptome ("fight or flight reaction") verantwortlich ist (ergotrop). Die wichtigsten Effekte (+ = Steigerung bzw. Stimulierung; – = Hemmung) sind im Folgenden aufgelistet.

Parasympathikus	Effekt
– Motilität des Gastrointestinal(GI-)Traktes	+
– Speichel- und Pankreassekretion	+
– Magensäureproduktion	+
– Herzfrequenz	–
– Harn- und Gallenblasenmuskulatur	+
– Insulinsekretion	+
– Erektion[*]	+

Sympathikus
– Herzfrequenz, Schlagvolumen | +
– Relaxation der Bronchialmuskulatur | +
– Durchblutung der Skelettmuskulatur | +
– Aktivität und Durchblutung des GI-Traktes | –
– Schweißsekretion | +
– Hautdurchblutung | –
– Glykogenolyse, Lipolyse | +
– Insulinsekretion | –
– Blutglukosespiegel | +
– ZNS-Aktivität (Arousal System) | +
– Pupillendurchmesser | +
– Blasen- und Rektumsphinkter | +
– Ejakulation | +

Die meisten Gewebe werden kombiniert sympathisch und parasympathisch innerviert, wobei die beiden Systeme generell gegensätzliche Wirkung ausüben.

➥ **K:** Eine kurzfristige Stimulation der sympathischen Aktivität ist häufig von therapeutischem Nutzen. Wichtige Beispiele sind die Behandlung des Asthma bronchiale und der akuten Herzinsuffizienz. Eine Daueraktivierung des Sympathikus wird für die psychische Komponente der Entwicklung einer Koronarinsuffizienz verantwortlich gemacht (Störungen im Kohlenhydrat- und Lipoproteinmetabolismus bei Streß).

---

[*] s. aber 11.9

11.4 Welche neuronalen Einflüsse bestimmen die Flußrate in den arteriellen Widerstandsgefäßen?

Dünnlumige Arterien und Arteriolen werden primär vom **sympathischen Nervensystem** versorgt. Dabei führt eine Aktivierung des sympathischen Systems in unterschiedlichen Gefäßgebieten zu gegensätzlichen Wirkungen: Die Ringmuskulatur der Widerstandsgefäße der Haut und der Schleimhäute, der Niere sowie die des gesamten Gastrointestinal(GI-)traktes kontrahiert sich (Lumen und Flußrate nehmen ab), während die Arteriolen der Herz- und Skelettmuskulatur sowie der Lunge dilatieren. Einige Gefäßgebiete – z.B. die des Gehirns – unterliegen überhaupt keiner vegetativen Regulation.

Diese gegensätzlichen Wirkungen des Sympathikus führen zu einer Umverteilung des Blutflusses aus dem Bereich der Niere und des GI-Trakts in die Skelettmuskulatur bei weitgehend unverändertem totalen peripheren Widerstand. Dies ist wichtig für die Aufrechterhaltung des Blutdrucks, da eine Öffnung der Widerstandsgefäße der Skelettmuskulatur ohne "Einsparung" bei der Nieren- und GI-Durchblutung den peripheren Widerstand derart senken würde, daß der Blutdruck auch bei maximal gesteigertem Herzminutenvolumen kollabieren würde.

Die Ursache für diese gegensätzlichen Sympathikuswirkungen findet sich in der Rezeptorheterogenität (α- bzw. ß-Rezeptoren). $α_1$-Rezeptoren vermitteln eine Kontraktion der Ringmuskulatur, $ß_2$-Rezeptoren eine Dilatation. $ß_1$-Rezeptoren sind dagegen für die kardialen und metabolischen Sympathikuswirkungen (positive Inotropie und Chronotropie, Glycogeno- und Lipolyse etc.) verantwortlich. $α_2$-Rezeptoren vermitteln eine präsynaptische Rückkopplungshemmung.

➡ K: Die Heterogenität der Noradrenalinrezeptoren hat erhebliche pharmakologische/therapeutische Relevanz:

$ß_1$-**Antagonisten** ("Betablocker") reduzieren den Sauerstoffverbrauch des Herzens ohne eine Wirkung auf den Gefäßwiderstand in der Muskulatur auszuüben. $ß_2$-**Agonisten** werden beim Asthma bronchiale eingesetzt, da die erwünschte Dilatation der Bronchien und Bronchiolen nicht mit einer unerwünschten kardialen Nebenwirkung (Erhöhung der Herzfrequenz, positive Inotropie) erkauft werden muß.

Der $α_2$-**Agonist** Clonidin senkt über einen zentralnervösen Rückkopplungsmechanismus die Sympathikusaktivität und führt so zur Blutdrucksenkung, ohne (über $α_1$-Rezeptoren) den peripheren Widerstand wesentlich zu erhöhen.

11.5 Wie wird die Herzaktion vom vegetativen Nervensystem beeinflußt?

Alle Anteile des Myokards, also Schrittmachergewebe und Arbeitsmuskulatur von Vorhof und Kammer werden vom **Sympathikus** innerviert. Eine besonders dichte sympathische Innervation findet sich im Kammerseptum. Die Übertragung erfolgt über $ß_1$-Rezeptoren. Postganglionäre sympathische Fasern erreichen das Herz aus dem Ganglion cervicale superius und medius über die im Mediastinum gelegenen Nervi cardiaci. Die entsprechenden präganglionären Efferenzen entspringen den oberen Thorakalmarksegmenten (T1-T5).

Unter dem Einfluß sympathischer Efferenzen erhöht sich die Herzfrequenz (**positive Chronotropie**), die Kontraktilität des Ventrikelmyokards wird gesteigert (**positive Inotropie**), und die Überleitungszeit im AV-Knoten sinkt (**positive Dromotropie**). Dadurch erhöhen sich Schlagvolumen, Herzminutenvolumen und Blutdruck. Wegen der positiven Dromotropie besteht eine erhöhte Anfälligkeit gegenüber Herzrhythmusstörungen, die sich auf ein Reentry zwischen Vorhof und Kammer zurückführen lassen (sog. **positive Bathmotropie**).

Seine **parasympathische Innervation** erhält das Herz über den Nervus vagus (X. Hirnnerv). Diese erstreckt sich auf das Erregungsbildungssystem (Sinus- und AV-Knoten) und auf die Vorhofmuskulatur. Das Kammermyokard wird nicht parasympathisch innerviert. Die präganglionären Vagusfasern gehen eine synaptische Verbindung mit intramuskulär gelegenen cholinergen Neuronen ein; spezifische parasympathische "Ganglien" existieren hier nicht. Die postganglionären Neurone geben Azetylcholin an das Zielgewebe ab, inhibieren jedoch auch die Ausschüttung von Noradrenalin aus den synaptischen Nervenendigungen (präsynaptische Hemmung).

Der Parasympathikus senkt die Herzfrequenz (**negative Chronotropie**) und verlängert die atrioventrikuläre Überleitungszeit (**negative Dromotropie**). Die beobachtete negative Inotropie ist weitgehend ein indirekter Prozeß (u.a. über eine Hemmung des Frank-Starling-Mechanismus bei verminderter Ventrikelfüllung aufgrund der eingeschränkten Vorhofkontraktilität).

➡ **K:** In Ruhe steht das Herz unter einem ständigen Parasympathikotonus; die Herzfrequenz ist daher – besonders bei Ausdauertrainierten – niedriger als die autonome Sinusknotenaktivität.

11.6 Wie wird die Sekretionsleistung der Mundspeicheldrüsen durch das vegetative Nervensystem beeinflußt?

Als kranialer Teil des Verdauungssystems unterliegt auch die Speichelsekretion einer parasympathischen Aktivierung bzw. einer sympathischen Hemmung. Hiervon sind gleichermaßen die Volumenflußrate als auch die Sekretion von Mukus und Verdauungsenzymen betroffen.

Parasympathikus: Das präganglionäre Neuron der parasympathischen Parotisinnervation hat sein Soma im Ncl. salivatorius inferior. Die Axone verlaufen im N. glossopharyngeus (IX) bis zum Ggl. oticum. Nach der synaptischen Umschaltung schließen sich die postganglionären Fasern dem N. trigeminus (V, N. auriculotemporalis) an. Obwohl der N. facialis die Gl. parotis durchquert, hat dieser Nerv keinen Anteil an ihrer Innervation.

Die parasympathischen Efferenzen zur Gl. submandibularis und Gl. sublingualis entstammen dem Ncl. salivatorius superior, dem vegetativen Facialiskern (VII). Die Fasern spalten sich jedoch schon bald von denen der somatischen Innervation ab und ziehen in einem überwiegend vegetativen Nerven, der Chorda tympani, zum Ggl. submandibulare.

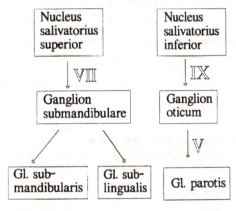

Sympathische Efferenzen erreichen alle Speicheldrüsen aus den kranialen Thorakalsegmenten nach Umschaltung im Ggl. cervicale superius. Die postganglionären Axone schließen sich den zervikalen Arterien an und erreichen so mit der Gefäßversorgung die Zielorgane. Der vaskuläre Effekt (α_1-Wirkung) spielt die Hauptrolle für die sympathische Hemmung der Speichelsekretion.

11.7 Beschreiben Sie die Beeinflussung der Motilität des Magen-Darm-Trakts durch das vegetative Nervensystem!

Unter der gastrointestinalen Motilität faßt man alle Formen von **Peristaltik**, also sowohl **Propulsiv-** als auch **Pendelperistaltik**, den **Tonus** der Magen-Darm-Kanalwand und die Funktion der **Sphinkteren** zusammen. Der Magen-Darm-Kanal ist hinsichtlich seiner Spontanperistaltik autonom (siehe 11.1), daher übt das vegetative Nervensystem – ähnlich wie am Herzen – lediglich eine modulierende Wirkung aus.

Sympathische Efferenzen erreichen den Magen-Darm-Trakt über die **Nervi splanchnici** – präganglionäre Efferenzen aus den Segmenten T5-L2. Die synaptische Umschaltung erfolgt in drei gut lokalisierbaren sympathischen Ganglien, dem Ganglion coeliacus, dem Ganglion cervicale superius und dem Ganglion cervicale inferius. Die postganglionären Fasern stehen in Kontakt mit den intramuralen Nervenplexus (Meissner und Auerbach). Eine Stimulation des Sympathikus vermindert die Peristaltik, erhöht den generellen Muskeltonus und kontrahiert die Sphinktermuskulatur von Cardia und Pylorus. Außerdem wird die Durchblutung des Magen-Darm-Trakts drastisch reduziert.

Das Zielgewebe des **Parasympathikus** (N. vagus) ist ebenfalls das neuronale Netzwerk der intramuralen Plexus. Hier stimuliert der Parasympathikus die Peristaltik und relaxiert die Sphinktermuskulatur. Wie am Herzen läßt sich dabei eine direkte Wirkung von einer präsynaptischen Hemmung der Sympathikusefferenzen unterscheiden.

Ein erheblicher Anteil der Motorik des Magen-Darm-Kanals wird auf lokaler Ebene ohne eine Wirkung des cholinergen bzw. adrenergen Systems vermittelt. Hierbei spielen Neuropeptide, Enkephaline und Purine eine wichtige Rolle.

➡ **K:** Eine fehlende bzw. falsch gesteuerte Motorik eines Kolonabschnitts ist die Ursache des **Morbus Hirschsprung** (Megacolon congenitum). Das proximale Dickdarmsegment wird nur mehr unvollständig entleert; es entstehen die Symptome eines distalen Ileus. Die südamerikanische **Chagas-Krankheit** (Infektion durch Trypanosoma cruzi) führt zu vergleichbaren Symptomen, da die intramuralen Plexus bevorzugtes Zielgewebe der Erreger sind.

11.8 Welche Rolle spielt das vegetative Nervensystem bei der Steuerung der Harnblasenentleerung?

Die **Miktion** ist ein rein **parasympathischer Reflex**. Die Afferenzen stammen aus Dehnungrezeptoren der Blasenwandmuskulatur. Sie werden über die Nervi pelvici in das Sakralmark (S2-S4) geleitet. Auf dieser Ebene ist eine willkürliche Beeinflussung des Miktionsreflexes (Bahnung oder Hemmung) möglich. Der efferente Schenkel verläuft ebenfalls über die Nn. pelvici zurück in die Blasenwand. Das zweite Neuron der parasympathischen Efferenzen liegt unmittelbar in der Muskulatur.

Die glatte Blasenwandmuskulatur (Detrusormuskel) verläuft spiralförmig vom beweglichen Blasendach zum weitgehend fixierten Trigonum vesicae. Im entspannten Zustand verhindert die Lage des basalen Anteils des Detrusormuskels (sog. "innerer Sphinkter") den Eintritt von Harn in die Urethra. Der äußere Sphinkter besteht aus Skelettmuskulatur und ist der willkürlichen Kontrolle unterworfen.

Aufgrund der außergewöhnlichen Dehnbarkeit der Blasenwand steigt der hydrostatische Binnendruck mit zunehmender Füllung nur geringfügig an, während die Detrusormuskulatur kontinuierlich gedehnt wird. Die spinal-reflektorische Miktion wird ab einem Volumen von 150–250 ml ausgelöst: Der Tonus der Detrusormuskulatur nimmt zu. Dies führt dazu, daß sich die Blase "abkugelt" – das Blasendach steigt an. Der "innere Sphinkter" wird durch die Formveränderung der Blase ineffektiv und ermöglicht den Austritt des Urins in die Urethra.

Der Miktionsreflex steht unter positiver Rückkopplung, d.h. die reflektorische Kontraktion der Blasenwandmuskulatur erhöht die Aktivität des afferenten Reflexschenkels, wodurch der efferente Output so lange weiter gesteigert wird, bis die Blase vollständig entleert ist. Einmal eingeleitet, kann dieser Reflex nur durch willkürliche Kontraktion des externen Sphinkters unterbrochen werden.

➤ **K:** Im Fall der kompletten Rückenmarksdurchtrennung bleibt die Blase einige Wochen atonisch, der Urin wird bei zu starker Füllung nur tröpfchenweise abgegeben (sog. Überlaufblase). Nach einiger Zeit stellt sich der Miktionsreflex in der Regel jedoch wieder ein und die Blase wird vollständig entleert. Der Miktionsreflex kann durch manuellen Druck auf die Blase eingeleitet werden (Aktivierung der Dehnungsrezeptoren). Sind die parasympathischen Afferenzen durchtrennt bleibt die Überlaufblase jedoch permanent bestehen

11.9 Welche Rolle spielt das vegetative Nervensystem bei der Erektion und der Ejakulation?

Die **Erektion** entsteht durch eine vermehrte Durchblutung der beiden Corpora cavernosa auf der Dorsalseite des Penis. Im nicht erigierten Zustand wird dieses Gefäßbett durch eine Reihe arteriovenöser Anastomosen umgangen. Die Erhöhung des arteriolären Muskeltonus dieser Anastomosen zweigt Blut in die Corpora cavernosa ab und ermöglicht so die Erektion.

Dieser Vorgang steht unter der Kontrolle von Sympathikus und Parasympathikus. Die Rolle der parasympathischen Nervi erigentes (aus S2-S4) wird normalerweise als überwiegend herausgestellt, s. 11.3. Allerdings läßt sich eine Erektion durch Applikation muskarinischer Antagonisten nicht blockieren, wohl aber durch ß$_2$-Antagonisten. Dies läßt auf eine wesentliche Beteiligung des adrenergen Nervensystems schließen.

Die **Ejakulation** wird durch einen Spermatransport in die paarige Samenblase eingeleitet. Dieser Transport geschieht v.a. durch eine Peristaltik der glatten Muskulatur des Ductus deferens (sog. "Emission"). Exakter dargestellt versteht man unter Emission den Transport des Samens in die Urethra interna. Dies erfolgt durch eine sympathisch induzierte Kontraktion von Epididymis, Ductus deferens, Samenblase und Prostata. Die eigentliche Ejakulation beginnt mit dem Eintritt von Sperma in die Urethra: Der innere Harnblasensphinkter schließt sich, und das Sperma wird durch rhythmische tonisch-klonische Kontraktionen des M. bulbospongiosus (quergestreifte Muskulatur) sowie der Beckenbodenmuskulatur nach distal befördert. Die Ejakulation ist ein rein sympathisch gesteuerter Prozeß. Die regulatorischen Neurone befinden sich in den Segmenten T12-L2. Der verantwortliche afferente Stimulus ist der Eintritt von Sperma in die Urethra (Beginn der unwillkürlichen Phase). Da die Motoneurone für die Innervation des M. bulbospongiosus weiter distal sitzen (S2-S4) muß man von einem mehrere Segmente umfassenden Reflexbogen ausgehen. Die Ejakulation ist ein rein spinaler Reflex, der auch nach Rückenmarksdurchtrennung (oberhalb T9) möglich ist.

➡ **K:** Der Einfluß des adrenergen Nervensystems auf die Erektion wurde erst mit der breiten Anwendung von ß-Rezeptorenblockern in der Hochdruckbehandlung entdeckt. Eine außerordentlich störende Nebenwirkung von "unselektiven" ß-Blockern ist die verminderte Potenz der häufig noch jungen Patienten. Diese reversible Nebenwirkung führt häufig zum Absetzen der Therapie. Umgekehrt sollen ß$_2$-Agonisten die Erektion verstärken können.

11.10 Wie steuert das vegetative Nervensystem den Lichteinfall in die Pupille?

Der **M. sphincter pupillae** ist ein rein **parasympathisch** innervierter Muskel, eine Aktivierung des Parasympathikus führt also zur Verengung der Pupille (Miosis). Umgekehrt stimuliert der **Sympathikus** die Mydriasis (Pupillenerweiterung) durch Kontraktion des **M. dilatator pupillae**.

Die **parasympathische Innervation** entspringt aus dem Ncl. Edinger-Westphal, einem Okulomotoriuskern (III). Dieses Kerngebiet erhält Afferenzen aus dem ipsi- und kontralateralen N. opticus (II), was die direkte und konsensuelle Lichtreaktion erklärt. Die präganglionären Axone verlaufen zusammen mit den motorischen Fasern für den M. rectus inferior und spalten sich relativ spät zum Ggl. ciliare ab. Die postganglionären Fasern innervieren neben dem Pupillensphinkter auch den Ziliarmuskel (Akkommodation!).

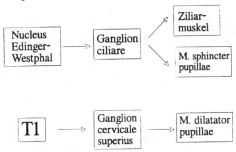

Sympathisch wird die Pupille ähnlich wie die Speicheldrüsen aus dem kranialen Thorakalmark (T1) innerviert. Die synaptische Umschaltung erfolgt im Ggl. cervicale superius; postganglionäre Fasern erreichen den Dilatatormuskel über Äste der A. carotis. Die Rezeptoren sind vom α_1-Typ.

Im Fall der Regulation der Pupillenweite ist keine direkte Hemmung zwischen Parasympathikus und Sympathikus (präsynaptische Hemmung) bekannt. Die antagonistische Wirkung auf das Zielorgan erfolgt durch den gegensätzlichen Effekt auf den Muskeltonus.

12/13.1 Wie entsteht das Ruhepotential einer Zelle? Wodurch wird es beeinflußt?

Die Ursache für die Potentialdifferenz über der Plasmamembran einer Zelle (Membranpotential) ist die Ungleichverteilung von Ionen zwischen dem Intra- und Extrazellulärraum. Da die Plasmamembran in Ruhe vorwiegend für K^+ Ionen permeabel ist, ist das Ruhepotential v.a. ein K^+-Diffusionspotential.

Die intrazelluläre Kaliumkonzentration übersteigt den Kaliumspiegel im Interstitium um das 20–30fache (extrazellulär $[K_e]$ = 5 mmol/l, intrazellulär $[K_i]$ = 100–150 mmol/l). Daher diffundieren in Abwesenheit eines Membranpotentials K^+-Ionen aus dem Intra- in den Extrazellulärraum. Dieser Ausstrom positiv geladener Teilchen läßt den Intrazellulärraum **negativ geladen** zurück. Je mehr K^+-Ionen ausströmen, desto größer wird die Potentialdifferenz.

Die jetzt negativ geladene Membraninnenseite verlangsamt den Ausstrom positiver Ladungen (ungleich geladene Teilchen ziehen sich an). Der Kaliumausstrom kommt erst dann zum Stillstand, wenn die auswärts gerichtete Triebkraft (**chemischer Gradient**) der einwärts gerichteten Triebkraft (**elektrischer Gradient**) die Waage hält. Die Zelle befindet sich nun „in Ruhe", das **Gleichgewichtspotential** (auch Kalium-Diffusionspotential E_K) ist erreicht.

Die Höhe des Kalium-Diffusionspotentials errechnet sich nach der **Nernst-Gleichung**:

$$E_k = \frac{RT}{zF} \cdot \ln \frac{[K_a]}{[K_i]}$$

mit (R=Gaskonstante, T=absolute Temperatur, z=Wertigkeit des Ions, F=Faraday-Konstante, K_a=Kaliumkonzentration außerhalb der Zelle, K_i=Kaliumkonzentration im Zellinneren).

Für praktische Zwecke läßt sich die Nernst-Gleichung umformen (R, T, z und F werden zusammengefaßt (bei t = 37°C), und der natürliche Logarithmus wird durch den dekadischen Logarithmus ersetzt:

$$E_K = -61{,}5 \text{ mV} \times \log ([K_i]/[K_a])$$

Das tatsächliche Membranpotential ist meist etwas **positiver** („niedriger") als das errechnete Kalium-Gleichgewichtspotential, da eine geringfügige Diffusion von Na^+ und Cl^- dem K^+-Ausstrom entgegenwirkt.

➡ **K:** Kalium ist im Organismus wesentlicher Elektrolyt in allen Zellen und notwendig für die Aufrechterhaltung des Membranpotentials (Ruhepotential). Kaliummangel ebenso wie Kaliumüberschuß können so zu Störungen der Erregungsleitung (z.B. des Herzens) und der Muskelkontraktion führen.

12/13.2 Was beschreibt die „Goldmann"-Gleichung und wie ändert sich das Ruhepotential einer Zelle bei Änderung der Kalium-Konzentration?

Wie in Frage 1 erläutert, ist das **Membran-Ruhepotential** einer Zelle überwiegend ein K^+-Gleichgewichtspotential, das durch die **Nernst-Gleichung** beschrieben werden kann. Bei diesem Potential ist die Wirkung des elektrischen Feldes, hervorgerufen durch den **Ausstrom von K^+ Ionen**, dem durch den Konzentrationsunterschied aufgebauten Diffusionsdruck äquivalent.

Für eine präzisere Berechnung des Ruhepotentials müssen jedoch auch andere Ionen (wie Na^+ und Cl^-) und die **Permeabilität (P)** der jeweiligen Ionen berücksichtigt werden. Permeabilität ist ein quantitatives Maß für die Leichtigkeit, mit der die Ionen eine Membran passieren können.

Goldmann-Gleichung:

$$Em = \frac{RT}{zF} \cdot \ln \frac{P_k[K^+]_a + P_{Na}[Na^+]_a + P_{Cl}[Cl^-]_i}{P_k[K^+]_i + P_{Na}[Na^+]_a + P_{Cl}[Cl^-]_a}$$

Die Goldmann Gleichung entspricht also einer **Kombination** der **Nernst-Gleichungen für K^+, Na^+ und Cl^-** unter gleichzeitiger Berücksichtigung der unterschiedlichen Permeabilitäten der einzelnen Ionensorten. In den meisten Zellen ist **P_K etwa 30-mal höher als P_{Na}**.

Überwiegend wird das Ruhepotential jedoch durch den Logarithmus des Kaliumkonzentrationsunterschiedes zwischen Zell-Äußerem und Zell-Innerem bestimmt. Eine **Erhöhung** der **extrazellulären K^+-Konzentration** führt dabei zur **starken Depolarisation** der Nervenzelle.

➤ K: Unter physiologischen Bedingungen können Gliazellen die K^+-Konzentration konstant halten. Die durch Änderung der K^+-Konzentration hervorgerufenen Depolarisationen sind vermutlich verantwortlich für die Auslösung von krampfartigen Entladungen im Gehirn, wie sie z.B. bei Epilepsien festzustellen sind.

12/13.3 Was ist ein elektrogener Transport und wo kommt er vor?

Membranen von tierischen Zellen sind geprägt durch unterschiedliche Ionenverteilungen außerhalb und innerhalb der Zellen (z.B. ca. 40-fach höhere Kalium-Konzentration innerhalb der Zelle und eine ca. 12-fach niedrigere Natrium-Konzentration innerhalb der Zelle). Diese **Konzentrationsunterschiede** werden durch **aktive Transportmechanismen aufrechterhalten.**

Der **wichtigste aktive Transportprozeß** ist die **Na^+/K^+-Pumpe**, die **Na^+ aus** der Zelle und **K^+ in** die Zelle pumpt. Bei einem Austausch von einem Kalium-Ion gegen ein Natrium-Ion spricht man von einem **elektroneutralem** Transport. Von einem **elektrogenem Transport** spricht man dann, wenn **ungleich viele Ionen-Ladungen transportiert** werden, also ein elektrischer Strom erzeugt wird. Bei der Na^+/K^+-Pumpe werden unter **Verbrauch von Stoffwechselenergie** (Spaltung von ATP in ADP+P, daher auch der Name: **Na^+/K^+-ATPase**) 3 Natriumionen aus der Zelle und 2 Kaliumionen in die Zelle transportiert.

Die Na^+/K^+-Pumpe ist stark **temperatur- und energieabhängig.**

Wie die meisten biochemischen (enzymatischen) Reaktionen ist die Transportleistung der Pumpe nicht linear abhängig vom Konzentrationsgradienten der beteiligten Ionen, sondern folgt einer **Sättigungskinetik (Michaelis-Menten).**

➡ **K:** Das Herzglykosid Ouabain (Strophantin) kann die Na^+/K^+-Pumpe selektiv hemmen. Gleichzeitig kommt es zu einem verstärkten Ca^{2+} Einstrom und verringertem Ca^{2+} Ausstrom, wodurch eine inotrope Wirkung bedingt ist. Durch die gesteigerte Inotropie wird beim Herzkranken ein erhöhter Symphathotonus reduziert, was weiterhin zu niedriger Herzfrequenz, verminderter Vor- und Nachlast und Senkung des O_2 Verbrauchs führt. Eine Hemmung der Phosphorylierung (Spaltung von ATP in ADP+P) kann durch DNP (Dinitrophenol), Blausäure (KCN) oder durch Abkühlung erreicht werden.

12/13.4 Wodurch wird das Ruhepotential konstant gehalten?

Tierische Zellen besitzen **extrazellulär hohe K^+-Konzentrationen** und **intrazellulär niedrige Na^+-Konzentrationen**. Das Membranpotential ist in erster Näherung ein K^+ Gleichgewichtspotential, das durch die Nernst-Gleichung beschrieben wird (s.o.). Für eine genauere Berechnung des Membranpotentials müssen jedoch auch die Na^+- und Cl^--Permeabilitäten berücksichtigt werden. Dies geschieht durch die Goldmann-Gleichung (s.o.).

Das Ruhepotential und somit der K^+/Na^+-Konzentrationsunterschied wird jedoch v.a. durch die **Zellenergie verbrauchende Na^+/K^+-Pumpe** aufrechterhalten.

Die Na^+/K^+-Pumpe verbraucht für die Aufrechterhaltung des Ruhepotentials ca. 30 % der Zellenergie.

Wird die ATP-Synthese blockiert, steigt die intrazelluläre Natriumkonzentration und gleichzeitig sinkt die intrazelluläre Kaliumkonzentration. Nach ca. 15 Minuten ist die Zelle depolarisiert.

Die Na^+/K^+-Pumpe garantiert jedoch auch ein gleichbleibendes Zellvolumen. In der Zelle befinden sich große Anionen (z.B. Protein, Cl^-), die die Zellmembran nur sehr schlecht permeieren können. Durch **Konstanthaltung der Ionenverhältnisse** durch die Na^+/K^+-Pumpe bleibt der osmotische Druck der Zelle und somit auch das Volumen konstant.

➡ **K:** Sauerstoffmangel bzw. Energiemangelzustände können zur Blockade der Na^+/K^+-Pumpe führen. Dadurch wird die Zelle zunehmend depolarisiert, es strömt K^+ in die Zelle ein, aufgrund des osmotischen Druckes folgt Wasser und die Zelle schwillt an (Ödem).

12/13.5 Beschreiben Sie die Entstehung und den Ablauf eines typischen Aktionspotentials im Nervengewebe

Das Ruhemembranpotential einer Nervenzelle liegt in der Regel bei ca. −70 mV. Durch den Einfluß exzitatorischer Neurotransmitter kommt es zur Depolarisation der Zelle. Diese initiale Depolarisation ist meist ein **Summationseffekt vieler exzitatorischer (EPSP) und inhibitorischer (IPSP) postsynaptischer Potentiale** und somit nicht dem Alles-oder-Nichts-Gesetz unterworfen.

Erreicht die Depolarisation die **Schwelle** der neuronalen Erregbarkeit (ca. −55 mV), so erhöht sich schlagartig die **Natriumleitfähigkeit** der Zelle. Dies ist die Folge der **Aktivierung spannungsabhängiger Natriumkanäle** in der Zellmembran. Das Membranpotential der Zelle bricht zusammen und wird kurzzeitig sogar deutlich positiv (+35 mV; sog. „Overshoot"). Diese **Aufstrichphase** des Aktionspotentials nimmt lediglich den Bruchteil einer Millisekunde in Anspruch.

Eine bereits dem einzelnen Na^+-Kanalprotein inhärente Eigenschaft ist die **schnelle Inaktivierung**: bereits 0,2 ms nach Beginn der Kanalöffnung sinkt die Einzelkanal-Leitfähigkeit in exponentieller Weise ab; das Membranpotential kehrt zu negativen Werten zurück. Die Geschwindigkeit dieser **Abstrichphase** nimmt mit zunehmender Hyperpolarisation ab („Nachdepolarisation").

Während die Na^+-Ströme sich innerhalb einer Millisekunde wieder normalisiert haben, bleibt die Kaliumleitfähigkeit noch längere Zeit nach einem Aktionspotential erhöht und verursacht eine **anhaltende Hyperpolarisation** (20–50 ms).

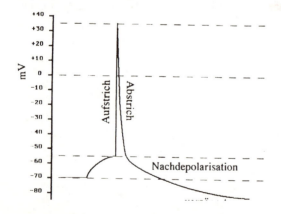

12/13.6 Welchen Einfluß hat die Dauer eines elektrischen Reizimpulses auf die Auslösung eines Aktionspotentials?

Wäre die Zellmembran ein reiner Plattenkondensator, so bestünde ein invers linearer Zusammenhang zwischen der applizierten Stromstärke (I) und der zur Auslösung eines Aktionspotentials nötigen Zeit (t). Dieses Grundmodell bedarf jedoch einer Erweiterung: Für erregbare biologische Membranen findet sich experimentell eine **Mindestdauer des Impulses**, bei deren Unterschreiten auch extrem hohe Stromstärken kein Aktionspotential auslösen können. Umgekehrt läßt sich eine **Mindeststromstärke (Rheobase)** ermitteln, unterhalb derer auch extrem lang anhaltende Impulse zu keinem Reizerfolg führen. Oberhalb der Rheobase zeigt sich wie erwartet eine hyperbolische Beziehung zwischen Stromstärke und erforderlicher Reizdauer.

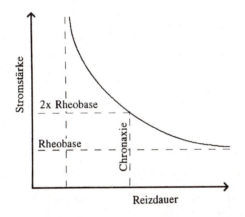

Die **Rheobase** wird meist nichtinvasiv durch elektrische Stimulation über Hautelektroden gemessen. Sie ist daher ein sehr stark vom individuellen Probanden (Lage des Nerven, Fettpolster) und der individuellen Situation (Leitfähigkeit der Haut, Applikation der Elektroden durch den Untersucher) abhängiger Parameter. Um das Ergebnis der Untersuchung zu objektivieren, bestimmt man die **Chronaxie**. Sie ist diejenige Reizdauer, die bei doppelter Rheobasenstromstärke gerade einen Reizerfolg auslöst. Die Chronaxie ist **für einen bestimmten Nervenfasertyp charakteristisch**. Extrem langsam „einschleichende" Ströme können die Nervenzellmembran depolarisieren, ohne ein Aktionspotential auszulösen (**Akkommodation**).

12/13.7 Was ist die Refraktärzeit beim Aktionspotential und wie funktioniert der Na$^+$-Membrankanal?

Nach Reizung wird innerhalb einer Millisekunde die **Na$^+$-Leitfähigkeit** der Membran **erhöht** und die Membran durch den Einstrom von Na$^+$-Ionen **depolarisiert**.
Anschließend wird das Na$^+$-System vorübergehend **deaktiviert**.
Gibt man unmittelbar nach einem Aktionspotential einen Reiz, der genauso groß ist wie der Reiz, der zuvor das Aktionspotential auslöste, wird kein neues Potential ausgelöst.
Diese Zeitspanne dauert etwa 2 ms und wird **absolute Refraktärzeit** genannt.
Nach dieser Zeit können durch extrem große Reize Erregungen ausgelöst werden.
Man nennt diese Periode **relative Refraktärzeit**.
Die absolute Refraktärzeit bestimmt somit die Frequenz, mit der Nerven maximal erregt werden können.
Das Na$^+$-Kanalmolekül ist ein **Glykoprotein** mit einer Molekularmasse von ca. 300 kDa. Der Na$^+$-Kanal muß somit vereinfacht drei Zustände kennen:

- **Geschlossen und aktivierbar** (Grundzustand). In diesem Zustand wird das erste Aktionspotential ausgelöst. Innerhalb der ersten Millisekunde nach einem Reiz werden die ersten Na$^+$-Kanäle geöffnet und gehen somit in den zweiten Zustand über:
- **Offen und aktiviert**. Dieser Zustand dauert ca. 5 ms. Durch Schließen des Kanals geht dieser in den dritten Zustand über:
- **Geschlossen und inaktiviert**. In dieser Phase ist der Kanal nicht aktivierbar (absolute Refraktärzeit).

Die Untersuchung von Membrankanälen wurde möglich durch die Patch-Clamp-Technik. Es wird dabei eine Membran an eine Elektrode „angesaugt" und dadurch der Bereich der Membran unterhalb der Elektrode (ca. 1 µm²) von der übrigen Membran elektrisch isoliert (Giga-seal = Widerstand zwischen den Membranbereichen außerhalb und innerhalb der Elektrode > 1 GOhm). Dadurch können die **Ströme durch die einzelnen Kanalmoleküle** gemessen werden. Die Stromamplitude für einen Membrankanal liegt dabei im pico-Ampere- Bereich.

Durch Manipulation an einzelnen Kanälen konnte das Membranverhalten näher untersucht werden: Tetrodotoxin (TTX) bindet von außen an die Na$^+$ Kanäle und verhindert so den Na$^+$-Einstrom in die Zelle. TTX ist hochgiftig und stammt aus den Eingeweiden und der Haut ostasiatischer Kugelfische (Tetraodonitiden). Tetraäthylammonium (TEA) blockiert selektiv die K$^+$-Kanäle.

12/13.8 Was versteht man unter Rezeptorpotential und Frequenzmodulation?

Der Terminus „Rezeptorpotential" bezieht sich nicht auf Membranrezeptoren (Molekülkomplexe in Zellmembranen), sondern auf die Nervenzelle, die den sensorischen Prozeß auslöst. Die spezifische Sinnesenergie wird durch das jeweilige Sinnesorgan aufgenommen. Jedes dieser **Sinnesorgane besitzt Rezeptoren, die den Sinnesreiz aufnehmen und für die weitere Verarbeitung im Nervensystem umwandeln.**

Typische Rezeptorzellen im menschlichen Körper sind z.B. die Lichtsinneszellen in der Retina. Treffen Lichtquanten auf die Lichtsinneszellen, wird in dieser Zelle das Ruhepotential geändert durch die Steigerung der Permeabilität der Membran v.a. für Na^+ Ionen. **Die Höhe der Änderung des Ruhepotentials ist dabei abhängig von der Reizstärke** (in diesem Falle Lichtmenge). Bei Vertebraten (z.B. Mensch) werden durch Reizung mit Licht Na^+-Kanäle geschlossen, dadurch kommt es zu einer **Hyperpolarisation** der Membran, es fließt weniger Strom durch die Membran als im Ruhezustand. Bei wirbellosen Tieren (Evertebraten) bewirkt Licht genau das Gegenteil: durch Reizung mit Licht werden in Abhängigkeit von der Lichtmenge Na^+-Kanäle geöffnet, es kommt zu einer Depolarisation der Membran. Während in der Dunkelheit nur ein geringer „Dunkelstrom" fließt, nimmt durch Lichtreizung der Stromfluß durch die Membran zu.

Das Rezeptorpotential wird auch **Generatorpotential** genannt.

Die weitere Verarbeitung im neuronalen System erfolgt dadurch, daß nach überschwelliger Reizung der Rezeptorzelle in den nachgeschalteten Zellen Aktionspotentiale ausgelöst werden.

Während bei den Rezeptorzellen die Höhe der Änderung des Membranpotentials **proportional zur Reizstärke** ist (**Amplitudenmodulation**), ist die Höhe des Aktionspotential immer gleich hoch („Alles oder Nichts- Gesetz"). In der Amplitude des Aktionspotentials liegt somit keine Information.

Mit der Höhe des Rezeptorpotentials nimmt jedoch die Anzahl der vom Rezeptor ausgelösten Aktionspotentiale zu (**je höher ein Rezeptorpotential, desto mehr Aktionspotentiale in schnellerer Reihenfolge**).

Das bedeutet, daß zwischen der Rezeptorzelle und dem weiterverarbeitendem System eine Umkodierung erfolgt von Amplitudenmodulation in **Frequenzmodulation**. Je höher die Frequenz der Aktionspotentiale ist, desto größer war die Amplitude des Rezeptorpotentials, die wiederum abhängig ist von der Höhe des Reizes.

12/13.9 Wie wirken Curare, Botulinustoxin und Prokain?

Aktionspotentiale setzen Azetylcholin in der Muskelendplatte frei, dabei ist die freigesetzte Menge an Azetylcholin abhängig von der Frequenz der Aktionspotentiale. **Azetylcholin erhöht** die **Permeabilität für Na$^+$ und K$^+$ Ionen** an der subsynaptischen Membran. Dadurch kommt es zu einer Depolarisation, die weitere Aktionspotentiale auslöst, die letztlich zur Kontraktion des Muskels führen.

Curare bindet an die Rezeptorplätze für Azetylcholin an der subsynaptischen Membran; es handelt sich um eine **kompetitive Blockade**. Deshalb kommt es unter Curare-Applikation nur zu kleinen Endpotentialen.

➡ K: Curare-Derivate werden in der Anaesthesie als Muskelrelaxans eingesetzt; sie führen zu einer dosisabhängigen Muskelerschlaffung. Der Einsatz von Muskelrelaxantien ermöglicht die Einsparung von Narkotika und eine flachere Narkose. Curare-Derivate gehören zu den **nicht-depolarisierenden Muskelrelaxantien**. Es werden in der Anaesthesie jedoch auch **depolarisierende Muskelrelaxantien** benutzt. Diese wirken wie Azetylcholin, werden jedoch langsamer abgebaut (z.B. Suxamethonium (Succinyl)).

Botulinustoxin hemmt die präsynaptische Freisetzung von Azetylcholin. Botulinustoxin wird durch das Bakterium Clostridium botulinum gebildet und durch verdorbene Lebensmittel aufgenommen.

➡ K: Vergiftungen mit Botulinustoxin führen meistens zunächst zu Schlucklähmungen. Im schlimmsten Fall wird auch die Atemmuskulatur betroffen. Die Intoxikation hat eine hohe Mortalität.

Prokain macht die Na$^+$-Kanäle für Na$^+$-Ionen schlechter penetrierbar. Im Gegensatz zu Tetrodotoxin (TTX), das seinen Wirkungsort am Na$^+$-Kanal von der Membranaußenseite erreichen kann, wirkt Prokain über die hydrophobe Phase des Plasmalemm. Procain ändert also die Na$^+$-Permeabilität der Membran und somit die Weiterleitung der Aktionspotentiale. Durch Ausschaltung dieser Aktionspotentiale kann eine örtliche begrenzte, reversible Ausschaltung von z.B. Schmerzrezeptoren erreicht werden.

➡ K: Prokain ist das **älteste injizierbare Lokalanaesthetikum**. Es ist relativ ungiftig und nur kurzfristig wirksam. Es ist eng verwandt mit Kokain. Auch Kokain ist als Lokalanästhetikum wirksam, führt allerdings auch zur Beeinträchtigung der Funktionen des Zentralnervensystems. Bei mäßiger Gabe: Euphorie, Halluzinationen, psychische Abhängigkeit; bei Überdosis: zunächst Exzitation, dann Depression der Funktionen des Zentralnervensystems; Tod durch epileptiforme Krämpfe und zentrale Atemlähmung.

12/13.10 Nennen Sie die wichtigsten Unterschiede zwischen der elektrischen Leitung in einer Nervenfaser verglichen mit derjenigen in einem Kupferkabel!

Die Erregungsfortleitung in einem Axon ist eine **aktive Leistung der Zellmembran** und erfordert daher **Stoffwechselenergie** (zur Wiederherstellung des Ionenungleichgewichts zwischen dem Intra- und Extrazellulärraum). Ein metallischer Leiter ist ein passives Element und verbraucht lediglich Reibungsenergie (Widerstand).

Die physikalischen Träger der elektrischen Übertragung sind im Fall der Nervenfaser **Ionen**, in einem Kupferkabel Elektronen. Allerdings ist der laterale Ionenstrom extrem gering und beschränkt sich auf lokale Ströme zur Depolarisation des benachbarten Membranbezirks.

Das Zytoplasma der Nervenfaser (Axoplasma) hat an der Erregungsübertragung keinen Anteil; die elektrischen Phänomene sind **auf die Zellmembran beschränkt**. Ein Metallkabel leitet Gleichstrom und niedrige Wechselstromfrequenzen vorwiegend im Kabelinneren (bei extrem hohen Frequenzen fließen die Elektronen allerdings ebenfalls an der Leiteroberfläche).

Die **Leitungsgeschwindigkeit** ist deutlich **geringer** als die Lichtgeschwindigkeit (0,3–120 m/s je nach Fasertyp), da jeder erregbare Abschnitt einer Nervenfaser ein Aktionspotential an den benachbarten Abschnitt zu übergeben hat. Die Geschwindigkeit der Erregungsfortleitung wird durch die Anzahl und die Latenzzeit der auszulösenden Aktionspotentiale bestimmt.

Die **Signalenergie** eines fortgeleiteten Aktionspotentials **nimmt nicht mit zunehmender Leitungsstrecke ab**. Jeder erregbare Abschnitt einer Nervenfaser dient als „Relaisstation" und produziert auf einen adäquaten Reiz hin jeweils ein vollständiges Aktionspotential. Ein Kupferkabel verursacht eine Verlustleistung; die Signale werden mit zunehmender Leitungsstrecke energieärmer.

Die axonale Erregungsfortleitung ist **gerichtet**: Elektrische Signale laufen ausschließlich in einer Richtung (vom Signalgenerator weg). Dieser **Gleichrichtereffekt** resultiert aus der Tatsache, daß ein abgelaufenes Aktionspotential den entsprechenden Membranbezirk eine Zeitlang unerregbar zurückläßt. Lokale Ströme aus dem benachbarten – gerade erregten – Bereich treffen diesen Bezirk also in seiner **Refraktärzeit** an und lösen daher kein rekurrentes Aktionspotential aus. Das Axon besitzt jedoch keine bestimmte Vorzugsrichtung (nach proximal oder distal).

12/13.11 Nennen Sie die wichtigsten Nervenfasertypen und ihre charakteristischen Eigenschaften!

Es existieren zwei unterschiedliche Einteilungen der Nervenfasertypen. In der Motorik wird meistens die Einteilung nach Erlanger und Gasser verwendet, in der Sensorik die nach Lloyd und Hunt. Die Einteilung nach Erlanger und Gasser teilt die unterschiedlichen Axontypen des peripheren Nervensystems nach **fallender Leitungsgeschwindigkeit** in A- (Aα, Aß, Aγ und Aδ), B- und C-Fasern ein.

Die **Aα-Fasern** sind die am schnellsten leitenden Nervenfasern des Körpers (70–120 m/s). Ihr Faserdurchmesser kann bis zu 20 μm betragen, da sie **außerordentlich gut myelinisiert** sind. Eine dicke Myelinscheide isoliert den entsprechenden Nervenfaserabschnitt: die Übertragung von Aktionspotentialen durch lokale Ströme überspringt den isolierten Bereich. Dadurch reduziert sich die Anzahl der pro Streckeneinheit ausgelösten Aktionspotentiale und damit auch die kumulierte Latenzzeit (**saltatorische Erregungsfortleitung**). Aα-Fasern finden sich im **somatisch-motorischen Nervensystem** sowie in der afferenten **Propriozeption**, also überall, wo eine schnelle Reaktionszeit erforderlich ist. Bei den **Aß-Fasern** handelt es sich um Hautafferenzen für **Berührung und Druck**. A*γ*-Fasern versorgen die **Muskelspindeln** der Skelettmuskulatur. Ihre **Leitungsgeschwindigkeit ist deutlich geringer** als die der Aα-Fasern (15–30 m/s), ihre Myelinscheide ist 4–5mal dünner. Aγ-Fasern lassen sich daher sowohl elektrisch als auch morphologisch von den motorischen Aα-Fasern abgrenzen. **Aδ-Fasern** (12–30 m/s, 2–5 μm Durchmesser) sind **ausschließlich afferente Fasern**. Sie leiten **Temperaturempfindung, Berührungsreize und Nozizeption** (Schmerz), also im wesentlichen Afferenzen, die das Gehirn über den Tractus spinothalamicus erreichen.

B-Fasern (3–15 m/s, <3 μm Durchmesser) sind die Träger der präganglionären efferenten Signale des vegetativen Nervensystems.

C-Fasern (<3 m/s, <1,5 μm Durchmesser) leiten die viszerale Nozizeption (dumpfer Eingeweideschmerz), Hinterwurzelreflexe und postganglionäre vegetative Efferenzen. C-Fasern besitzen **keine Myelinscheide**.

Die Einteilung nach Lloyd und Hunt teilt die Nervenfasern in 4 Gruppen ein, dabei hat die erste Gruppe noch zwei Untergruppen:

Ia-Fasern (primäre Muskelspindelafferenzen), **Ib-Fasern** (Sehnenorganafferenzen), **II-Fasern** (sekundäre Muskelspindelafferenzen), **III-Fasern** (dünne, myelinisierte Fasern für Schmerz- und Temperaturempfindung) und die **IV-Fasern** (marklose Schmerzafferenzen).

➡ **K: Lokalanästhetika** verhindern die Propagation von Aktionspotentialen an der Nervenfasermembran. Eine stark ausgebildete Myelinscheide (Aα/ß/γ-Fasern) bildet ein erhebliches Diffusionshindernis für Lokalanästhetika, da der Zugangsweg zu den sensitiven Arealen (Ranvier-Schnürringe) schmal und lang ist. Das Fehlen einer Myelinscheide macht C-Fasern daher zu einem besonders guten Ziel für diese Stoffe. Rückenschmerzen (durch eine Hinterwurzelsymptomatik) sprechen besonders gut auf Lokalanästhetika an.

12/13.12 Was ist ein Miniaturendplattenpotential (MEPP), wie entsteht es, und wie unterscheiden sich MEPP und Aktionspotential voneinander?

Das Miniaturendplattenpotential ist eine **postsynaptische Depolarisation** an der **neuromuskulären Übertragungsstelle**. Das Ausmaß dieser Depolarisation ist **relativ gering (< 0,5 mV Amplitude)**. Ein MEPP besteht aus einer **schnellen Aufstrichphase (< 1 ms)** und einer exponentiell abfallenden **Repolarisation (2–3 ms)**.

Miniaturendplattenpotentiale sind die Folge der **gequantelten Ausschüttung von Azetylcholin aus den synaptischen Vesikeln:** Ein Aktionspotential in der motorischen Nervenfaser erhöht die zytosolische Konzentration freier Ca^{++}-Ionen in der präsynaptischen Auftreibung. Diese Ca^{++}-Erhöhung verursacht ihrerseits die Exozytose einiger mit Neurotransmitter vorbeladener Vesikel. Der Inhalt **eines** synaptischen Vesikels bindet an eine konstante Anzahl postsynaptischer **nikotinischer Azetylcholinrezeptoren,** die selbst **Kationenkanäle** (vorwiegend Na^+-leitfähig) sind und nach Aktivierung die Zellmembran um einen konstanten Betrag **depolarisieren**.

Der Azetylcholinrezeptor war der erste Ionenkanal, dessen molekularbiologische Struktur vollständig aufgeklärt wurde. Er hat eine Molekularmasse von ca. **250 kD und besteht aus 5 Untereinheiten**, von denen zwei untereinander identisch sind. Diese Untereinheiten bilden die Wand eines Ionenkanals mit vorwiegend negativer Innenladung (daher Kationenkanal). Zur Aktivierung dieses Kanals müssen 2 Azetylcholinmoleküle an die Untereinheiten binden.

MEPP depolarisieren die Muskelzellmembran bis zur Schwelle der Erregbarkeit. Sie sind somit die muskulären Äquivalente der exzitatorischen postsynaptischen Potentiale (EPSP). Im Gegensatz zum Aktionspotential ist das MEPP ein **lokales Generatorpotential**, es wird also **nicht fortgeleitet**. Seine Amplitude nimmt mit zunehmender Entfernung ab. Die Höhe eines MEPP richtet sich also nach der **Menge von Azetylcholin** im synaptischen Vesikel, der **Abbaugeschwindigkeit** im synaptischen Spalt, der **Dichte von Azetylcholinrezeptoren** an der postsynaptischen Membran und der **Ableitstelle**.

➡ K: Bei der **Myasthenia gravis** nehmen die MEPP drastisch an Häufigkeit und Amplitude ab. Diese autoimmunologische Erkrankung richtet sich gegen körpereigene nikotinische Azetylcholinrezeptoren an der neuromuskulären Endplatte. Die Folge ist Muskelschwäche und schnelle Ermüdbarkeit bis hin zur Paralyse.

12/13.13 Wieso ist es gerechtfertigt, auf molekularer Ebene vom „Weichmachereffekt" von ATP bei der Muskelkontraktion zu sprechen?

Der Kontraktionsprozeß beginnt damit, daß **Troponin**, ein globuläres Polypeptid aus 3 Untereinheiten, **Ca^{++}-Ionen an seine C-Untereinheit bindet**. Diese Bindung löst eine Konformationsänderung aus, die zu einer **Verlagerung der Tropomyosinkette** in Beziehung zum Aktinpolymer führt. Dadurch wird Aktin für die Bindung an Myosin frei.

Myosin, das „dicke Filament" im Sarkomer, besteht selbst wiederum aus 6 verschiedenen Untereinheiten. Wichtig ist, daß die C-terminalen Enden einer Myosinuntereinheit ATPase-Aktivität besitzen. Diese katalytischen Untereinheiten (ca. 500 je Filament) binden an das durch die Ca^{++}-Troponin-Tropomyosin-Interaktion freigewordene Aktin und verändern unter ATP-Spaltung ihre Lage in Richtung Sarkomerzentrum (M-Linie). Die Myosinköpfchen kehren in ihre Ausgangsposition zurück, sobald **freies ATP an die katalytische Mysinuntereinheit bindet**. Jede einzelne ATP-Spaltung verkürzt das Sarkomer um **ca. 1 %**; jede katalytische Myosinuntereinheit spaltet ca. 5 ATP pro Sekunde.

Die Muskelkontraktion wird beendet, wenn die freie zytosolische Ca^{++}-Konzentration soweit abgesunken ist, daß **Ca^{++} aus seiner Troponinbindung abdissoziiert**: Tropomyosin verdeckt jetzt erneut die Aktinbindungsstelle der Myosinköpfchen; eine Kontraktion findet nicht mehr statt. Für die Verminderung der freien Ca^{++}-Konzentration im Zytosol ist ebenfalls ATP notwendig („Bergauf"-Transport in Ca^{++}-speichernde Kompartimente).

Der Begriff „Weichmachereffekt" von ATP stammt aus der Beobachtung, daß Muskulatur, die sich in der Totenstarre befindet, durch ATP-Zugabe ihren Rigor verliert. Dies ist hauptsächlich darauf zurückzuführen, daß **bei ATP-Mangel eine Rückverlagerung der katalytischen Myosinunterheit nicht möglich ist**; die Myosinköpfchen sind in Kontraktionsstellung fest mit dem Aktin verbunden. ATP ermöglicht die Trennung von Aktin und Myosin und die Rückkehr der Myosinköpfchen in die Ausgangsstellung. Dieser Vorgang ist jedoch kein ATP-spaltender Prozeß, sondern lediglich eine exergone Konformationsänderung; der eigentlich aktive (ATP-verbrauchende) Prozeß ist die Kontraktion selbst.

12/13.14 Welche Typen der Muskelkontraktion kennen Sie, und wie unterscheiden sich diese Kontraktionstypen?

Die beiden Extreme der Muskelkontraktion sind die rein isotonische Kontraktion und die isometrische Anspannung. Isotonische und isometrische Kontraktionen finden sich gleichermaßen in allen Muskeltypen (Skelett-, Herz- und glatte Muskulatur). Betrifft die isometrische Kontraktion ein muskuläres Hohlorgan (z.B. Herz, Harnblase), so spricht man auch von einer isovolumetrischen Muskelanspannung.

Die **isotone Kontraktion** zeichnet sich dadurch aus, daß eine Kontraktion gegen einen konstanten Widerstand stattfindet. Die Gesamtlänge des Muskels verändert sich, es wird also **äußere Arbeit verrichtet**. Der Wirkungsgrad einer isotonen Kontraktion richtet sich nach dem Widerstand, der der Längenveränderung entgegensteht: Die Kontraktion ist **bei einem mittleren Widerstand am effektivsten**; der Wirkungsgrad fällt sowohl bei sehr leichter als auch sehr schwerer Arbeit ab.

Von einer **isometrischen Kontraktion** spricht man, wenn der Widerstand, der einer Längenveränderung entgegengesetzt wird, größer als die maximale Muskelkraft ist. Es kommt daher zu keiner äußeren Bewegung, eine **mechanische Energieabgabe findet nicht statt**. Dennoch verbraucht der isometrisch arbeitende Muskel Stoffwechselenergie, die vollständig in Wärme umgesetzt wird.

Ein weiterer fundamentaler Unterschied zwischen isotonischer und isometrischer Kontraktion betrifft die **Periodizität** der Muskelanspannung: Isotonische Prozesse sind prinzipiell **phasisch**, d.h. Muskelanspannung und -erschlaffung wechseln einander ab, während isometrische Kontraktionen tonischen Charakter haben (langandauernde Anspannung ohne zwischenzeitliche Erschlaffung). Dieser Unterschied wirkt sich auf die Blutversorgung des Muskels aus. Während einer Muskelkontraktion sistiert der Blutfluß, da die Gefäße durch den Gewebedruck verschlossen werden. Der Muskel kann eine isometrische Kontraktion daher nur kurze Zeit aufrechterhalten.

➡ **K:** Die meisten Muskelkontraktionen des täglichen Lebens sind **Mischformen** mit isometrischer und isotonischer Komponente (z.B. Bergabgehen, Tragen von Lasten). Manchmal muß der Muskel auch erst einen bestimmten Widerstand überwinden, bevor die isotonische Kontraktion beginnen kann (**auxotone Kontraktion** wie z.B. Aufheben eines schweren Gegenstandes, mechanische Herzaktion).

12/13.15 Skzieren Sie die Ruhedehnungskurve sowie die Kurve der isometrischen Maxima und interpretieren Sie den Kurvenverlauf!

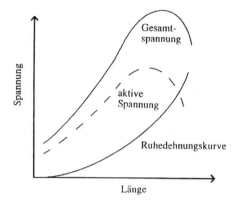

Die Ruhedehnungskurve zeigt, daß die Spannung eines Muskels überproportional mit der Muskellänge zunimmt, während einfache elastische Elemente eine strenge Proportionalität zeigen. Der Muskel verhält sich wie ein **Bündel aus elastischen Fasern unterschiedlicher Länge**: Bei geringer Dehnung sind die meisten Fasern entspannt – die Steigung der Ruhedehnungskurve ist gering. Mit zunehmender Länge steht ein immer größerer Anteil der elastischen Fasern unter Spannung – die Kurve wird steiler. Die für die Ruhedehnungskurve verantwortlichen elastischen Fasern nennt man daher auch parallel-elastische Elemente.

Wird ein Muskel bei **fixiertem Gelenk** (feststehende Muskellänge) maximal angespannt, dann steigt die Gesamtspannung anfangs ebenfalls überproportional mit der Muskellänge an. Nach Überschreiten des Wendepunkts wird die Kurve jedoch zunehmend flacher und erreicht ein Maximum nahe der größtmöglichen Muskeldehnung. Eine weitere passive Dehnung führt dann sogar zu einem Rückgang der Gesamtspannung.

Die Gesamtspannung setzt sich aus der **passiven Dehnung** (=Ruhedehnungskurve) und der **aktiven Spannung** zusammen. Der aktive Anteil – also die Differenz zwischen Gesamtspannung und Ruhedehnung – erreicht sein Maximum früher als die Gesamtspannung.

12/13.16 Wie entstehen Einzelzuckungen und tetanische Kontraktionen in der Skelettmuskulatur?

Die Begriffe „Einzelzuckung" und „Tetanus" stammen aus der klassischen Muskelphysiologie des 19. und beginnenden 20. Jahrhunderts (Pflüger-Zukkungsgesetze):
Auf eine kurze elektrische Erregung eines Muskels oder des entsprechenden motorischen Nerven (**Impuls** bzw. **Reiz**) beobachtet man nach einer **Latenzphase** von einigen Millisekunden einen **Reizerfolg** als isometrische oder isotonische Kontraktion. Die Amplitude dieser Kontraktion ist reproduzierbar und, wenn die Erregung alle motorischen Einheiten erfaßt, maximal. Nach 10–100 ms **Zuckungszeit** ist in der Regel die Kontraktion eines Skelettmuskels vollständig abgeklungen; spätere Reize führen zu einem identischen Reizerfolg.

Trifft ein Reiz auf einen Muskel, dessen Kontraktion noch nicht vollständig abgeklungen ist, so summieren sich die Kontraktionen, die Amplitude wird größer. Eine Ursache für diese Summation mehrerer Einzelzuckungen ist die Vorspannung von seriell-elastischen Elementen des Muskels, die die Kraftübertragung der folgenden Zuckungen verbessert: Der Muskel wirkt wie ein mechanischer Schwingkreis. Der zweite (und wahrscheinlich wichtigere) Mechanismus ist zellulärer Natur: Mehrere schnell aufeinanderfolgende Reize erhöhen die Konzentration des freien **Kalziums** im Zytosol; elektromechanische Kopplung und Kontraktionsamplitude nehmen zu.

Je schneller die Reize aufeinander folgen, desto weniger lassen sich die einzelnen Zuckungen gegeneinander abgrenzen. Bei genügend hoher Reizfrequenz (Fusionsfrequenz) verschmelzen die Zuckungen miteinander und bilden eine scheinbar gleichförmige Kontraktion hoher Amplitude, eine **tetanische Zuckung**. Die Hauptursache für diese gleichförmige Kontraktion ist eine maximale zytosolische Ca^{++}-Konzentration, d.h. zu jedem Zeitpunkt liegt mehr Ca^{++} vor als für die Trennung der Aktin-Myosin-Interaktion erforderlich ist. Fluktuationen der Kalziumkonzentration oberhalb dieses Niveaus (Freisetzung durch Aktionspotentiale, Rücktransport in Speichervesikel) haben keinen Einfluß auf die mechanische Muskelaktion.

Sämtliche Willkürbewegungen des Körpers sind tetanische Kontraktionen. Die Muskelkraft wird durch Rekrutierung unterschiedlich vieler **motorischer Einheiten** reguliert. Einzelzuckungen finden sich lediglich bei einfachen spinalreflektorischen Prozessen, besonders eindrucksvoll als Muskeleigenreflexe.

12/13.17 Wodurch unterscheiden sich Skelett-, Herz- und glatte Muskulatur voneinander?

Die drei genannten Typen der Muskulatur unterscheiden sich vor allem in folgender Hinsicht:
- In der Art der **Anordnung der Sarkomere**: Die Skelettmuskulatur und das Myokard besitzen eine sehr regelmäßige Verteilung der Sarkomere im Intrazellulärraum, die Folge ist eine mikroskopisch sichtbare Querstreifung. Die kontraktilen Elemente der glatten Muskelzelle sind unregelmäßiger verteilt.
- In der **elektrischen Kopplung der Muskelzellen**: Die multinukleären Skelettmuskelfasern sind weitgehend gegeneinander isoliert; die Kontraktionskraft wird durch Rekrutierung verschieden vieler Fasern moduliert. Im Gegensatz dazu bildet die Herzmuskulatur (in eingeschränktem Maße auch die glatte Muskulatur) ein **funktionelles Synzytium**, d.h. alle Zellen stehen miteinander über elektrisch leitende „gap junctions" in Verbindung; eine Kontraktion erfaßt prinzipiell alle Zellen des Gewebes (Alles oder Nichts-Gesetz).
- In der **Stabilität des Ruhemembranpotentials**: Die glatte Muskulatur und das Erregungsleitungssystem des Herzens besitzen ein instabiles Membranpotential und können so rhythmische Kontraktionen auslösen (**Schrittmacher**). Das Ruhemembranpotential von Skelettmuskelfasern bleibt hingegen äußerst konstant ($\pm$ 0,5 mV).
- In der Art der **Bereitstellung der Ca^{++}-Ionen**: Die Skelettmuskulatur besitzt ein ausgeprägtes longitudinales Ca^{++}**-Speichersystem**. Während einer rhythmischen Muskelkontraktion pendelt Ca^{++} zwischen diesen intrazellulären Speichern und dem Zytosol hin und her. Im Gegensatz dazu fließt der Großteil des zytosolischen Kalziums des Myokards und der glatten Muskulatur über spannungsabhängige Ca^{++}-Kanäle durch die Zellmembran.
- In der **Art der elektromechanischen Kopplung**: Ca^{++} bindet in der glatten Muskulatur nicht an Troponin C, sondern aktiviert eine Myosin-Leichtketten-Kinase. Diese phosphoryliert das Myosinmolekül als Voraussetzung für eine Kontraktion.
- In der **Antwort auf schnell aufeinanderfolgende Reize**: Skelett- und glatte Muskulatur reagieren auf eine hohe Aktionspotentialfrequenz mit einer tetanischen Kontraktion. Die Herzmuskulatur ist hingegen nicht tetanisierbar, da das Myokard eine lange Refraktärzeit besitzt. Während dieser Refraktärzeit sinkt die zytosolische Ca^{++}-Konzentration unter die Kontraktionsschwelle ab.
- Die Skelettmuskulatur ist mit zahlreichen randständigen Zellkernen versehen, die anderen Muskeltypen nur mit einem (zentralen) Zellkern.

12/13.18 Wie wirken Gleich- und Wechselströme auf Nerven?

Die Einwirkung eines **Gleichstromstoßes** führt zur **Depolarisation** des Nerven, bzw. zu einer nachfolgenden **Muskelkontraktion**. Die Einwirkung von rechteckförmigen Gleichstromstößen ist für die Diagnostik von degenerativen Nervenerkrankungen von großer Bedeutung. Der Stromstoß wird über eine **Reizelektrode** appliziert, das Summenpotential der Nervendepolarisationen über eine differente und indifferente (z.B. Nadel-) Elektrode abgeleitet.

Bei der Reizung mit **Wechselströmen** spielt die Reizfrequenz die entscheidende Rolle: Wechselströme entsprechen der Reizung mit einem nicht rechteckförmigen Gleichstrom mit wechselnder Polarität. Die höchste Empfindlichkeit liegt beim Menschen bei Strömen zwischen 50–100 Hz (d.h. 50–100 „Umpolungen"/Sekunde). Aufgrund der Refraktärzeit der Nervenleitung können diese Ströme im Prinzip **wie schnelle Gleichstromreize** wirken und bei **markhaltigen Nervenfasern zu Depolarisationen** führen.

➡ **K:** Genau hierin besteht die Gefahr von Elektrounfällen, also bei Berührung von Netzgeräten oder Kabeln mit 220 V Wechselstrom. In Deutschland liegt die Wechselfrequenz bei 50 Hz (USA 60 Hz). Diese Wechselfrequenz kann noch zu Depolarisationen führen und über vegetative Einflüsse zum Herzflimmern.

Hochfrequente Ströme (>1 kHz) können durch die **Refraktärzeit** der Nervenfasern kaum noch Depolarisationen auslösen. Dadurch kommt es im Regelfall zu keinem so großen Stromfluß im menschlichen Körper wie bei niederfrequenter Reizung (s.o.). Durch den Hautwiderstand kann es allerdings zur **Wärmeentwicklung und lokalen Verbrennungen** kommen.

➡ **K:** In der Klinik nutzt man die Wärmeentwicklung durch hochfrequente Ströme (1 MHz) bei **Diathermie**-Geräten. Diese Geräte können durch Applikation von hochfrequentem Wechselstrom eine Wärmeentwicklung in tiefen Gewebsregionen erzeugen.

12/13.19 Was versteht man unter Adaptation bei einer Nervenfaser?

Unter Adaptation versteht man die Fähigkeit von Rezeptoren oder Organen, sich an wechselnde Reizstärken anzupassen, z.b. beim Auge die Anpassungsfähigkeit an verschiedene Leuchtdichtestärken.

Beim Nerven bedeutet Adaptation **die Abnahme der Erregung der Nervenfaser über die Zeit bei gleichbleibender Reizintensität**.

Wird eine Nervenfaser mit einem Stromstoß gereizt, wird diese depolarisiert und erzeugt eine Folge von Aktionspotentialen. Je höher der Stromstoß war, umso größer die Frequenz der erzeugten Aktionspotentiale. Die **Amplitude des Reizstromes** wird also in eine **Frequenz der Aktionspotentiale umkodiert** (frequenzkodiert, s.o.).

Bei der Nervenfaser spielt bei diesen Adaptationsprozessen v.a. auch Ca^{++} eine große Rolle.

Ein **Mangel an extrazellulären Ca^{++}-Ionen** führt zu einer **Depolarisation** und dadurch zu Aktionspotentialen, die bei einer viel geringeren Reizstärke ausgelöst werden können, als das bei hohen Ca^{++}-Konzentration der Fall ist. Die Depolarisationsschwelle wird also herabgesetzt.

➡ **K:** Klinisch konnte festgestellt werden, daß ein Absinken des Kalzium-Spiegels im Plasma unter 1,75 mmol/l zu Krämpfen und Tetanie führen kann. Diese Krampfbereitschaft kann z.B. durch Hyperventilation verstärkt werden. Die Hyperventilation führt zu einer Alkalose und somit auch zu einem Abfall der Ca^{++}-Konzentration im Plasma.

12/13.20 Was versteht man unter Muskelkater?

Kontraktion und Relaxation der Muskulatur sind ATPase-abhängige Prozesse. Die ATP-Vorräte in der menschlichen Muskulatur sind jedoch begrenzt: der ATP Vorrat in der Muskulatur eines 100 Meter laufenden Leichtathlethen würde gerade für zwei Sekunden ausreichen.

Für die Bildung von zusätzlichem ATP existieren zwei unterschiedliche Wege:
- Langsame ATP-Bildung durch die **Verwertung von Energiereserven aus Glykogen und Triglyzeriden.** Diese Umwandlungen brauchen Zeit und werden begrenzt durch den Vorrat an Glykogen, freien Fettsäuren und Sauerstoff. In Gegenwart von Sauerstoff werden sowohl Glukose als auch Fettsäuren zu CO_2 und Wasser oxidiert. Bei Sauerstoffmangel (z.B. unter Belastung) wird das Pyruvat, das in der Glykolyse gebildet wurde, unter Bildung von ATP unter anaeroben Bedingungen in Laktat umgesetzt zwecks Restitution von NADH. Die mit der Laktatbildung anfallenden Protonen führen zu einer **Azidose der Muskelzelle** und sind wahrscheinlich zusammen mit anderen Stoffwechselendprodukten die Ursache für die unter zu hoher Belastung auftretenden **akuten Muskelschmerzen.**
- Verwendung eines **Reservephosphates** (Kreatinphosphat). Kreatinphosphat und ADP werden durch die Kreatinphosphatkinase in Kreatin und ATP umgewandelt.

Der Muskelkater tritt erst 1-2 Tage nach erhöhter Muskelarbeit mit Muskelschmerzen auf. Er kann **nicht** durch die oben beschriebene Anhäufung von Milchsäureprodukten begründet werden, da diese mit einer **Halbwertszeit von 1-2 h** aus der Muskulatur eliminiert werden.

Der als Muskelkater bekannte Muskelschmerz wird wahrscheinlich durch **Mikroläsionen an Myofibrillen und Sarkolemm** nach starker Belastung hervorgerufen. Die Schmerzen werden entweder durch diese Läsionen oder durch Substanzen, die bei der Heilung dieser Läsionen freigesetzt werden, ausgelöst.

➡ K: Eine Erhöhung der Kreatinkinase im Plasma gilt als Zeichen eines Muskelschadens und kann auftreten nach intramuskulären Injektionen, bei starker körperlicher Tätigkeit und beim Herzinfarkt. Für die Diagnose des Herzinfarkts wird deshalb die herzmuskelspezifische Kreatinkinase (CK-MB) bestimmt.

14/15.1 Skizzieren Sie grob die Einteilung des zentralen Nervensystems und seine wichtigsten Funktionen.

Das Zentrale Nervensystem läßt sich grob in **Endhirn** (Telenzephalon), **Zwischenhirn** (Dienzephalon), **Kleinhirn** (Zerebellum), **Mittelhirn** (Mesenzephalon), **Brücke** (Pons), **verlängertes Mark** (Medulla oblongata) und **Rückenmark** (Medulla spinalis) unterteilen.

- **Endhirn:** Das Telenzephalon repräsentiert alle bewußten efferenten und afferenten Funktionen.
  - **Rindenbezirke:** Okzipitallappen: Sehrinde; Parietallappen: Somatosensorische Rinde, psychische Funktionen; Temporallappen: Hören, Sprechen, interpretativer Kortex; Frontallappen: Motorischer Kortex, Psyche.
  - **Kernbezirke:** Basalganglien (Nucleus caudatus, Putamen, Globus pallidus, z.T. Corpus amygdaloideum): Bewegungskoordination; Limbisches System: Psychische- und Wach-Schlaffunktionen.
- **Zwischenhirn** (Epithalamus, Thalamus dorsalis, Subthalamus, Hypothalamus): Wichtigste Umschaltstelle afferenter und efferenter Bahnen, wird auch das „Tor zum Bewußtsein" genannt. Im Hypothalamus sind vegetative Funktionen repräsentiert.
- **Kleinhirn:** Bewegungskoordination und vestibuläre Funktionen.
- **Mittelhirn** (Lamina tecti, Formatio reticularis, Nucleus ruber, Subst. nigra, Pedunculi zerebri, Hirnnervenkerne III, IV und z.T. V): Hörbahn, Pupillenbahn, motorische Bahnen, extrapyramidales System, Augenmotorik und Gesichtssensibilität.
- **Brücke** (Pyramidenbahn, Formatio reticularis, auf- und absteigende Bahnen, Hirnnervenkerne V, VI, VII und VIII): Verbindungsstück, Sensibilität von Gesicht und Augen, Hören und Gleichgewicht.
- **Verlängertes Mark** (auf- und absteigende Bahnen, Atmungs- und Kreislaufzentrum, Hirnnervenkerne X, XI, XII, Olive, Formatio reticularis): Vegetativum, Hals-, Schulter-, Zungenmuskulatur.
- **Rückenmark:** Auf- und absteigende Bahnen, die Gehirn und periphere Nerven verbinden.

14/15.2 Erläutern Sie die Zytoarchitektonik der Großhirnrinde!

Der Kortex ist aus 6 Schichten aufgebaut und enthält 2 Haupttypen von Neuronen (**Pyramidenzellen** und **Sternzellen**). Pyramidenzellen sind exzitatorisch (Transmitter meist Glutamat), Sternzellen sind meist inhibitorisch (Transmitter dann meist GABA; erregende Sternzellen enthalten Neuropeptide).

Die Pyramidenzellen können als kortikale Efferenzen bezeichnet werden, da ihre Axone zu anderen kortikalen bzw. nichtkortikalen Strukturen ziehen. Die Bezeichnung Pyramidenzellen erfolgte wegen der besonderen Form ihres Zellkörpers. Die Sternzellen, bei denen zahlreiche Unterformen existieren, sind auch nach ihrer Form bezeichnet. Ihre Axone enden innerhalb des Kortex, Sternzellen sind kortikale Interneurone.

Schichteneinteilung:
- **Schicht I:** Hier finden sich apikale Dendriten der Pyramidenzellen und tangential verlaufende Axone der Sternzellen. Letztere sorgen für eine *lokale Verknüpfung kortikaler Neurone*.
- **Schicht II und III:** Diese beiden Schichten enthalten kleine Pyramidenzellen. Die Axone dieser Schichten ziehen zu anderen Kortexarealen und empfangen auch von dort Axone. Erfolgt dies ipsilateral, spricht man von *Assoziationsfasern*, liegen sie kontralateral, werden sie als *Kommisurenfasern* bezeichnet.
- **Schicht IV:** Hier dominieren die Sternzellen, wo thalamische Afferenzen ankommen. Diese Schicht dient der *thalamokortikalen Informationsaufnahme*.
- **Schicht V:** In dieser Schicht liegen große Pyamidenzellen, die im Motokortex als Betz-Riesenzellen bezeichnet werden. Die Axone dieser Zellen verlaufen zu subthalamischen Strukturen. Aufgabe dieser Schicht ist die *Informationsübertragung zu subthalamischen Strukturen* wie z.B. Basalganglien, Hirnstamm und Rückenmark. Die vom Motokortex ausgehende Bahn aus dieser Schicht ist der Tractus corticospinalis, die Pyramidenbahn.
- **Schicht VI:** Hier liegen v.a. kleine Pyramidenzellen, deren Fasern zum Thalamus ziehen. Aufgabe: *kortikothalamische Informationsübertragung*.

Die örtlichen Unterschiede, die trotz des einheitlichen Grundmusters (Sechsschichtigkeit) zu finden sind, führten zur Einteilung des Kortex in Felder (Areae). So hat beispielsweise Brodmann bereits 1909 den Kortex nach den zytoarchitektonischen Befunden in etwa 50 unterschiedliche Felder eingeteilt.

Die Sechsschichtigkeit ist in den Assoziationsarealen besonders ausgeprägt. In den sensorischen Projektionsarealen sind die Pyramidenschichten III und IV schwächer ausgeprägt. Merken sollte man sich auch, daß die Schichten I–IV primär Afferenzen empfangen und die Schichten V und VI als sog. Ausgangsschichten angesehen werden.

14/15.3 Wie unterscheiden sich Fremd- und Eigenreflexe?

Eigenreflexe (propriozeptive Reflexe) haben folgende Merkmale:
- Schutz vor Muskelüberdehnung bzw. Muskelriß
  monosynaptisch (Afferenz: Ia-Faser; Efferenz: α-Motoneuron)
- Rezeptoren (Spindeln) im Erfolgsorgan (Muskel)
- Nicht ermüdbar
- Bei verschiedenen Reizintensitäten konstante Reflexantwort
- Reflexzeit besonders kurz (20–40 ms) und konstant
- Willkürlich nur schwer zu unterdrücken

Fremdreflexe (exterozeptive Reflexe) haben folgende Merkmale:
- Funktion orts- und organbedingt (z.B. viszerokutan)
- Polysynaptisch (Ganglienzellen zwischen afferentem und efferentem Schenkel zwischengeschaltet)
- Rezeptoren (Schmerz, Temperatur, Tastsinn) nicht im Erfolgsorgan
- Bei wiederholter Reizung Reflexermüdung
- Korrelation zwischen Reizstärke und Reflexantwort
- Längere Reflexzeit, die sich bei erhöhter Reizintensität verkürzt
- Summation unterschwelliger Reize

Bei Fremdreflexen gibt es vier mögliche Reflexbögen:
1. **Viszero-viszeral** (Dehnung der Magenwand führt zur Magenkontraktion und Säuresekretion)
2. **Viszero-kutan** (Reizung innerer Organe führt zu vermehrter Hautdurchblutung)
3. **Kuti-viszeral** (Wärme auf der Bauchhaut bewirkt Entspannung des Magen-Darmtraktes)
4. **Viszero-motorisch** (Bei einer Affektion der Bauchorgane erfolgt eine Verhärtung der Bauchmuskulatur = Abwehrspannung)

Beachte: Bei vielen Fremdreflexen ist das vegetative Nervensystem mitbeteiligt (z.B. parasympathische Fasern beim Pupillenreflex und Blasenentleerungsreflex).

14/15.4 Beschreiben Sie den Reflexbogen des Eigenreflexes.

1. Durch Dehnung des Muskels werden intrafusale Fasern (Spindeln) in die Länge gezogen (= Reflexauslöser).
2. Die dadurch verursachte nervale Erregung läuft über Ia-Fasern durch die Hinterwurzel direkt zum ipsilateralen Vorderhorn des entsprechenden Rückenmarksegmentes.
3. Hier erfolgt eine direkte Umschaltung auf die α-Motoneurone, die über die Vorderwurzel zum Endorgan (quergestreifter Streckmuskel) ziehen und eine Kontraktion vermitteln. Gleichzeitig wird das α-Motoneuron des Beugers unterdrückt (Optimierung der Reflexantwort).

Weitere Regelmechanismen des Eigenreflexes:
1. Die Unterdrückung der Reflexantwort wird in den Golgi-Organen (Muskelsehnenansatz) initiiert. Die Information (Überdehnung) wird über Ib-Fasern zum Rückenmark geleitet. Über ein Zwischenneuron kommt es zu einer Hemmung der α-Motoneurone des Streckmuskels bei gleichzeitiger Förderung der α-Motoneurone des Beugemuskels.
2. Das α-Motoneuron des Streckers gibt Kollaterale ab, die über Renshaw-Zellen (Zwischenneurone) sich selbst hemmen (rekurrente Hemmung).

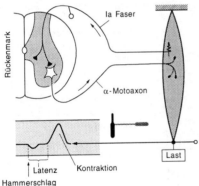

➡ **K:** Mit Hilfe der Eigenreflexe können Läsionen bestimmter Rückenmarkssegmente lokalisiert werden. Dabei bedient man sich der strengen segmentalen Zuordnung dieser Nervenbahnen. Außerdem lassen sich zentrale von peripheren Lähmungen unterscheiden (zentral = Hyperreflexie; peripher = Hyporeflexie).

14/15.5 Wie erfolgt die zentrale Verarbeitung sensibler und sensorischer Afferenzen?

Sieben verschiedene Sinnesqualitäten erreichen unser Bewußtsein:
- Sehsinn
- Hörsinn
- Geschmackssinn
- Geruchsinn
- Hautsinn (Wärme, Schmerz, Tasten)
- Gleichgewichtssinn
- Propriozeptiver Sinn (Körperstellung, Muskelanspannung)

Die von peripher kommenden Afferenzen gelangen zunächst zum **Thalamus**, wo die Umschaltung auf thalamokortikale Bahnen erfolgt. Daher wird der Thalamus auch häufig als **Tor zum Bewußtsein** bezeichnet. Viele dieser Projektionsbahnen ziehen zum **Gyrus postcentralis** (sensorische Großhirnrinde) und sind dort nach einer **somatotopischen Gliederung** angeordnet (auf dem Kopf stehender Homunkulus).

Darüber hinaus gibt es noch Bahnen zu den assoziativen Feldern (Speicherung von Information, Erinnerung) und retikuläre Bahnen, die zu sämtlichen Kortexarealen ziehen. Ursprung dieser netzartig verlaufenden Bahnen ist die Formatio reticularis.

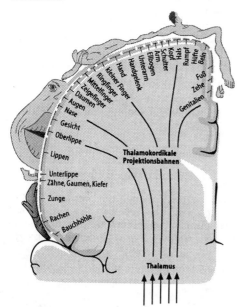

Zusätzlich bestehen Verbindungen mit dem limbischen System, die eine neuropsychologische und neurovegetative Funktion vermuten lassen (Wachheitsgrad, Emotion, Zustand des vegetativen Nervensystems).

14/15.6 Skizzieren Sie Anordnung und Funktion der aufsteigenden Bahnen im Rückenmark.

Die aufsteigende Rückenmarksbahnen können in 3 Gruppen eingeteilt werden:
1. **Hinterstrangbahnen:** Die Hinterstrangbahnen leiten Informationen aus den Muskel- und Gelenkrezeptoren (*Tiefensensibilität*) sowie aus den Berührungs- und Tastorganen der Haut (*epikritische Sensibilität*). Der mediale Anteil (Goll-Strang) läuft zum Nucleus fasciculi gracilis, der laterale (Burdach-Strang) zum Nucleus fasciculi cuneati. Diese Kerngebiete sind in der Medulla oblongata lokalisiert. Von dort laufen gekreuzte und ungekreuzte Bahnen zum Kleinhirn sowie vollstandig gekreuzte Fasern (Schleifenkreuzung) über den Lemniscus medialis zum Thalamus.
2. **Vorderseitenstrangbahnen:** Die Fasern der Vorderseitenstrangbahnen kreuzen bereits auf Rückenmarksebene und ziehen durch den Hirnstamm zum Thalamus. Dabei laufen im Tractus spinothalamicus lateralis die Bahnen für *Schmerz und Temperatur*, während im Tractus spinothalamicus anterior die Nervenfasern für die *protopathische Sensibilität* liegen (grobe Druck und Berührungsempfindung). Die *viszerale Sensibilität* (Eingeweideschmerz) verläuft ungekreuzt zum Thalamus und Hypothalamus. Im Tractus spinotectalis ziehen Schmerzfasern zum Mittelhirndach (Pupillenverengung bei Schmerz).
3. **Kleinhirnseitenstrangbahnen:** In diesen Fasern wird die *Propriozeption* weitergeleitet (Muskel-, Sehnen- und Gelenkrezeptoren). Der Tractus spinocerebellaris posterior (Flechsig-Bündel) ist für die Weiterleitung der Tiefensensibilität verantwortlich.Vom Nucleus dorsalis (Clarke), der die zuführenden Hinterwurzelfasern aufnimmt, ziehen die Bahnen ungekreuzt zum Kleinhirn. Im Tractus spinocerebellaris anterior (Gowers-Bündel) wird Information über den Muskeltonus weitergeleitet. Die Fasern kreuzen auf Rückenmarksebene vom ipsilateralen Hinterkern zum gegenüberliegenden ventrolateralen Rand, um dann zum Kleinhirn zu gelangen.

➡ **K:** Beim **Brown-Sequard-Syndrom** (halbseitige Rückenmarksdurchtrennung) resultiert aufgrund der oben beschriebenen Anordnung der spinalen Bahnen distal der Läsion eine ipsilaterale Aufhebung des Tastsinns, eine kontralaterale Störung des Temperaturempfindens (sog. **dissoziierte Empfindungsstörung**) sowie eine ipsilaterale Parese (!).

14/15.7 Beschreiben Sie die physiologischen Grundlagen der Hautsensibilität

Der Hautsinn umfaßt folgende Qualitäten:
- **Tasten:** Druckreize auf die Haut werden über die im Korium liegenden **Merkel-Zellen** vermittelt. Dabei ist das Verhältnis zwischen Druckkraft und nervaler Erregung konstant (Intensitätsdetektoren mit proportionaler Erregungsweiterleitung). **Meissner-Körperchen** (ebenfalls Korium) sind für Berührungsreize verantwortlich. Die Geschwindigkeit der Reizänderung ist für diese Sensoren der spezifische Reiz (Geschwindigkeitsdetektoren). Die **Pacini-Körperchen** in der Subkutis reagieren auf eine Änderung der Reizgeschwindigkeit (Vibration). Sie werden als Beschleunigungsdetektoren bezeichnet.
- **Schmerzen:** Schmerzreize werden über **freie Nervenendigungen** in der Haut weitergeleitet. Dieses geschieht bei jeglicher Art von Gewebsschädigung (Verbrennung, Erfrierung, Verätzung, mechanisches Trauma, Ischämie). Man unterscheidet spitzen Schmerz (Aα-Fasern; epikritischer, diskriminatorischer Schmerz, Abwehr- und Fluchtbewegungen) von stumpfem Schmerz (marklose C-Fasern; nicht genau zu lokalisieren, motorische Hemmung, Schonstellung). Die Schmerzwahrnehmung ist nicht adaptationsfähig, so daß ein Gewebeschaden jeglicher Art ständig realisiert wird (Nozizeption)
- **Temperatur:** Für den Temperatursinn sind **Kaltrezeptoren** (unter 36 °C) und **Warmrezeptoren** (über 36 °C) verantwortlich. Dabei steigt die nervale Reizantwort bei Entfernung der Temperatur vom 36 °C-Wert (statische Temperaturempfindung – Proportionalfühler). Auch Temperaturänderungen können wahrgenommen werden (Differentialfühler). Die Intensität der nervalen Erregung ist hier jedoch von der Ausgangstemperatur abhängig.
Zwischen 20 °C und 40 °C kommt es zu einer Adaptation des Wärmesinnes.
Bei Temperaturen jenseits von 5 °C bzw. 40 °C erfolgt eine zusätzliche Einschaltung des Schmerzsinnes (s.o.).

14/15.8 Wie kontrolliert der Mensch seine Stützmotorik?

Die Stützmotorik hat zwei wichtige Aufgaben: Die Regulierung des **Körpergleichgewichtes** und die Regulierung der **relativen Stellung** des Körpers zu seiner Umwelt. Das übergeordnete Kontrollzentrum für diese Funktionen ist die motorische Hirnrinde (Gyrus praecentralis mit seiner somatotopischen Gliederung). Von dort gelangen Impulse zum Kleinhirn und zu den Basalganglien (extrapyramidales System). Außerdem existiert eine subkortikale (unbewußte) Kontrollinstanz bestehend aus dem Nucleus ruber, der Substantia nigra, den Vestibulariskernen und Teilen der Formatio reticularis. Letztere stehen aber alle unter kortikaler Kontrolle.

- **Afferenzen:** Die beschriebenen Systeme erhalten Informationen vom Gleichgewichtsorgan (afferente Fasern vom Labyrinth zum Vestibulariskern), von Stellungsrezeptoren in der Halsmuskulatur (Propriozeption; die Fasern gelangen zur Formatio reticularis), vom Kleinhirn (Fasern ziehen ebenfalls zur Formatio reticularis) und von den Basalganglien (zum Nucleus ruber). Hinzu kommen aufsteigende Bahnen vom Rückenmark zum Kleinhirn (Kleinhirnseitenstrang) und zur Medulla oblongata (Hinterstrangbahnen).

- **Efferenzen:** Die Efferenzen dieser Systeme werden über hemmende und erregende Bahnen geleitet. Dabei ziehen vom Nucleus ruber der Tractus rubrospinalis in das Rückenmark hinab, um auf spinaler Ebene die α- und γ-Motoneurone der Extensoren zu hemmen und die der Flexoren zu fördern. Die vom Deiters-Kern und von der Formatio reticularis ausgehenden Fasern wirken genau umgekehrt.

Grundsätzlich müssen Haltereflexe und Stellreflexe unterschieden werden. Erstere regulieren die Gesamtverteilung des Muskeltonus, Stellreflexe sind für Einstellbewegungen in die Normalposition verantwortlich.

➡ **K:** Bei Störungen des extrapyramidalen motorischen Systems im Bereich der Substantia nigra treten typischerweise die Symptome Rigor, Ruhetremor und Akinese (Parkinson-Syndrom) auf. Dieses kann auch medikamentös induziert sein (Neuroleptika). Ausfall des Striatum führt dagegen zu Hyperkinese (Chorea).

14/15.9 Erläutern Sie die Funktionen des Kleinhirns.

Das Kleinhirn (Zerebellum) kann phylogenetisch in die drei Einheiten **Archizerebellum** (Nodulus, Flocculus und z.t. Vermis), **Paläozerebellum** (Vorderlappen, z.T. Vermis) und **Neozerebellum** (Hinterlappen, Nucleus dentatus) unterteilt werden.

Das **Archizerebellum** ist ein Teil des Gleichgewichtsorgans und steht in direkter Verbindung mit den Vestibulariskernen. Kontrolle von Körperstellung, Gang und Augenstellung sind wichtige Funktionen.

Im **Paläozerebellum** werden über efferente Bahnen der Muskeltonus und der Erregungszustand der peripheren Reflexe reguliert (z.t. mit Zwischenschaltung der Formatio reticularis und des extrapyramidalmotorischen Systems). Afferente Bahnen führen Informationen über Tiefen- und Oberflächensensibilität des Körpers (Kleinhirnseitenstrang).

Hauptfunktion des Kleinhirns ist die Koordination der Willkürmotorik, die vom **Neozerebellum** kontrolliert wird. Dabei empfängt es aus den Kerngebieten des extrapyramidalmotorischen Systems und vom Neokortex Afferenzen. Das Neocerebellum verarbeitet diese Informationen und gibt sie – durch bereits gespeicherte Bewegungsmuster modifiziert – über den Thalamus zum Neokortex. Dort werden bekanntlich sämtliche willkürlichen Bewegungen generiert.

➡ **K:** Schädigungen der verschiedenen Kleinhirnstrukturen führen zu unterschiedlichen Krankheitsbildern.

So hat ein Ausfall des **Archicerebellums** (z.B. durch Tumoren) eine Gangstörung (Abasie), Stehstörung (Astasie) sowie Schwindelanfälle und Augenzittern (Nystagmus) zur Folge.

Läsionen des **Paläocerebellums** führen zu einer generalisierten Muskeltonussteigerung (besonders Streckmuskulatur).

Ist das **Neocerebellum** betroffen, resultiert eine schwere Koordinationsstörung (Ataxie). Die Patienten sind nicht mehr in der Lage, das Gleichgewicht zwischen Synergisten und Antagonisten aufrecht zu halten (Asynergie). Außerdem sind periodische Wechselbewegungen bzw. rasch aufeinanderfolgende Bewegungen wie z.B. das Eindrehen einer Glühbirne oder Klavierspielen nicht mehr möglich (Dysdiadochokinese, syn. Adiadochokinese). Ein Intentionstremor (Zittern bei Zielbewegungen) und der typische ataktische Gang mit breiten, raumgreifenden Schritten vervollständigen das Krankheitsbild.

14/15.10 Was sind die physiologischen Grundlagen für die Ausführung zielgerichteter Bewegungen?

Wichtige für die **Zielmotorik** verantwortliche Strukturen sind:
- Primäre motorische Rinde (Frontalhirn) und assoziative Felder
- Pyramidenbahn
- Spinalnerv und peripheres Motoneuron
- Kontrollinstanzen wie Kleinhirn, Basalganglien, Thalamus

Der Ursprung für gezielte Bewegungen (Bewegungsantrieb) ist noch nicht sicher lokalisiert. Man vermutet aber, daß Impulse aus dem limbischen System und aus dem Hypothalamus die motorischen assoziativen Felder erregen. Die dort gespeicherten bzw. erlernten Bewegungsabläufe gelangen zum **Gyrus praecentralis**, der wie der Gyrus postcentralis eine somatotopische Gliederung aufweist. Die verschiedenen Körperteile sind auf dieser Hirnwindung in einer bestimmten Anordnung repräsentiert, die man vereinfachend als einen auf dem Kopf stehenden Homunkulus beschreiben kann. Von hier ziehen die **Pyramidenzellen** nach ihrer Kreuzung zur Gegenseite (Decussatio pyramidum) bis ins Rückenmark hinab (längste Nervenzellen des menschlichen Körpers!). Auf spinaler Ebene erfolgt eine Umschaltung auf den **Spinalnerv** und weiter auf das **periphere Motoneuron**. Andere Bahnen ziehen direkt zu den motorischen Hirnnervenkernen (Tractus corticobulbaris). Vom Kleinhirn (Hauptaufgabe: Steuerung und Koordination von Stütz- und Zielmotorik; Mitkontrolle der Okulomotorik) und von den Basalganglien (Hauptaufgabe: Ausarbeitung von Bewegungsprogrammen) können kompliziertere gespeicherte Bewegungsprogramme abgerufen werden.

Die Kontrollinstanz der **Willkürmotorik** wird als **extrapyramidalmotorisches System** zusammengefaßt. Dabei handelt es sich ebenfalls um absteigende Bahnen der Großhirnrinde mit motorischer Funktion, die außerhalb der Pyramidenbahn ins Rückenmark hinabziehen. Ursprung dieser Fasern ist ebenfalls die vordere Zentralwindung (Gyrus praecentralis), zu einem großen Anteil aber sind es auch die subkortikalen Basalganglien (bes. Striatum). Das extrapyramidalmotorische System kontrolliert unbewußte Bewegungen (z.B. Mimik). Außerdem steuert es den Muskeltonus, der Grundlage für sämtliche Willkürbewegungen des Körpers ist (Aufrechterhalten des körperlichen Gleichgewichts durch komplexe Innervationen statischer Muskulatur; siehe Stützmotorik).

➡ **K:** Bei einer zentralen (spastischen) Lähmung liegt eine Läsion des motorischen Kortex bzw. der Pyramidenbahn resp. des Tractus corticobulbaris vor, während Schädigungen des peripheren motorischen Neurons eine schlaffe Parese zur Folge haben.

14/15.11 Welche zentralnervösen Strukturen dienen der Regelung vegetativer und endokriner Funktionen?

Bei der Regelung zentraler und vegetativer Funktionen nimmt der **Hypothalamus** eine zentrale Position ein. Über ein eigenes Gefäßsystem (portales Gefäßsystem) ist er mit der Hirnanhangsdrüse (Hypophyse) verbunden und regelt über sog. releasing Hormone die Ausschüttung glandotroper Hormone (siehe 10.4). Darüber hinaus regelt der Hypothalamus die Körpertemperatur. Über Wärmeproduktion und Wärmeabgabe wird die Körperkerntemperatur konstant gehalten. Temperaturempfindliche Fühler (Thermorezeptoren) leiten dabei die Information in dieses Hirnareal. Schließlich erfolgt noch die Regulation der Teilchenkonzentration in den Körperflüssigkeiten (Osmolalität). Bei einem Wasserverlust melden die peripheren Osmorezeptoren eine Hyperosmolalität, was zentral ein Durstempfinden auslöst. Ebenso führt eine anhaltende Wasserresorption letzlich dazu, daß das Blut leicht hypoton wird. Über die Hemmung der Osmosensoren im Hypothalamus kommt es dann zur Wasserdiurese.

Neben diesen einfachen Funktionen ist der Hypothalamus noch in der Lage, mit Hilfe sog. Programme das gesamte vegetative und endokrine Milieu zu steuern. Die daraus resultierenden Grundverhaltensmuster sind allgemeine Alarmbereitschaft und Abwehr, Nahrungssuche und -aufnahme sowie Appetenz- und Sexualverhalten.

Inwieweit das limbische System in die vegetativen und endokrinen Funktionen des menschlichen Körpers eingreift, ist noch nicht vollständig geklärt. Vermutlich ist es dem Hypothalamus als Filterinstanz nachgeschaltet, indem es die vom Hypothalamus ausgehenden Programme selektioniert. Man nimmt an, daß die periodischen Änderungen des Vegetativums (Schlaf- und Wachzustände) vom limbischen System gesteuert sind. Außerdem haben Motivationen, Emotionen und Triebe hier wahrscheinlich ihren Ursprungsort.

Auch im **Neokortex** (Frontalhirn) sollen derartige vegetative Zentren lokalisiert sein. Hier werden verschiedene Handlungsantriebe aufeinander abgestimmt und zu einem einheitlichen Entwurf verarbeitet. Man hat verbindende Bahnen zwischen Frontalhirn, Hypothalamus und limbischem System nachweisen können.

➤ **K:** Bei Schädigungen im Hypothalamusbereich (z.B. Tumoren) entstehen schwerste Folgen für das gesamte vegetative und endokrine System, die bis zum Exitus letalis führen können. Stirnhirnläsionen fallen klinisch durch psychosoziale Verhaltensstörungen auf (Witzelsucht). Ausfälle des limbischen Systems äußern sich in allgemeiner Antriebsarmut und Lethargie.

14/15.12 Was verstehen Sie unter dem Phänomen der Hemisphärendominanz?

Das Großhirn des Menschen wird in zwei Hemisphären unterteilt, die beide das Bewußtsein repräsentieren. Die beiden Hemisphären sind aber funktionell keinegswegs als gleichwertig zu betrachten. Fast immer ist eine Hemisphäre dominant. Beim Rechtshänder ist es gewöhnlich die linke, beim Linkshänder können es die rechte, die linke oder beide Hälften sein.

In der **dominanten Hemisphäre** sind die sensorischen und motorischen Sprachzentren lokalisiert. Außerdem finden sich hier kortikale Felder für die Lese- und Schreibfähigkeit. Kommt es durch einen Krankheitsprozeß (Infarkt, Tumor) hier zu einer Schädigung, resultiert eine Aphasie.

Beide Hirnhälften sind durch **Kommissurenfasern**, die durch den Balken (Corpus callosum), die Commissura anterior und die Commissura fornicis laufen, miteinander verbunden. Diese Verbindungsbahnen gewährleisten ein intaktes Zusammenarbeiten beider Hemisphären. Eine mangelhafte Entwicklung (Balkendysgenesie) bzw. eine Verletzung dieser Strukturen führt zum „**split brain syndrome**". Diese Menschen fallen neurologisch und psychiatrisch primär nicht auf. Erst durch eine spezielle Untersuchung werden ihre Defekte offensichtlich. So kann ein Rechtshänder mit durchtrennten Kommissurenfasern nur noch mit den linken Netzhauthälften lesen. Die Information aber, die über die rechten Netzhauthälften zum linken visuellen Kortex gelangt, kann nicht zum gegenüberliegenden Lesezentrum (Gyrus angularis) weitergeleitet werden. Die Patienten sehen die Schrift zwar, können sie aber nicht in Worte umformen. Durch Handbewegungen oder andere Gesten beweisen diese Menschen, daß sie die entsprechenden Begriffe erkannt haben.

Auch die Weiterleitung des **haptischen Sinnes** ist dissoziiert. Bei Linkshemispärendominanz können Gegenstände, die nur mit der rechten Hand (unter Ausschaltung der visuellen Wahrnehmung) abgetastet werden, benannt werden. Mit der linken Hand ist dieses bei einem „split brain"-Patienten nicht möglich.

Zusätzlich können die Patienten **Bewegungsmuster** der rechten Körperhälfte mit links nicht imitieren, was ein weiteres Indiz für eine gestörte Hemisphäreninteraktion ist.

Anmerkung: Die lateralisierten Funktionen, wie sie beim Menschen vorliegen, findet man in dieser Form nirgendwo im Tierreich. Die oben dargestellten Unterschiede der beiden Hemisphären dürfen allerdings nicht absolut gesehen werden, sondern sind als relatives Übergewicht einer Seite zu verstehen, wobei auch starke intra- und interindividuelle Unterschiede bestehen.

Viele Funktionen können von der gegenüberliegenden Hemisphäre übernommen werden, wenn eine Hemisphäre vor dem 4. Lebensjahr geschädigt wird. Andererseits findet man entsprechend der funktionellen Lateralisierung auch entsprechende anatomische Unterschiede der beiden Hirnhälften und subkortikal (Thalamus). Das Phänomen der Lateralisierung kann keineswegs als geklärt angesehen werden.

14/15.13 Erläutern Sie Aufbau und Funktion des Liquorsystems.

Durch diese Flüssigkeitshülle werden Gehirn und Rückenmark vor äußeren Erschütterungen weitgehend geschützt. Die ernährende Funktion der Hirnflüssigkeit ist eher sekundär, da die Blut-Liquor-Schranke und die Liquor-Hirn-Schranke von den meisten Substanzen nicht passiert werden kann. Kohlendioxid, Sauerstoff und Wasser können frei diffundieren, während Glukose und einige Aminosäuren spezielle Transportmechanismen benötigen.

Täglich werden von den **Plexus chorioidei** (Seitenventrikel und 4. Ventrikel) ca. 650 ml Liquor produziert. Bis heute ist noch nicht vollständig geklärt, ob es sich dabei um eine Ultrafiltration aus dem Blut oder um einen aktiven sekretorischen Prozess handelt.

Man unterscheidet:
Innere Liquorräume: Von den Seitenventrikeln gelangt der Liquor durch das Foramen interventrikulare (Monroi) in den 3. Ventrikel. Über den Aquaeductus cerebri (Sylvii) besteht eine Verbindung zum 4. Ventrikel. Von dort fließt die Hirnflüssigkeit über die Aperturae laterales (Foraminae Luschkae) und die Apertura mediana (Magendii) in den äußeren Liquorraum.
Äußere Liquorräume: Der äußere Liquorraum zwischen Pia mater und Arachnoidea (Subarachnoidalraum) ist über den Hemispären sehr schmal. Am Übergang vom Kleinhirn zur Medulla, ventral zwischen den Pedunculi cerebri sowie in der Chiasmaregion entstehen Vertiefungen (Zisternen), die z.T. zur Liquorpunktion genutzt werden (z.B. Cisterna cerebello-medullaris). Der Übertritt des Liquors in das venöse Blut geschieht an den **Pacchionischen Granulationen**. Dabei handelt es sich um pilzartige Vorstülpungen der Arachnoidea in die großen venösen Blutleiter (bes. Sinus sagittalis superior, aber auch Lacunae laterales). Auf Rückkenmarksebene sind derartige Strukuren in der Nähe der Spinalnervenaustrittsstellen nachgewiesen worden.

➡ K: Beim **Hydrocephalus occlusus** kommt es zu einer Vergrößerung der inneren Liquorräume. Häufig ist ein Tumor die Ursache dieses Krankheitsbildes. Ein **Hydrocephalus communicans** entsteht durch ein Mißverhältnis zwischen Liquorproduktion und Liquorresorption (z.B. Verklebung der Hirnhäute nach Meningitits). Eine weitere Form ist der Hydrocephalus e vacuo bei Hirnatrophie.

Bei einer **Lumbalpunktion** (meist Spatium interspinosum L_5/S_1) wird die Punktionsnadel durch das Lig. interspinale, den Epiduralraum und die Dura in die Cisterna lumbalis geschoben. Über diesen Weg ist es möglich, Liquor für diagnostische Zwecke (Blutung, Tumorzellen, Entzündungszellen bei Meningitis) zu gewinnen.

14/15.14 Definieren Sie die Blut-Hirn-Schranke und gehen Sie auf ihre wichtigsten Funktionen ein

Das Gehirn reagiert auf zahlreiche Stoffe empfindlich, es ist aber durch einige Barrieren geschützt. Nach außen übernehmen diese Funktion der Schädel und die Hirnhäute. Zusätzlich ist aber eine Filterinstanz gegeben, die den Eintritt intravasaler Substanzen in das ZNS verhindert (z.B. stimulierende Aminosäuren (Glutaminsäure), hemmende Aminosäuren (Glyzin), Adrenalin und Noradrenalin, Immunglobuline, zahlreiche Pharmaka).

Für Stoffe, die im Gehirn gebraucht werden (zum Beispiel Glukose) existieren spezielle Transportmechanismen (Carrier-Proteine). Die Blut-Hirn-Schranke trennt Blut und Extrazellularraum des ZNS sowie Blut und Liquor.

Anatomisches Korrelat der Blut-Hirn-Schranke ist das Kapillarendothel mit seiner Basalmembran, wobei die interzellulären Spalten durch "gap junctions", "tight junctions" und Desmosomen aufgehoben sind. Auch spezialisierte Gliazellen tragen mit ihren fußähnlichen Ausläufern zur Blut-Hirn-Schranke bei.

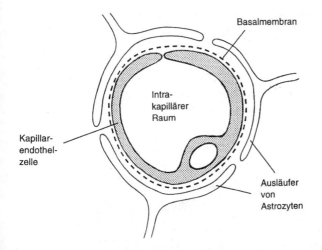

➡ K: Bei bestimmten Vergiftungen, Hypoxidose und auch bei einigen Hirntumoren kann die Blut-Hirn-Schranke gestört sein, so daß nicht lipidlösliche Substanzen und Proteine passieren können.

14/15.15 Welche Bewußtseinsstadien kennen Sie? Wie lassen sie sich durch das Elektroenzephalogramm (EEG) differenzieren?

Man unterscheidet die präkomatösen Stadien Somnolenz (Schläfrigkeit) und Stupor (fehlende Ansprechbarkeit bei Wachheit) sowie leichtes und schweres (tiefes) Koma.

In der Klinik hat sich die Einteilung nach der **Glasgow-Koma-Skala** bewährt. Dabei werden Augenöffnen, verbale Reaktionen und motorische Antworten auf Schmerzreize mit Hilfe einer Punktebewertung eingeschätzt. Hohe Punktzahlen zeigen ein (noch) flaches Koma an, während geringe Punktzahlen für ein tiefes Koma sprechen. Zusammen mit dem klinischen Erscheinungsbild hilft das **EEG**, die Komatiefe abzuschätzen.

In **präkomatösen Stadien** stellen sich in den frontotemporalen Ableitungen höhere Frequenzen dar, wobei die Atmungs- und Herz-Kreislaufparameter sowie die vegetativen Funktionen bei gleichzeitiger psychomotorischer Unruhe gesteigert sind.

Im **leichten Koma** findet man neben den schnelleren Frequenzen zusätzlich langsame Theta- und Delta-Wellen. In diesem Stadium ist der Patient nicht mehr ansprechbar, der Reflexstatus (besonders Pupillenreflex) ist vermindert, eine beginnende Ateminsuffizienz tritt ein und der Muskeltonus ist allgemein erhöht (Alarmzeichen!).

Im **tiefen Koma** sind immer weniger EEG-Potentiale ableitbar. Zwischenzeitlich treten sogar Intervalle ohne Aktivität auf (vorübergehende Null-Linien). Jetzt sind die Pupillen eng (Sympathikuslähmung) bei gleichzeitigem Erlöschen der Schmerzreaktionen und der Reflexe.

Bei Eintritt des **Todes** wird das **EEG isoelektrisch**. Die Pupillen erweitern sich und zeigen keine Lichtreaktion mehr, Schmerzreaktionen und Reflexe sind nicht mehr auszulösen.

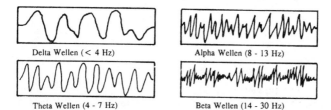

Delta Wellen (< 4 Hz)　　　Alpha Wellen (8 - 13 Hz)

Theta Wellen (4 - 7 Hz)　　Beta Wellen (14 - 30 Hz)

➡ **K: Schlafmittelintoxikationen** führen zu einer Verminderung der EEG-Aktivität, im Extremfall langsam bis zum Null-Linien-EEG und Tod.

14/15.16 Beschreiben Sie Methodik und klinische Anwendung des Elektroenzephalogramms (EEG)

Die **Großhirnrindenneurone** sind perpendikular zur Schädeloberfläche orientiert. Durch sie entsteht ein ausgerichtetes, offenes Stromfeld (Potentialfeld), das mit auf der Kopfhaut installierten Elektroden abgeleitet werden kann. So entstehen EEG-Potentiale, mit Hilfe derer man Aussagen über den Funktionszustand des Gehirns machen und manchmal sogar pathologische intrazerebrale Prozesse entdecken kann.

Grob vereinfacht kann man sich vorstellen, daß die Zellkörper der Neurone im Ruhezustand positiv, die Dendriten hingegen negativ geladen sind. So entsteht, wenn man die gesamten Rindenneurone zusammenfaßt, ein sogenannter **Summationsdipol**, in dessen Verlängerung (also auf der Schädeloberfläche) man die Spannung am besten ableiten kann.

Man unterscheidet beim EEG unipolare von bipolaren Ableitungen. Bei ersteren wird ein Meßpunkt gegen einen Indifferenzpunkt (meist Ohrläppchen) abgeleitet, bei letzteren mißt man die Potentialdifferenz zweier symmetrisch angeordneter Oberflächenelektroden.

Bei der Beurteilung des EEG sind Amplitude und Frequenz der Potentiale von Bedeutung. Dabei ist besonders die Amplitude von zahlreichen Faktoren abhängig. Sogenannte intrazerebrale, sekundäre Stromkreise führen zu Verzerrung und Verminderung der abgeleiteten EEG-Wellen. Gut leitende Substanzen (Flüssigkeiten wie Liquor, Blut und Eiter) bilden zusätzliche sekundäre Stromkreise und senken die Amplituden (z.B. beim subduralen Hämatom).

Bipolares EEG   Unipolares EEG

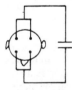 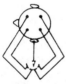

➡ **K:** Anhand der Frequenzen kann man eine Aussage über den Wachheitsgrad des Patienten machen (Komastadien). Die Domäne der EEG-Untersuchung ist das Krankheitsbild der Epilepsie. Dabei treten während des Anfalls besonders spitze Wellen (Spikes, Krampfwellen) auf, mit Hilfe derer oft auch eine Lokalisation des Herdes (zum Beispiel Temporallappen) möglich ist.

14/15.17 Stellen Sie die neurophysiologischen Charakteristika der verschiedenen Schlafstadien dar

Der Mensch befindet sich sein ganzes Leben lang in einem periodischen Schlaf-Wach-Rhythmus, der durch Umweltreize verändert beziehungsweise synchronisiert wird. Bei vollständiger Unterdrückung exogener Reize stellt sich ein 25-Stunden-Rhythmus ein. Normalerweise entspricht durch Synchronisation die „innere Uhr" dem 24-Stunden-Tag.

Es wird ein Schlaf-Wach-Zentrum im Bereich der retikulären Thalamuskerne vermutet (Wand des dritten Ventrikels), von dem hauptsächlich die Schlafphasen eingeleitet werden. Andererseits soll die Formatio reticularis eine Weckfunktion haben.

Im Schlaf kommt es zu einer Regeneration des ZNS, aber auch des übrigen Körpers, wobei das Gehirn keineswegs „einfach abgeschaltet wird". Vielmehr ist die gesamte Hirnfunktion einfach anders organisiert, was man mit dem Elektroenzephalogramm (EEG) sehr gut darstellen kann (siehe 14/15.5).

- **Wachzustand:** Beim wachen, aufmerksamen Menschen mit geöffneten Augen lassen sich mit dem EEG sogenannte **Beta-Wellen** (Frequenz » 20Hz) ableiten. Für diesen Zustand ist der Thalamus mit seinen unspezifischen, retikulären, zum Neokortex aufsteigenden Bahnen verantwortlich. Schließt der Mensch seine Augen, treten im EEG-Rhythmus geringere Frequenzen auf (**Alpha-Rhythmus**).
- **Einschlafen:** In der Einschlafphase gehen die Alpha-Wellen in einen Rhythmus noch geringerer Frequenz über (**Theta-Wellen** mit 4-7Hz, **Delta-Wellen** mit einer Frequenz von 0,5-3Hz).
- **Orthodoxer Schlaf:** Der orthodoxe Schlaf (Tiefschlaf) ist durch diese vermutlich durch die Formatio reticularis induzierten **Theta- und Delta-Wellen** charakterisiert. Sämtliche vegetativen Funktionen sind reduziert (Atmung, Blutdruck, Herzfrequenz, herabgesetzter Muskeltonus, verminderte Hirndurchblutung).
- **Paradoxer Schlaf:** Zirka 4-5 Mal pro Nacht stellen sich Traumschlafphasen ein, die elektroenzephalographisch durch **Theta-Wellen** und schnelle **Alpha-Wellen** gekennzeichnet sind. Wegen der ruckartigen Augenbewegungen in diesen Intervallen spricht man auch vom **REM-Schlaf** (von "**r**apid **e**ye **m**ovements" wegen der in dieser Schlafphase auftretenden schnellen Augenbewegungen). Durch Impulse aus Kernzonen im Brückengebiet treten Träume auf, während die vegetativen Funktionen noch weiter vermindert sind. Werden die REM-Schlafphasen künstlich unterdrückt, treten sie in den folgenden Nächten häufiger auf, sie werden teilweise nachgeholt.

14/15.18 Erläutern Sie die physiologischen Grundlagen des Sprechens und Verstehens

Die interindividuelle Weitergabe konkreter und abstrakter Begriffe erfolgt beim Menschen hauptsächlich durch Sprechen und Schreiben. Entscheidenden Anteil am Sprechen und Verstehen haben der Frontallappen und der Temporallappen des Großhirns.

Das **motorische Sprachzentrum** Broca (**Area 44 und 45**) im unteren Gyrus praecentralis übernimmt dabei den efferenten Anteil (Sprechen), während das **sensorische Sprachzentrum** (Wernicke) im oberen Gyrus des Temporallappens für den afferenten Anteil (Verstehen) zuständig ist. Beide Zentren sind funktionell und anatomisch (über den Faszikulus arcuatus) eng miteinander verknüpft.

Bei Rechtshändern sind diese Zentren fast immer in der linken, dominanten Hemisphäre lokalisiert, beim Linkshänder zu 70 % in der linken, zu 30 % in der rechten Hälfte.

Vom Broca-Zentrum führen efferente Fasern zur Sprech- und Atemmuskulatur. Die diesem motorischem Sprachzentrum angelagerten assoziativen Felder im Frontallappen haben Erregungsmuster gespeichert, die am Endorgan ein kompliziertes Zusammenspiel der Atem-, Kehlkopf-, Schlund-, Zungen- und Lippenmuskulatur auslösen, wodurch letztendlich die Sprache entsteht.

Über unser Hörorgan werden Schallerregungsmuster in nervale Impulse codiert, die über die Hörbahn (siehe dort) die Hörrinde im Temporallappen erreichen (Wernicke Sprachzentrum). Auch hier gibt es benachbarte assoziative Felder, die bestimmte Erregungsmuster gespeichert haben und somit dem Erkennen und Verstehen der Sprache dienen. Lesen und Schreiben sind dem freien Sprechen ähnliche Funktionen. Das **Lesezentrum** liegt im **Gyrus angularis** des Parietallappens in unmittelbarer Nachbarschaft zum Occipital- und Temporalhirn, das **Schreibzentrum** im **Frontallappen** oberhalb des Broca-Zentrums.

➥ **K:** Bei einer **motorischen Aphasie** (Schädigung des Broca-Zentrums) ist das Sprechen gestört, obwohl Hören und Verstehen der Sprache funktionieren. Patienten mit einer **sensorischen Aphasie** (Wernicke) können zwar sprechen, haben aber erhebliche Sprachverständnisprobleme. Außerdem gibt es eine **globale Aphasie**, bei der sowohl das sensorische als auch das motorische Sprachzentrum geschädigt sind.

14/15.19 Was sind höhere kortikale Funktionen?

Höhere kortikale Funktionen sind **Sprechen, Denken, Lernen** und **Erinnern**. Durch sie sind uns die Möglichkeiten einer differenzierten Kommunikation untereinander gegeben. Ohne diese höheren Hirnfunktionen wäre die Weiterentwicklung von Wissenschaft und Kultur für den Menschen nicht möglich gewesen. Die Fähigkeit, neue Gedankeninhalte zu entwickeln (Ideenbildung), Informationen zu speichern (Gedächtnis und Erinnerung) und vor allem diese an andere Individuen weiterzugeben (Sprechen und Schreiben) ist beim Menschen wesentlich weiter entwickelt oder erst ermöglicht.

Es gibt drei Formen der Erinnerung:
1. **Ultrakurzzeitgedächtnis:** Eine geringe Anzahl von Zahlen beziehungsweise Wörtern kann innerhalb von 10 Minuten erneut abgerufen werden. Als anatomisches Korrelat vermutet man assoziative Felder der Hörrinde.
2. **Kurzzeitgedächtnis (primäres Gedächtnis):** Mit Hilfe dieser Hirnfunktion ist der Mensch in der Lage, eine kürzere Reihe komplizierterer Zahlen (z.B. Telefonnummern) beziehungsweise wenige Sätze zu memorisieren. Die Speicherungsdauer beträgt maximal eine Stunde. Bei Schädigungen des Temporallappens kann das Kurzzeitgedächtnis ausfallen. Andererseits werden bei Stimulierung der Schläfenregion (z.B. bei Hirnoperationen) sog. **Déjà-vu-Erlebnisse** induziert. Gedankeninhalte aus der Vergangenheit tauchen plötzlich in detaillierter Form im Bewußtsein auf bzw. neue Eindrücke werden als „schon einmal erlebt" angesehen. Eine Übertragung der Inhalte des Kurzzeitgedächtnisses in das Langzeitgedächtnis erfolgt durch Üben (Memorieren).
3. **Langzeitgedächtnis (sekundäres Gedächtnis):** Das menschliche Gehirn ist in der Lage, Informationen für das ganze Leben abzuspeichern. Der Hippokampus sowie assoziative Hirnrindenfelder ermöglichen diesen Vorgang. Da nur bei einem sehr ausgedehnten Verlust von Hirnsubstanz das Langzeitgedächtnis verloren geht, sind offensichtlich größere, komplexe Gebiete für diese Hirnfunktion verantwortlich.
Das **tertiäre Gedächtnis** gilt als eigenständiger Teil des Langzeitgedächtnisses. Hier wird unvergeßliches Wissen gespeichert (z.B. eigener Name). Im Gegensatz zum sekundären Gedächtnis kann auf diesen Speicher extrem schnell zugegriffen werden.

➡ **K:** Bei einer Schädigung beider Temporallappen (auch temporär) kommt es zum Ausfall des Kurzzeitgedächtnisses, während das Langzeitgedächtnis noch funktioniert (retrograde Amnesie nach Schädel-Hirn-Trauma).
Das **Korsakoff-Syndrom** ist ein Gedächtnisdefekt bei Alkoholikern mit anterograder und retrograder Amnesie.

16.1 Erläutern Sie die Begriffe Myopie, Hyperopie und Astigmatismus.

Bei der **Myopie** (Kurzsichtigkeit) ist der Bulbus im Verhältnis zur Brechkraft zu lang, wobei in den meisten Fällen die Achse zu lang ist (Achsenmyopie). Eine zu große Brechkraft bei normaler Bulbuslänge (Brechungsmyopie) tritt seltener auf. Die parallel einfallenden Strahlen (Blick in die Ferne) vereinigen sich vor der Netzhaut und führen durch die anschließende Divergenz zu einem unscharfen Netzhautbild. Der Fernpunkt des Auges liegt im endlichen Abstand.

Ist der Bulbus im Verhältnis zur Brechkraft zu kurz, spricht man von **Hyperopie** oder **Hypermetropie** (Weitsichtigkeit). Parallel einfallende Strahlen vereinigen sich hinter der Netzhaut. Der junge Hyperope kann durch Nahakkommodation Gegenstände im Unendlichen scharf sehen. Die für die Nähe zusätzlich erforderliche Akkommodation wird oft nicht mehr erreicht, so daß für das Sehen in der Nähe Sammellinsen erforderlich werden.

Beim **Astigmatismus** (Brennpunktlosigkeit, Stabsichtigkeit) weicht die Hornhaut von der kugelförmigen Krümmung ab. Ein Meridian besitzt eine andere Brechkraft als der darauf senkrecht stehende Meridian. Bei dieser Fehlsichtigkeit bricht meist der vertikale Meridian stärker als der horizontale. Da die Brennweite der Meridiane unterschiedlich ist, wird ein Punkt nicht punktförmig, sondern linienförmig (Stabsichtigkeit) abgebildet.

➡ **K:** Die **Kurzsichtigkeit** wird mit Zerstreuungsgläsern (Minusgläsern) korrigiert. Die Korrektur soll durch das schwächste Minusglas erfolgen, das die beste Sehschärfe in der Ferne ermöglicht. Diese Regel ist genau zu beachten, da besonders Jugendliche stärkere Minusgläser annehmen (künstliche Hyperopie, Strahlen vereinigen sich erst hinter der Netzhaut) und diese dann durch Akkommodation wieder ausgleichen.

Bei der **Hypermetropie** wird zwischen einer latenten und einer manifesten Form unterschieden. Die latente Hyperopie wird besonders von Jugendlichen durch Akkommodation ausgeglichen, während die manifeste Hyperopie durch Vorsetzen von Sammelgläsern ohne Akkommodationslähmung erkennbar wird (Sehverbesserung). Deswegen ist es erforderlich, bei Kindern und Jugendlichen die Hyperopie stets nach Akkommodationslähmung zu korrigieren und keine subjektiven Methoden zu verwenden. Die Korrektur erfolgt mit dem stärksten Plusglas.

Beim regelmäßigen **Astigmatismus** stehen die brechenden Achsen senkrecht aufeinander. Das korrigierende Glas ist zylindrisch und muß die Korrekturachse angeben.

16.2 Was versteht man unter Akkommodation und Presbyopie?

Akkommodation bezeichnet den Vorgang, bei dem das Auge sich auf unterschiedlich weit entfernte zu fixierende Gegenstände einstellt. Dies geschieht durch die Veränderung der Linsenbrechkraft, indem sich die Krümmung der Linse (insbesondere der Vorderfläche) verändert. Die Linse ist an den Zonulafasern aufgehängt. Eine Zunahme der Spannung der Zonulafasern flacht die Linse ab (**Fernakkommodation**, Brechkraftabnahme), eine Abnahme der Spannung führt zu einer stärkeren Krümmung (**Nahakkommodation**, Brechkraftzunahme).

Diese Kräfte reguliert der ringförmig um die Linse liegende und vom N. oculomotorius innervierte **Ziliarmuskel**. Er rückt bei seiner Kontraktion nach innen und vorn und führt somit zu einer Abnahme der Spannung der Zonulafasern (Nahakkommodation). Man könnte demnach die Nahakkommodation als „aktiven Vorgang" bezeichnen, während die Fernakkommodation durch die passiv elastischen Kräfte der Zonulafasern erreicht wird.

Die Differenz der Brechkraft (in dpt.) bei Naheinstellung und bei Ferneinstellung bezeichnet man als **Akkommodationsbreite**. Die Akkommodationsbreite beträgt beim Jugendlichen ca. 14 dpt. und nimmt mit zunehmenden Alter ab. Der Alterungsprozeß der Linse beginnt mit der Geburt. Die Fähigkeit zur Brechkraftänderung nimmt stetig ab, der Nahpunkt rückt immer weiter vom Auge weg. Mit etwa 45 Jahren ist noch eine Akkommodation von 3 dpt. möglich, so daß bereits ein Leseabstand von 33 cm erforderlich ist. Durch die dauerhafte maximale Akkommodation entsteht eine starke subjektive Beeinträchtigung. Hier beginnt die Alterssichtigkeit (**Presbyopie**) mit erschwertem Nahsehen infolge des Elastizitätsverlustes der Linse und damit Nachlassens der Akkommodation.

➡ **K:** In der Regel halten die oben beschriebenen presbyopen Patienten das Buch deutlich weiter entfernt, um weniger akkommodieren zu müssen. Die Korrektur der Presbyopie erfolgt mit Sammelgläsern (+ dpt.). Eine Faustregel ist die Verordnung einer +1dpt.-Brille bei 45-jährigen, einer + 2 dpt.-Brille bei 50jährigen und einer + 3 dpt.-Brille bei 60jährigen. Natürlich benötigt der alterssichtige Patient diese Korrektur zusätzlich zur Korrektur einer evtl. vorhandenen Hyperopie (additiv, z.B. 60 Jahre alt und + 4 dpt. hyperop Gesamtkorrektur: + 7 dpt.), während der Myope ab - 3 dpt. u.U. völlig ohne Lesehilfe lesen kann (Fernbrille muß natürlich abgenommen werden).

16.3 Wie entstehen retinale Rezeptorpotentiale? Wie sind die rezeptiven Felder der Retina organisiert?

Dem **primären Rezeptorpotential** liegt photochemisch eine Konformationsänderung der Sehfarbstoffmoleküle, die durch die Photoneneinwirkung von Rhodopsin über Zwischenstufen zu Retinol und Opsin abgebaut werden, zugrunde. Das primäre Rezeptorpotential hat eine kurze Latenzzeit von ca. 1 ms. Während des Umbaus des Sehfarbstoffs ist eine Abnahme der Leitfähigkeit der Rezeptormembran für Ca^{++} zu beobachten. Dieser Vorgang führt in Abhängigkeit von der Lichtreizstärke zu einer Hyperpolarisation der Membran und wird als **sekundäres Rezeptorpotential** bezeichnet. Prinzipiell können genügend hohe sekundäre Rezeptorpotentiale über die Bipolarzellen Aktionspotentiale im Sehnerv auslösen. Die Frequenz ist von der Höhe des Rezeptorpotentials abhängig.

Die Retinafläche, die erregende und hemmende Einflüsse auf die Frequenz der Aktionspotentiale ausübt, wird als **rezeptives Feld** bezeichnet. Die physiologische Grundlage der rezeptiven Felder (RF) bilden die Konvergenz und Divergenz der Signale, die in der Hauptsache durch die amakrinen Zellen und Horizontalzellen geregelt wird. Die RF sind konzentrisch und lassen sich in Zentrum und Peripherie einteilen. Man unterscheidet **On-Zentrum-** und **Off-Zentrum**-Felder:

Beim **On-Zentrum**-Feld erhöht sich die Aktionspotentialfrequenz beim Beleuchten des Zentrums, während sie beim Beleuchten der Peripherie abfällt. Besonders zu beachten ist, daß die AP-Frequenzerhöhung, wenn auch schwächer, auch beim Beleuchten des gesamten Feldes festzustellen ist.

Die **Off-Zentrum**-Felder sind genau umgekehrt organisiert. Eine Abnahme der Leuchtdichte im Zentrum und eine Zunahme der Leuchtdichte in der Peripherie des Feldes führen hier zu einer Frequenzzunahme.

Der physiologische Sinn dieser Organisation der retinalen Wahrnehmung ist die **Kontrastierung der Reize**. Mit der Kenntnis der Organisation der rezeptiven Felder kann das Phänomen des **Simultankontrastes** erklärt werden: Graue Felder wirken auf weißem Untergrund dunkler als auf schwarzem Untergrund, wobei diese Kontrastierung maximal ist, wenn die Hell-Dunkel-Grenzen den Grenzen der rezeptiven Felder entsprechen. Eine weitere wichtige Aufgabe der Reizkontrastierung ist die Kompensation von physiologischen Fehlern des dioptrischen Apparates.

16.4 Erläutern Sie den Begriff Adaptation.

Unter Adaptation versteht man die Fähigkeit des Auges, sich an unterschiedliche Leuchtdichten anzupassen. Diese Anpassung kann durch unterschiedliche Mechanismen erfolgen:
- **Pupillenweite:** Durch Veränderungen der Pupillenweite kann die Lichtmenge, die die Netzhaut erreicht, um den Faktor 16 verändert werden.
- **Neurophysiologische Möglichkeiten:** Auf neurophysiologischer Ebene kann entweder die Retinafläche, die von einer Nervenfaser versorgt wird, vergrößert (Dunkeladaptation) oder verkleinert (Helladaptation) werden (**räumliche Summation**), oder aber der Reiz wird verlängert bzw. verkürzt (**zeitliche Summation**).
- **Konzentration des Sehfarbstoffs:** Es besteht ein Gleichgewicht zwischen Zerfall und Wiederaufbau der Sehfarbstoffmoleküle, das abhängig von der Leuchtdichte verschoben wird. Da das einfallende Licht mit einer Wahrscheinlichkeit, die von der Konzentration des Sehfarbstoffs abhängig ist, auf ein Molekül Sehfarbstoff trifft, reguliert hier die Leuchtdichte die weitere Reizperzeption der Netzhaut. Bei heller Umgebung steht wenig Sehfarbstoff, bei dunkler Umgebung hingegen viel Sehfarbstoff zur Verfügung. Die Modulation der Sehfarbstoffkonzentration wird auch als photochemischer Anteil der Adaptation bezeichnet.

Die Beobachtung des Verlaufs der **Dunkeladaptation** (Leuchtdichte/Zeit) ergibt keinen linearen Kurvenverlauf. Nach einer relativ raschen Anpassung der Netzhaut (ca. 5 min), die als Sofort- oder Zapfendapatation bezeichnet wird, zeigt die Adaptationskurve einen Knick (**Kohlrausch-Knick**). Danach sind nur noch Stäbchen für die weitere Dunkelanpassung verantwortlich. Nach ca. 35 min ist die Adaptation maximal, die noch gesehene Leuchtdichte (candela/m^2) wird als Absolutschwelle des Sehens bezeichnet.

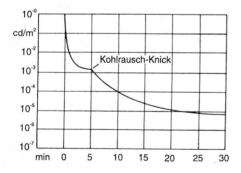

16.5 Welche Sehfarbstoffe kennen Sie? Erläutern Sie die photochemisch-elektrische Umsetzung.

In den Stäbchen der Retina wurde das **Rhodopsin** als Sehfarbstoff identifiziert. Spezielle Sehfarbstoffe der Zapfen konnten zumindest bei Säugern noch nicht identifiziert werden. Das Rhodopsin besteht aus einem Proteinanteil (Opsin) und einem Aldehyd (11-cis Retinal = Vitamin A-Abkömmling). Durch elektromagnetische Strahlung wird das Rhodopsin in sein Stereoisomer Lumirhodopsin (Opsin + 11-trans Retinal) umgewandelt. Nun zerfällt der Komplex in einem mehrstufigen Zerfallsprozeß in seinen Protein- und Aldehydanteil. Anschließend findet eine energiebenötigende Rückreaktion zu Rhodopsin statt. Das Gleichgewicht dieser Rückreaktion ist von der Umgebungsleuchtdichte abhängig (siehe Dunkeladaptation). Ungeklärt ist bislang, wie durch diesen Prozess eine nervale Erregung produziert wird. Man weiß lediglich, daß bei dieser Spaltung der zuvor rote Sehfarbstoff gebleicht wird. Während des Zerfalls entsteht das primäre Rezeptorpotential. Das sog. sekundäre Rezeptorpotential stellt eine Hyperpolarisation des Membranpotentials der Photorezeptoren dar. Die Hyperpolarisation soll durch Ca^{++}-Ionen entstehen, die während des Rhodopsinzerfalls frei werden und die Natriumkanäle der Zellmembran „verstopfen".

Das Farbensehen wird wahrscheinlich dadurch ermöglicht, daß in den Zapfen Sehfarbstoffe vorhanden sind, die sich lediglich in ihrem Proteinanteil unterscheiden. Somit kommt es bei einem ganz bestimmten Eiweißanteil zur Lichtabsorption eines definierten Wellenlängenbereichs.

➡ **K:** Bei einem Vitamin-A-Mangel kommt es zu einer Störung der Sehfarbstoffproduktion, da nicht genügend Retinal zur Bildung des Rhodopsins zur Verfügung steht. Die betroffenen Patienten beklagen ein gestörtes Sehen in Dunkelheit, da die Stäbchenfunktion erheblich eingeschränkt ist. Vitamin A spielt darüber hinaus eine wichtige Rolle bei der Epithelialisierung der orbitalen Schleimhäute. Bei Vitamin-A-Mangel tritt ein Becherzellenverlust und konsekutiver Muzinmangel auf. Das daraus entstehende Krankheitsbild des trockenen Auges nennt man Xerophthalmie. In unseren Breiten tritt ein Vitamin-A-Mangel äußerst selten auf und ist meist Folge einer Resorptionsstörung, wie sie gehäuft bei Alkoholikern vorkommt.

16.6 Erläutern Sie die Begriffe Sehschärfe und Visus. Wie werden sie bestimmt?

Als **Sehschärfe** bezeichnet man die Fähigkeit des Auges, zwei Objektpunkte unter optimaler Korrektion getrennt zu sehen. Unter **Visus** (naturalis) versteht man die Sehschärfe ohne Korrektion. Zur Prüfung der Sehschärfe werden Ringe (Landolt-Ringe) verwendet, deren Öffnungen unter einer Winkelminute jeweils erkannt werden sollen. Aus dem Quotient Istentfernung/Sollentfernung errechnet sich die Sehschärfe.

Eine weitere Berechnungsmöglichkeit besteht über den gerade noch erkannten Öffnungswinkel der **Landolt-Ringe**, wobei ein normalsichtiges Auge einen Winkel $\alpha = 1$ Minute $= 1/60$ Grad erkennen soll. Aus dem Quotient $1/\alpha$ errechnet sich dann die Sehschärfe. Es gibt durchaus Menschen, deren Sehschärfe deutlich über 1 liegt (bis 1,6).

In der Praxis wird die Sehschärfe als sog. 5-Meter-Visus bestimmt. Hierzu werden Buchstaben (Optotypen) projiziert, deren Balkenbreite und Zwischenräume unter dem Winkel des jeweils angegebenen Visus erscheinen.

Oft ist es notwendig, die retinale Sehschärfe zu bestimmen. Dies wird mit Laserinterferenzstreifen durchgeführt, die auf die Netzhaut projiziert werden. Dadurch erhält man wichtige Auskünfte über die Visusprognose bei getrübten brechenden Medien, die operativ angegangen werden sollen.

➡ **K:** Bei der graphischen Darstellung der Sehschärfe zeigt sich ein steiler Abfall von der Fovea zur Peripherie hin. Bereits 10° parafoveal beträgt die Sehschärfe nur noch 10%. Die folgende Abbildung macht auch deutlich, warum das Kardinalsymptom von Makulaerkrankungen der nicht korrigierbare Visusabfall ist.

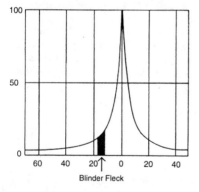

16.7 Erläutern Sie das Prinzip der Perimetrie. Welche Methoden kennen Sie?

Mit der **Perimetrie** wird das Gesichtsfeld untersucht. Unter **Gesichtsfeld** versteht man den Bezirk der Außenwelt, der bei ruhig gestellten Augen wahrgenommen wird. Die Gesichtsfelder beider Augen, die i.d.R. getrennt bestimmt werden, überlappen sich (Überlappungsfeld=binokulares Gesichtsfeld). Die normalen Gesichtsfeldgrenzen liegen bei 100° temporal, 60° nasal, 60° oben und 75° unten. Bei der Gesichtsfeldprüfung müssen konstante Bedingungen eingehalten werden (Helligkeit von Leuchtpunkt und Hintergrund, optimale Visuskorrektur).

Es werden zwei Verfahren der Gesichtsfeldprüfung unterschieden:
Bei der **kinetischen Perimetrie** werden in eine Hohlkugel Lichtmarken projiziert, die 0,25 mm² groß sind. Die Lichtstärke ist abgestuft. Die Punkte werden radiär von der Peripherie zum Zentrum bewegt. Der Proband gibt an, wann er die Punkte zum ersten Mal sieht. Dies wird auf einem Vordruck markiert. Die Verbindung der Punkte gleicher Lichtstärke ergibt dann eine *Isoptere*. Normalerweise werden vier Leuchtdichten untersucht. Am geeignetsten für die kinetische Perimetrie ist das **Goldmann-Perimeter**.

Bei der **statischen Perimetrie** wird die Helligkeit einer unbewegten Lichtmarke bis zur Wahrnehmung gesteigert. Die Auswertung ergibt einen genaueren Schnitt durch den Gesichtsfeldberg als bei der Isopterenperimetrie, da auch das Gefälle zwischen den Isopteren erfaßt wird.

Orientierende Methoden der Gesichtsfeldprüfung sind der **Konfrontationstest** (1) und der **Amsler-Test**. Bei (1) wird das Gesichtsfeld des Untersuchers mit dem des Probanden in der Weise verglichen, daß in den 4 Quadranten von außen die Hand in das Gesichtsfeld bewegt wird. Die Wahrnehmung sollte bei Gesunden gleich sein. Der Amsler-Test ist ein subjektiver Test zur Prüfung des zentralen Gesichtsfeldes. Er wird mit einem 10x10cm großen Quadrat, das in Einzelquadrate von 5mm Kantenlänge eingeteilt ist, durchgeführt.

➡ **K:** Das Ziel neuerer Perimeter ist eine computergesteuerte Gesichtsfelduntersuchung, die vom Untersucher unabhängig ist. Bei diesen Geräten signalisiert der Untersuchte mittels Tastendruck, ob er die Leuchtmarke gesehen hat. Es ist bei diesen Geräten möglich, Ausfälle mittels Veränderung der Reizschwelle „einzugabeln". Dadurch werden auch relative Ausfälle erfaßt.

16.8 Beschreiben Sie die Sehbahn. Wie wirken sich Ausfälle im Verlauf auf das Gesichtsfeld aus?

Die Nervenfasern aus der temporalen Netzhauthälfte (nasales Gesichtsfeld) verlaufen ungekreuzt im Chiasma opticum in den ipsilateralen Tractus opticus. Die Nervenfasern der nasalen Netzhaut (temporales Gesichtsfeld) kreuzen im Chiasma opticum zur Gegenseite und verlaufen mit den ungekreuzten Fasern der temporalen Netzhauthälfte im Tractus opticus.

Der Tractus opticus mündet in das 6-schichtige Corpus geniculatum laterale. Die vom Corpus geniculatum laterale ausgehende Sehstrahlung verläuft bogenförmig vor der Spitze der Seitenventrikel durch den Temporallappen und mündet im Okzipitalhirn (Area 17). Die Repräsentation der Makularegion nimmt in der Sehrinde den größten Raum ein.

Bei der **topographischen Diagnose von Gesichtsfeldausfällen** muß immer die Blutversorgung der Sehstrahlung und des Okzipitalhirns berücksichtigt werden (Sehstrahlung: Art. cerebri med. und post.; Okzipitalhirn: Art. cerebri post. und zum Teil Art. cerebri media).

- **Prächiasmale Läsionen:** Bei Schädigungen des Nervus opticus entstehen i.d.R. einseitige Gesichtsfeldausfälle (Zentralskotom, konzentrische Gesichtsfeldeinengung). Ursächlich kommen Kompression, Trauma und Durchblutungsstörungen in Betracht.
- **Chiasmale Läsionen:** Die Ausfälle sind meist bitemporal (bitemporale Hemianopsie), in seltenen Fällen binasal. Häufigste Ursache ist ein Tumor der Hypophyse.
- **Postchiasmale Läsionen:** Sind Tractus opticus, Corpus geniculatum laterale oder Gratioletsche Sehstrahlung betroffen, zeigen sich im Gesichtsfeld gleichseitige Ausfälle (kontralaterale homonyme Hemianopsie). Je weiter distal die Schädigung der Sehbahn ist, desto kongruenter sind die Ausfälle. Bei Okzipitalhirnläsionen kann es vorkommen, daß im Gesichtsfeld eine periphere Sichel bei temporaler Hemianopsie ausgespart bleibt. Schädigungsmechanismen bei postchiasmalen Läsionen sind Durchblutungsstörungen, Tumoren, Trauma und die Multiple Sklerose.

16.9 Beschreiben Sie die trichromatische Theorie des Farbensehens nach Helmholtz und die Gegenfarbentheorie nach Hering.

Weißes Licht kann durch ein Prisma in ein farbiges Spektrum von rot (langwellig) bis violett (kurzwellig) zerlegt werden. Die Wellenlängenbereiche von 400 nm bis 700 nm können vom menschlichen Auge wahrgenommen werden.

Die einzelnen Farben dieses Spektrums lassen sich mit den **drei Grundfarben rot, grün und violett** mischen. Aus diesem physikalischen Phänomen läßt sich die **trichromatische Theorie** des Farbensehens von *Young*, *Maxwell* und *Helmholtz* ableiten: in der menschlichen Netzhaut werden drei Zapfentypen unterschieden, die für jeweils eine dieser drei Grundfarben ein Absorptionsmaximum haben. Licht einer bestimmten Wellenlänge produziert eine unterschiedlich starke Reizantwort der jeweiligen Zapfen. So wird jedem Wellenlängenbereich ein bestimmtes Reizmuster zugeordnet, das zentral in der Regio calcarina verarbeitet wird.

Die **Gegenfarbentheorie** von Hering geht von **vier Grundfarben** aus, wobei jeweils zwei komplementäre Wellenlängenbereiche existieren (rot-grün und blau-gelb; außerdem existiert ein schwarz-weiß-System). Man postuliert auf zentraler Ebene (d.h. bei den Rezeptoren nachgeschalteten Neuronen) bestimmte rezeptive Felder, bei denen durch Reizung mit komplementären Farben gegensätzliche Erregungseffekte entstehen. So wird ein bestimmtes rezeptives Feld durch rotes Licht gereizt, während es durch grünes Licht gehemmt wird. Nach längerem Betrachten einer roten Lichtquelle sieht ein Proband beim anschließenden Blick auf eine weiße Wand grün. Dies kann man durch die Enthemmung der zuvor gehemmten rezeptiven Felder für grünes Licht erklären.

Beachte: Beide Theorien sind auf den verschiedenen Ebenen des visuellen Systems (Helmholtz: Rezeptoren; Hering: den Rezeptoren nachgeschaltete Neurone) als richtig anzusehen. Noch ungeklärt ist die Entstehung von Metallfarben (Gold, Silber), die sich nicht aus den Spektralfarben mischen lassen.

➤ **K:** Neun Prozent der Männer und nur 0,5 % (!) der Frauen leiden unter einer Farbenblindheit. Die Mehrzahl der Farbsinnstörungen wird **x-chromosomal rezessiv** (!) vererbt. Diese Menschen sind nicht in der Lage, bestimmte Farbtöne zu unterscheiden. Die häufigsten Störungen liegen im rot-grünen Bereich. Man unterscheidet zwischen **Farbschwäche** (Anomalie) und **Farbenblindheit** (Anopie). Durch die Suffixe Prot-, Deuter- bzw. Trit- werden die betroffenen Farbbereiche (rot, grün und blau) beschrieben. Eine Farbenblindheit kann mit international genormten Farbtafeln (z.B. nach Ishihara) oder mit einem Anomaloskop (für rot-grün-Störungen) objektiviert werden. Bei letzterem kann der Patient mit Hilfe einer bestimmten Vorrichtung aus Rot und Grün einen vorgegebenen Gelbton mischen. Das Mischungsverhältnis gibt Auskunft über die bestehende Farbsinnstörung.

16.10 Erläutern Sie die physiologischen Grundlagen für die vom menschlichen Auge wahrnehmbare Farbenvielfalt.

Das menschliche Auge ist in der Lage, bis zu 7 Millionen Farbvalenzen wahrzunehmen. Diese Farbvalenzen unterscheiden sich in Farbton, Farbsättigung und Dunkelstufe. Die im folgenden aufgeführten Begriffe stellen die pyhsiologische Grundlage für dieses Phänomen dar:
- **Spektralfarbe:** Mittels eines Prismas ist es möglich, weißes Licht in die monochromatischen Spektralfarben Rot, Orange, Gelb, Grün, Blau und Violett zu zerlegen. Diese Farben befinden sich im elektromagnetischen Spektrum zwischen 700 und 400 nm.
- **Mischfarbe:** Dies ist der Oberbegriff für alle nicht monochromatischen Spektralfarben. So ergeben sich z.B. durch die Mischung von Rot und Blau Purpurtöne, die im Spektrum nicht vorkommen.
  Beachte: Alle Spektralfarben können auch durch Mischung hergestellt werden. Man unterscheidet hierbei zwischen additiver und subtraktiver Farbmischung: Eine **additive Farbmischung** entsteht beispielsweise, wenn aus selbstleuchtenden Lichtquellen auf die gleiche Stelle Licht verschiedener Wellenlänge fällt (z.B. Rot + Grün = Gelb). Interessant hierbei ist noch, daß für jede Farbe aus dem Farbenkreis eine zweite existiert, die bei additiver Mischung weiß ergibt (Komplementärfarben). Bei der **subtraktiven Farbmischung** entstehen Farben aus weißem Licht durch das Vorsetzen von Farbfiltern, die entstehende Farbe ist dunkler als die Komponenten (Weiß - Blau - Gelb = Grün).
- Sogenannte **unbunte Farben** bestehen aus Graustufen von hellem Weiß bis zu tiefem Schwarz. Die Farbsättigung wird durch ihren unbunten Anteil bestimmt. Außerdem entstehen so auch Farben oder besser Farbmischungen, die über Spektralfarben nicht erzeugt werden können. Beispiele sind: spektrales Rot + Schwarz = Braun; spektrales Rot + Weiß = Rosa.

16.11 Erklären Sie Pupillenreflexbogen, direkte und indirekte Lichtreaktion sowie Konvergenzreaktion.

Man unterscheidet einen afferenten und einen efferenten Schenkel. Der afferente Anteil verläuft von der Netzhaut über den Sehnerven in das Mittelhirn zu den prätektalen Kernen. Hier erfolgt eine Umschaltung auf den efferenten Anteil mit gekreuzten und ungekreuzten Fasern zu den **Edinger-Westphal-Kernen** (Anteile des Okulomotoriuskerngebietes). Die pupillomotorischen Fasern ziehen im 3. Hirnnerven in die Orbita und werden im **Ganglion ciliare** erneut umgeschaltet. Über die Ziliarnerven wird das Erfolgsorgan (M. sphincter pupillae) erreicht.

Fällt Licht in ein Auge, kommt es aufgrund dieser nervalen Verschaltung sowohl zu einer ipsilateralen (**direkte Lichtreaktion**) als auch zu einer kontralateralen (**indirekte Lichtreaktion**) Pupillenverengerung (Miosis).

Bei einer Annäherung der in der Ferne parallel stehenden Sehachsen (Konvergenz) kommt es ebenfalls zu einer Miosis. Ursache dieser Reaktion ist eine Dispareität der Netzhautbilder, die auf kortikaler Ebene (Okzipitalhirn) verarbeitet wird. Man postuliert efferente Fasern, die von der Sehrinde direkt zum Edinger-Westphal-Kern ziehen.

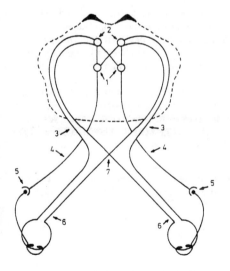

1 = Edinger-Westphal-Kerne, 2 = Prätektale Kerne, 3 = Tractus opt., 4 = N.III, 5 = Ganglion ciliare, 6 = N.I, 7 = Chiasma opticum

16.12 Erläutern Sie die supranukleäre Organisation konjugierter Augenbewegungen.

Man unterscheidet schnelle, sprunghafte Augenbewegungen (**Sakkaden**) von **langsamen Folgebewegungen**. Erstere dienen der Erfassung eines Objekts, das im peripheren Gesichtsfeld erscheint. Letztere sorgen dafür, daß ein sich bewegendes Ziel, das bereits fixiert ist, weiter in der Fovea abgebildet bleibt. Diese beiden unterschiedlichen Arten der Augenbewegung lassen sich durch verschiedene anatomische und physiologische Grundlagen erklären.

Eine **Sakkade** wird im Frontalhirn generiert. Der elektrische Reiz gelangt über kreuzende absteigende Bahnen in das Mittelhirn zum **horizontalen Blickzentrum**, das in der parapontinen Formatio reticularis in der Nähe des Abduzenskerns lokalisiert ist. Von hier erfolgt eine nervale Verschaltung mit dem ipsilateralen Abduzenskern und über den Fasciculus longitudinalis medialis zum kontralateralen Okulomotoriuskern. Somit kommt eine Abduktion des einen Auges bei gleichzeitiger Adduktion des anderen Auges (konjugierte sakkadische Blickbewegung) zustande.

Folgebewegungen hingegen finden ihren Ursprung im Okzipitalhirn. Dabei kommt es zu einer zentralen „visuellen" Kontrolle dieser Bewegung über den sog. Fixationsreflex.

Neben Sakkaden und langsamen Folgebewegungen werden noch sog. **vestibuläre Augenbewegungen** beschrieben. Dabei entsteht über eine Reizung des N. vestibulocochlearis eine langsame Augenbewegung, deren Orientierung von der Ausrichtung der Cupula im Innenohr abhängig ist (siehe 17.8). Die zugrunde liegenden nervalen Verschaltungen sind komplizierter, verlaufen prinzipiell aber ebenfalls zum horizontalen Blickzentrum.

Beim **optokinetischen Nystagmus** liegt eine Kombination zwischen Sakkade und langsamer Folgebewegung vor. Ein sich periodisch bewegendes Objekt wird mit Hilfe der Sakkade fixiert. Die langsame Augenbewegung ermöglicht ein Verfolgen des Gegenstandes, bis die Fixation nicht mehr aufrecht erhalten werden kann. Durch einen sakkadischen Sprung wird nun das nächste Objekt fixiert („Eisenbahnnystagmus").

➡ **K:** Bei supranukleären Schädigungen (oberhalb des horizontalen Blickzentrums) kommt es zu sog. Blickparesen, d.h. Abduktion des einen Auges und Adduktion des anderen Auges sind gleichzeitig gestört.

16.13 Erklären Sie das monokulare und binokulare räumliche Sehen sowie die Begriffe korrespondierende Netzhautareale, Pannumraum und Horopter.

Die Raumpunkte, die auf korrespondierende Netzhautareale beider Augen abgebildet werden, liegen auf einer virtuellen Kugel, dem sog. **Horopter**. In einem bestimmten Bereich vor und hinter dieser Kugel ist binokulares Einfachsehen mit Hilfe der Fusion noch möglich. Diesen Bereich nennt man **Pannumareal** oder **Pannumraum**. Liegt ein Gegenstand außerhalb dieses Bereiches, kommt es zu Doppelbildwahrnehmungen.

Gegenstände, die nicht auf dem Horopter, aber noch im Pannumraum liegen, werden auf den Netzhäuten verschieden groß abgebildet. Dieses Phänomen nennt man **Querdisparation**, die zentral als Eindruck der räumlichen Tiefe verarbeitet wird.

Objekte, die hinter dem Pannumraum liegen, werden als gekreuzte Doppelbilder wahrgenommen; Objekte vor dem Pannumraum erscheinen als ungekreuzte Doppelbilder.

Grundsätzlich ist auch monokular ein „kognitiv" räumliches Sehen bis zu einem gewissen Grad möglich. Der Mensch bedient sich dabei der von ihm bereits erlernten Seherfahrungen. Er weiß, daß große Gegenstände im allgemeinen näher sind als kleine. Darüber hinaus kann er ableiten, daß ein von einem Gegenstand verdecktes Objekt hinter diesem lokalisiert sein muß. Schließlich kann man anhand der Geschwindigkeit sich bewegender Gegenstände die relative Entfernung vom Auge abschätzen (schnell-nah, langsam-fern).

➡ **K:** Beim **Schielen** ist das binokulare Einfachsehen nicht mehr gewährleistet, weil ein Raumpunkt nicht mehr auf korrespondierenden Netzhautarealen abgebildet wird. Dabei kommt es gewöhnlich zu Doppelbildern, die als äußerst störend empfunden werden. Besonders junge Menschen sind in der Lage, diese Doppelbilder durch Suppression eines Bildes auszuschalten. So entwickelt sich als Folge dieser Suppression eine häufig irreversible Schwachsichtigkeit des supprimierten Auges, die sogenannte Schielamblyopie. Funktionell sind diese Menschen dadurch praktisch einäugig, und ihr Stereosehen ist erheblich eingeschränkt.

Mit Hilfe einfachster Stereosehtests lassen sich auch Patienten identifizieren, bei denen nur ein minimaler Schielwinkel (bis 5°) vorhanden ist, den man durch bloße Inspektion nicht erkennen kann (Mikrostrabismus).

16.14 Beschreiben Sie Innervation und Funktion der äußeren Augenmuskeln.

Die Bewegung des Bulbus oculi wird von sechs Augenmuskeln gesteuert. Man unterscheidet **vier gerade** und **zwei schräge** Augenmuskeln.

Der M. rectus lateralis (auch rectus externus genannt) wird vom 6. Hirnnerven (N. abducens), der M. obliquus superior vom 4. Hirnnerven (N. trochlearis) innerviert. Die übrigen vier Muskeln (Mm. rectus medialis – auch rectus internus genannt –, rectus superior, rectus inferior, obliquus inferior) erhalten ihre nervalen Impulse vom 3. Hirnnerven (N. oculomotorius).

Die Lidhebung erfolgt durch den M. levator palpebrae (N. oculomotorius) und durch den sympathisch innervierten Müllerschen Lidheber.

Die Horizontalmotoren (**M. rectus lateralis** und **M. rectus medialis**) wirken rein abduktiv bzw. adduktiv, während die übrigen vier Muskeln verschiedene Funktionen haben.

Der **M. rectus superior** ist hauptsächlich ein Elevator, hat aber auch adduktive und innenrotatorische Funktion. Seine Hauptwirkrichtung ist nach temporal oben.

Der **M. rectus inferior** wirkt primär als Depressor, sekundär als Adduktor und Außenrotator. Seine Hauptwirkrichtung ist nach temporal unten.

Der **M. obliquus inferior** hat als Hauptfunktion die Außenrotation. Darüber hinaus ist er ein Elevator und ein Abduktor. Die Hauptwirkrichtung ist nach nasal oben.

Der **M. obliquus superior** wirkt primär als Innenrotator, seine sekundären Funktionen sind Senkung und Abduktion. Seine maximale Wirkung ist bei Blick nach nasal unten.

➡ **K:** Bei Ausfall des N. abducens steht das Auge nach innen, da der M. rectus lateralis gelähmt ist. Die Abduktion ist aufgehoben.

Bei einer Schädigung des N. oculomotorius steht das Auge nach außen und unten. Hierbei sind besonders Hebung, Senkung und Adduktion aufgehoben. Zusätzlich findet man ein Herabhängen des Oberlides (Ptosis) und eine absolute Pupillenstarre.

Ist der N. trochlearis ausgefallen, steht das Auge auf der betroffenen Seite höher (Vertikaldifferenz). Die Lähmung fällt besonders beim Blick nach nasal unten auf (Hauptwirkrichtung). Eine Trochlearisparese kann man klinisch durch den sogenannten Bielschowsky-Test diagnostizieren. Neigt man den Kopf des Patienten von der betroffenen Seite weg, nimmt die Vertikaldifferenz zu.

16.15 Wie kommt der Augeninnendruck zustande?

Das Kammerwasser wird vom **Epithel des Ziliarkörpers**, der hinter der Iris lokalisiert ist, produziert. Die Kammerwasserproduktion erfolgt zu einem großen Teil über eine Ultrafiltration des Blutes und zusätzlich über einen aktiven Prozeß (Karboanhydrase). Die Flüssigkeit gelangt zunächst in die **hintere Augenkammer**, umspült dort die Zonulafasern und Teile der Linse, um dann durch die **Pupillenöffnung** in die **vordere Augenkammer** zu fließen. Der Abfluß des Kammerwassers geschieht über den **Kammerwinkel**, wo sich das **trabekuläre Maschenwerk** befindet, dem sich der **Schlemm-Kanal** anschließt, dessen Inhalt wiederum in das **episklerale Venensystem** abgeleitet wird.

Die Augenhüllen (insbesondere die Lederhaut- oder Sklera) müssen als rigide betrachtet werden, so daß sich aus dem Verhältnis von Kammerwasserproduktion und Kammerwasserabfluß praktisch direkt der Augeninnendruck ergibt. Bei einer Zunahme der Kammerwasserproduktion bzw. einer Zunahme des Kammerwasserabflußwiderstandes resultiert ein erhöhter Augendruck. Umgekehrt führt eine Abnahme der Kammerwasserproduktion bzw. eine Abnahme des Abflußwiderstandes zu einem erniedrigtem Augendruck, dessen Normalwerte zwischen 6 und 21mmHg liegen.

Der Augeninnendruck ist tageszeitlichen Schwankungen unterworfen, wobei die morgendlichen Werte im allgemeinen höher sind als die am Nachmittag bzw. abends gemessenen.

Die Pupillomotorik hat erheblichen Einfluß auf die Druckwerte. Dabei kommt es in Miosis (enge Pupille) zu einem Abfall des Druckes, weil durch Zug am trabekulären Maschenwerk durch Erweiterung der Poren der Abflußwiderstand sinkt. Andererseits verursacht eine erweiterte Pupille (Mydriasis) eine Druckerhöhung, da sich die anatomischen Verhältnisse im Kammerwinkel (Irisbasis nähert sich der Hornhautinnenfläche, trabekuläres Maschenwerk wird komprimiert) verengen.

➡ **K:** Eine Erhöhung des Augeninnendruckes mit zusätzlicher Schädigung okulärer Strukturen wird als **Glaukom** (grüner Star) bezeichnet. Dabei liegt fast immer eine Erhöhung des Abflußwiderstandes vor. Diese kann primär durch eine Sklerosierung des trabekulären Maschenwerks verursacht sein (primär chronisches Glaukom). Andererseits gibt es auch Sekundärglaukome, bei denen durch eine andere Erkrankung (z.B. Entzündung des Augeninneren mit Verklebung des Maschenwerks mit Eiweiß und Zellen) der Abflußwiderstand erhöht ist. Ziel einer Behandlung ist es, durch medikamentöse oder chirurgische Intervention den Augeninnendruck zu normalisieren.

16.16 Wie ist das Tränenorgan des Auges aufgebaut und wozu dient es?

Bei der Tränenproduktion unterscheidet man zwischen **Basalsekretion** und **reflektorischer** Sekretion. Für erstere sind die akzessorischen Tränendrüsen verantwortlich (Krause und Wolfring); sie liegen im Stroma der Bindehaut und bilden zusammen mit den Muzin-produzierenden Becherzellen den Tränenfilm.

Die reflektorische Tränensekretion erfolgt durch die Haupttränendrüse (Glandula lacrimalis), die im oberen äußeren Bereich der Orbita liegt und durch die Aponeurose des Lidhebermuskels in eine Pars orbitalis und eine Pars palpebralis eingeteilt wird.

Die Tränenflüssigkeit fließt über zwei Tränenpünktchen im medialen Lidrandbereich ab. Zwei kleine Canaliculi vereinigen sich zum Canaliculus communis, der in den Tränensack (Saccus lacrimalis) mündet. Der Tränennasengang (Ductus nasolacrimalis) verbindet den Tränensack mit der unteren Nasenmuschel, von wo die Tränenflüssigkeit den Rachen hinunterlaufen kann.

Der präkorneale Tränenfilm wird in drei Schichten eingeteilt. Dabei liegt die **Muzinschicht** direkt dem Epithel auf und wandelt die hydrophoben Epithelzellen in eine hydrophile Fläche um (Produktion durch Becherzellen, Manz- und Henle-Drüsen). Erst dadurch kann sich die **wäßrige Schicht** anlagern, die den dicksten Anteil des Tränenfilms ausmacht. Ihre Hauptfunktionen sind Versorgung der Hornhaut mit Sauerstoff, Schutz vor Krankheitserregern durch antibakterielle Substanzen wie z.B. Lysozym und NLAF (nichtlysozymaler antibakterieller Faktor), Ausbildung einer glatten optischen Oberfläche und das Hinausschwemmen von Hornhaut- und Bindehautfremdkörpern. Der äußere Anteil des Tränenfilms ist die **Lipidschicht**. Sie soll eine frühzeitige Verdunstung der wäßrigen Phase verhindern und die Oberflächenspannung erhöhen. Letztere verbessert die vertikale Stabilität des Tränenfilms und verhindert ein Ablaufen der Tränen über den Lidrand.

➡ **K:** Beim „trockenen Auge" (Keratokonjunktivitis sicca) sind Lipidschicht und wässrige Schicht nicht richtig ausgebildet. Dadurch kommt es zu einer verkürzten Tränenfilmaufreißzeit (Zeitspanne von einem Lidschlag bis der Tränenfilm instabil wird und erste trockene Stellen zeigt), was gerötete, brennende, juckende und gereizte Augen zur Folge hat. Durch künstliche Tränenflüssigkeit kann man dem Patienten Linderung verschaffen.

16.17 Erklären Sie den Lidschluß- und den Tränensekretionsreflex.

Lidschluß- und Tränensekretionsreflex haben beide den selben afferenten Schenkel. Feinste Nervenendigungen des Ramus ophthalmicus (N. trigeminus I) werden durch einen entsprechenden Reiz (z.B. Fremdkörper) erregt. Die Aktionspotentiale gelangen zum Nucleus sensorius principalis im Ponsbereich. Von hier ziehen Fasern nach Umschaltung im Thalamus zur somatosensorischen Hirnrinde (bewußte Schmerzwahrnehmung).

Darüber hinaus existieren Verbindungsneurone zum N. facialis. Hier beginnt nun der efferente Schenkel, der beim Lidschlußreflex einfach aus Motoneuronen zum Musculus orbicularis oculi besteht.

Der efferente Schenkel des Tränensekretionsreflexes ist aber ein Teil des parasympathischen Nervensystems und wird daher peripher umgeschaltet:

Der Nucleus salivatorius superior gibt über den N. intermedius Fasern an den siebten Hirnnerven (N. facialis) ab. Im Bereich des äußeren Fazialisknies ziehen diese Neurone über den N. petrosus major zum Ganglion pterygopalatinum. Hier erfolgt eine Umschaltung, und über Rami ganglionares, den N. maxillaris und N. zygomaticus wird das Erfolgsorgan (Haupttränendrüse) erreicht. Beide Reflexe sind wichtige Schutzmechanismen, die ein Trauma des Auges verhindern sollen. Hat der Lidschlußreflex versagt und ein Fremdkörper ist ins Auge gelangt, wird er häufig über den Tränensekretionsreflex herausgespült.

Beim Lidschlußreflex handelt es sich um einen gemischten Reflex mit sensiblem afferenten Schenkel und sekretorischem efferenten Schenkel.

➡ **K:** Die Prüfung der beschriebenen Reflexe, besonders aber des Lidschlußreflexes, ist für den Neurologen und den Ophthalmologen eine wichtige diagnostische Möglichkeit zum Beurteilen der Stammhirnfunktion im Ponsbereich. Bei Läsionen in der Brückenregion (z.B. Durchblutungstörungen, Tumor) sind reflektorische Tränensekretion sowie Lidschlußreflex häufig aufgehoben.

17.1 Geben Sie einen kurzen Überblick über die Grundlagen der Schallphysik.

Schall kann als mechanische Schwingung bezeichnet werden, die sich in einem bestimmten Transportmedium (z.B. Gas, Flüssigkeit, feste Materie) ausbreitet. Das physikalische Korrelat des vom Menschen wahrgenommenen Schalls ist ein periodischer Wechsel von Luftdruckschwankungen. Durch Auftragen der Druckwerte gegen die Zeit kann man Schallwellen graphisch darstellen (Sinuskurve). Sie breiten sich mit einer Geschwindigkeit von 332m/s aus.

Zwei Parameter charakterisieren die Schallwelle:
- Die **Wellenlänge** (Abstand zweier benachbarter Druckmaxima) ist umgekehrt proportional zur Tonhöhe. Man gibt die Tonhöhe als Schallwellenfrequenz an, wobei gilt: Frequenz=1/Wellenlänge (Einheit:1/s=Hertz)
- Die **Amplitude** (Abstand eines Maximums von der Ruhelage) steht in direktem Zusammenhang zur Lautstärke.

Nur ein reiner Ton stellt sich graphisch als Sinuskurve dar. Ist hingegen diese Sinuskurve noch von anderen Frequenzen überlagert, so entsteht ein **Klang**. Dieser Klang ist durch einen einheitlichen Grundton bei verschiedenen Obertönen charakterisiert, wobei letztere die Klangfarbe ausmachen.

Beim **Geräusch** sind die Schalldruckschwankungen völlig unregelmäßig, so daß keine einheitliche Sinusfrequenz zustande kommt.

Mit Hilfe des **Schalldrucks** und der **Schallintensität** läßt sich der Schall auf eine andere Art charakterisieren. Die Einheit des Schalldrucks ist das Pascal [Pa]. Gemessen wird eine Kraft pro Flächeneinheit. In der Praxis werden sog. Schalldruckpegel (Einheit: dB) bevorzugt, wobei man zu einem festgelegten Schalldruck P_0 in log arithmischer Maßeinheit den tatsächlichen Schalldruck P_x in Beziehung setzt:

Schalldruckpegel[dB] = 20 x log Schalldruck/Nullschalldruck

Die Schallintensität wird berechnet aus der Schallenergie, die pro Zeiteinheit abgegeben wird (Einheit:Watt). Zu beachten ist, daß die Schallintensität dem Quadrat des Schalldrucks proportional ist. Dadurch läßt sich erklären, daß man die Schalldruckpegel zweier Schallquellen nicht einfach algebraisch summieren kann. Der tatsächliche Schalldruckpegel errechnet sich durch eine zusätzliche Multiplikation mit dem Faktor 2.

17.2 Äußern Sie sich zu den Begriffen Hörbereich, Audiometrie und Hörschwelle.

Als **Hörbereich** des Menschen bezeichnet man das **Frequenzintervall**, das vom Hörapparat in nervale Impulse kodiert werden kann. Ein junger Mensch kann Schallwellen von 16Hz bis ca. 20000Hz wahrnehmen. Im Alter fällt besonders die obere Hörgrenze stark ab, wobei eine Einschränkung bis zu 5000Hz und weniger möglich ist (Presbyakusis).

Auf unser **Lautstärkeempfinden** hat sowohl der Schalldruck (Einheit: Dezibel) als auch die Schallfrequenz (Einheit: Hertz) einen Einfluß. Als Maß zur subjektiven Wahrnehmung von Schallwellen hat sich die **Lautstärke** (Einheit: Phon) bewährt.

Nur bei einer Tonhöhe von 1000 Hertz sind ein Phon und ein Dezibel identisch. Bei anderen Frequenzen sind aber völlig unterschiedliche Schalldruckpegel notwendig, um eine gleiche subjektive Lautstärkewahrnehmung zu erzeugen. So entstehen **Linien gleicher Lautstärke (Isophone)**, die für die verschiedenen Lautstärkepegel annähernd parallele Verläufe haben. Die **niedrigste Isophone**, die gerade noch wahrgenommen werden kann, wird als **Hörschwelle** bezeichnet (bei Gesunden ungefähr 4 Phon).

Bei der **Audiometrie** wird diese Hörschwelle innerhalb des Frequenzbereiches von 125–12000 Hz durch elektrische Tongeneratoren gemessen. Dieses Verfahren läßt sich sowohl für die Luft als auch für die Knochenleitung durchführen.

➡ **K:** Unter **Recruitment** versteht man einen pathologisch schnellen Anstieg der Lautheitsempfindung beim Innenohrschaden. Bei der klinischen Untersuchung wird dem Patienten ein Dauerton, der 20 dB über der Hörschwelle liegt dargeboten und hierbei für kurze Zeit die Schallintensität um 1–5 dB erhöht. Patienten mit Innenohrschaden nehmen eine Erhöhung um 1 dB wahr, während Gesunde bis zu 5 dB benötigen.

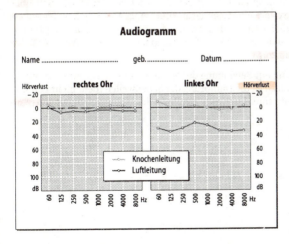

17.3 Beschreiben Sie die präkochleäre Schallaufnahme und ihre Weiterleitung.

Die Schallwellen werden durch die Ohrmuschel und den äußeren Gehörgang aufgefangen und verstärkt. Dieser „Trichter" trägt auch einen geringen Anteil zum Richtungshören bei. Die Grenze zwischen Außenohr und Mittelohr bildet das Trommelfell, das über Resonanzschwingungen den Schalldruck verstärkt. Die Schallwelle wird mechanisch auf die Gehörknöchelchen des Mittelohrs übertragen (Hammer, Amboß, Steigbügel).

Hier erfolgt auch die sog. **Impedanzanpassung** (Anpassung der Schallwellenwiderstände von Luft und Innenohr). Dabei findet eine Schalldruckerhöhung statt. Dies erfolgt zum einen durch die unterschiedlich großen Flächen von Trommelfell und ovalem Fenster, zum anderen erhöhen die Hebelarme der Gehörknöchelchen den Druck, der schließlich auf das ovale Fenster geleitet wird. Dieser Mechanismus ermöglicht eine Verbesserung der Hörleistung um bis zu 20 dB.

Zwei Muskeln sind zusätzlich in der Lage, die Schallübertragung im Mittelohr zu modifizieren. Der von einem Ast des N. mandibularis innervierte **M. tensor tympani** setzt am knorpeligen Abschnitt der Tube an und zieht zu dem dem Trommelfell angelagerten Teil des Hammers. Dieser Muskel bewegt das Trommelfell nach innen, wodurch das Fußstück des Steigbügels in das ovale Fenster gedrückt wird. Dadurch resultiert eine erhöhte Empfindlichkeit der Überleitung. Der von einem Ast des N. facialis (N. stapedius) innervierte **M. stapedius** hingegen zieht das Fußstück des Steigbügels vom ovalen Fenster weg, wodurch die Schallüberleitung gedämpft wird.

Das Mittelohr besteht aus einem weiträumigen Höhlensystem, das bis in den Warzenfortsatz (Processus mastoideus) reicht. Es kann über die **Eustachi-Röhre** (Tuba Eustachii) be- und entlüftet werden, so daß ein Druckausgleich mit dem außen bestehenden Atmosphärendruck gewährleistet ist. Somit ist auch über dieses pneumatische System eine Regulierung der Impedanz möglich (Trommelfellspannung). Zusätzlich dient es dem Schutz des Trommelfells und der Mittelohrstrukturen gegen zu hohe oder zu tiefe Atmosphärendrücke (Druckausgleich beim Tauchen, im Flugzeug).

➤ **K:** Eine Fazialislähmung mit Beteiligung des N. stapedius führt zu einer Lähmung des M. stapedius. Dadurch ist die Dämpfung der Schallwellen nicht mehr gewährleistet und die Patienten sind durch eine erhöhte Schallempfindlichkeit (Hyperakusis) gestört.

17.4 Wie verarbeitet das Innenohr die Schallreize?

Durch Druck des Steigbügels auf das ovale Fenster wird die Perilymphe in der **Scala vestibuli** bewegt. Dieser Impuls wird auf die **Scala tympani** übergeleitet und endet am runden Fenster im Mittelohr. Diese mit Perilymphe gefüllten Schläuche verlaufen spiralförmig ähnlich einer Schneckenspitze (Helicotrema). Scala tympani und Scala vestibuli sind durch die mit Endolymphe gefüllte **Scala media** voneinander getrennt. Zwischen Scala vestibuli und Scala media liegt die frei bewegliche **Reissner-Membran**. Die Grenze zwischen Scala tympani und Scala media bildet die **Basilarmembran**, der das **Corti-Organ** aufsitzt. Die Reissner-Membran ist mit der Deckmembran (membrana tectoria) verbunden, die wiederum bei Auslenkung die unter ihr liegenden **Haarzellen** (Hörsinneszellen) reizt.

Bei Beschallung werden in der Endolymphe Wellen induziert, die zum Helicotrema laufen (Wanderwellen). Da die Rigidität der Basilarmembran vom Stapes zum Helicotrema abnimmt, werden die Wellenlängen kleiner und die Amplituden größer. Außerdem erfolgt eine physiologische Dämpfung dieser Wellen. Somit ergibt sich für jede Frequenz ein Maximum der Wanderwelle in einer bestimmten Entfernung vom Steigbügel (**Einortshypothese**). Je näher diese Haarzellen dem Helicotrema gelegen sind, desto empfindlicher sind sie für tiefe Frequenzen.

Neben den vom N. cochlearis ableitbaren nervalen Aktionspotentialen unterscheidet man noch **Innenohrpotentiale**. Zwischen Endolymphe und Perilymphe kann man auf Grund von verschieden großen Kalium- und Natriumkonzentrationen ein Bestandspotential ableiten (ca. 150 mV). Bei Beschallung ändert sich die Membranleitfähigkeit und die resultierenden Ionenströme an den Haarzellen führen zum Rezeptorpotential.

Am runden Fenster lassen sich sog. Mikrophonpotentiale ableiten, die ohne Latenz den Ablauf des Schallreizes als elektrische Spannungsschwankung widerspiegeln. Diese Mikrophonpotentiale unterscheiden sich von nervalen Aktionspotentialen dadurch, daß sie keine Refraktärzeit und keine meßbare Schwelle haben. Selbst bei mehrfacher Reizung sind sie nicht ermüdbar.

Die Sinneszellen des Hörorgans kodieren die Schallimpulse in nervale Aktionspotentiale, wobei bei den einzelnen Nervenfasern durch die Verschaltung eine strenge Frequenzabhängigkeit besteht. Diese „frequenztopische" Ordnung ist bis zur Hörrinde zu verfolgen (siehe 17.7).

17.5 Erläutern Sie die Unterschiede zwischen Luft- und Knochenleitung.

Es gibt zwei Möglichkeiten der Schallübertragung auf das Innenohr (Luft- und Kochenleitung). Dabei spielt die **Luftleitung** eine größere Rolle. Schallwellen gelangen über die äußeren Gehörgänge zum Trommelfell. Dort erfolgt eine mechanische Übertragung auf die Gehörknöchelchen Hammer, Amboß und Steigbügel. Am ovalen Fenster werden die mechanischen Impulse dann auf einen mit Endolymphe gefüllten schneckenförmigen Gang übertragen (Cochlea). Es gibt aber auch eine direkte Übertragung vom Knochen auf die Gehörschnecke. Diese Übertragungsform wird als **Knochenleitung** bezeichnet. Zum normalen Hörvorgang trägt diese nur unwesentlich bei. Besonders in der Hals-Nasen- und Ohrenheilkunde nutzt man dieses Phänomen aber, um zwischen zentralem und peripherem Hörverlust zu unterscheiden:

Mit Hilfe einer angeschlagenen Stimmgabel von 256 Hz, die zwischen die beiden Scheitelbeine aufgesetzt wird, werden Schwingungen auf die Schädelkalotte übertragen. Diese Schallenergie wird über die äußeren Gehörgänge zum Teil wieder abgegeben (Mach-Schallabflußtheorie). Ist ein Ohr durch einen Krankheitsprozess (z.B. Otitis) verschlossen, kann auf dieser Seite der Schall nicht abfließen. Der Patient lokalisiert den Ton mehr zu seinem kranken Ohr hin. Bei einer Innenohrschwerhörigkeit kommt es ebenfalls zu einer Lateralisation, allerdings zum gesunden Ohr. Somit kann dieser **Weber-Stimmgabelversuch** allein die Seite des Krankheitsprozesses nicht lokalisieren.

Erst der ergänzende **Rinne-Versuch** ermöglicht die exakte Lokalisation. Erneut bedient bedient man sich einer schwingenden Stimmgabel, die auf den Warzenfortsatz des Os temporale gesetzt wird. Über die Knochenleitung nimmt der Patient einen Ton wahr. Wenn der Ton nicht mehr gehört wird, hält man die noch schwingende Stimmgabel vor das gleichseitige Ohr, wodurch es bei intaktem Trommelfell und Gehörknöchelchen zu einer 17fachen (!) Verstärkung kommt. Ein gesunder Mensch gibt also an, den Ton erneut zu hören (**Rinne +**). Liegt hingegen eine Schädigung des Außen- bzw. Mittelohres vor, ist die Tonempfindung bei Knochenleitung länger als bei Luftleitung (**Rinne -**).

➥ **K:** Eine Lateralisation nach rechts (Weber-Versuch) bei gleichzeitigem positiven Rinne-Versuch auf dieser Seite weist auf eine Innenohrschädigung der kontralateralen Seite hin. Ist der Rinne-Versuch hingegen negativ, liegt ein peripherer Hörverlust auf der gleichen Seite vor.

17.6 Wie erfolgt die retrokochleäre Verarbeitung akustischer Informationen?

Ein Schallreiz beinhaltet die Reizparameter **Frequenz, Intensität, zeitliche Abfolge** und **Periodizität**. Diese Parameter müssen für die Verarbeitung im zentralen Nervensystem kodiert werden, wobei Frequenz und Intensität bei der Schallwahrnehmung und -verarbeitung die wichtigere Rolle spielen.

Die **Schallfrequenz** wird über die Tonotopie der Schallwahrnehmung im Corti-Organ kodiert: eine bestimmte Frequenz erregt im Corti-Organ nur bestimmte Sinneszellareale maximal (Areale der Bestfrequenz).

Die Kodierung der **Schallintensität** erfolgt i.d.R. mittels Frequenzmodulation: eine höhere Reizintensität führt zu erhöhter Entladungsrate der Sinneszellen. So wird bei steigender Intensität (und konstanter Frequenz) die Aktionspotentialrate der afferenten Fasern zunehmen und das Erregungsareal vergrößert. Letzteres ist notwendig, um von der Frequenzzunahme zu unterscheiden.

Bleibt die Schallintensität konstant und erhöht sich die Frequenz, wird dieser Zustand entsprechend der tonotopischen Analyse der Cochlea registriert (= Ortsanalyse). Da sich auch die Periodizität (=Periodizitätsanalyse) der Entladungen ändert, besteht ein zusätzlicher Identifikationsmechanismus für verschiedene Frequenzen.

Zusätzlich existieren weitere Differenzierungsmöglichkeiten für die angebotenen Schallmuster:
- Die Verwendung unterschiedlich langer Nervenfasern erlaubt eine Identifikation zeitlicher Erregungsmuster.
- Eine zusätzliche Schallfrequenzkodierung macht sich die differenzierte Empfindlichkeit einzelner Neurone für bestimmte Frequenzen zunutze.

Die eingangs erwähnten Kodierungsmechanismen existieren auch in den übergeordneten Hörzentren: auch hier liegt eine Tonotopie vor (Möglichkeit der Frequenzwahrnehmung über Ortsbestimmung). Die Intensität wird mittels Frequenzmodulation kodiert. Außerdem wird eine kombinierte Zeit- und Ortsauswertung durchgeführt.

17.7 Beschreiben Sie die Hörbahn.

Die über das Hörorgan (Cochlea) aufgenommene Information wird über zahlreiche Umschaltungen nach zentral weitergeleitet, bis sie die Hörrinde im Temporalhirn erreicht.

Die von der **Cochlea** nach zentral ziehenden Nervenfasern werden im **N. cochlearis** vereint und gelangen zum **Nucleus cochlearis** ventralis und dorsalis im verlängerten Mark. Hier erfolgt eine Kreuzung zur Gegenseite über das Corpus trapezoideum und striae acusticae dorsales. Im gegenüberliegenden **Lemniscus lateralis** aszendieren die Fasern zu den **Colliculi inferiores**. Hier erfolgt eine erneute Kreuzung über die Commissura colliculi inferioris. Dieser untere Anteil der Vierhügelplatte ist über den Pedunculus colliculi inferioris mit dem **Corpus geniculatum mediale** verbunden (Thalamus). Von hier zieht die **Hörstrahlung** durch den unteren hinteren Anteil der Capsula interna in den Temporallappen hinauf, um dort in der **Hörrinde** zu enden. Über diese Projektionsfasern kommt es zu einer strengen Zuordnung bestimmter Areale des medialen Kniehöckers zu entsprechenden Rindenfeldern. Die Fasern nehmen einen spiralartigen Verlauf, so daß die tieferen Genikulatumbereiche mit den höhergelegenen Rindenabschnitten verbunden sind und umgekehrt. Die einzelnen Bereiche der Cochlea werden der Hörrinde über eine streng topische Verknüpfung zugeordnet.

Man unterscheidet drei Hörregionen:
- **Erste auditorische Region AI (Area 41):** In diesem Bereich sind die für hohe Frequenzen empfindlichen Nervenzellen am weitesten peripher lokalisiert. Man bezeichnet die Hörregion AI auch als primäres Hörfeld.
- **Zweite auditorische Region A2 (Area 42 und 22):** Hier ist die Anordnung im Gegensatz zu Hörregion AI genau umgekehrt, so daß eine höhere Empfindlichkeit auf tiefe Frequenzen resultiert. Man faßt die Hörregion A2 auch als sekundäres Hörfeld zusammen. In dieser Region liegt auch das Wernicke-Sprachzentrum (Sprachverständnis).
- **Gyrus ectosylvius posterior:** Diese spezialisierte Hirnwindung funktioniert ebenfalls als sekundäres Hörfeld.

Die Hörbahn ist gekennzeichnet durch zahlreiche Kreuzungen und Kommissurenfasern (spinale Ebene, Probst-Kommissur im Bereich des Nucleus dorsalis lemnisci lateralis, Commissura colliculi inf., Commissura supraoptica inf.). Dadurch ist es möglich, daß die jeweiligen Hörrinden von beiden Cochleae Impulse empfangen (Richtungshören).

17.8 Wie funktioniert das Vestibularorgan?

Die Vestibularorgane des Menschen sind im Felsenbein des Os temporale in unmittelbarer Nachbarschaft zum Hörorgan lokalisiert. Es nimmt Informationen über geradlinige und drehende Bewegungen des Körpers auf, die über den N. vestibulocochlearis nach Umschaltung im Thalamus das Bewußtsein erreichen.

Wichtige Untereinheiten des Vestibularorgans sind die **Macula sacculi**, die **Macula utriculi** sowie die drei senkrecht aufeinander stehenden **Bogengänge**.

Für die Maculae ist der spezifische Reiz die **geradlinige Beschleunigung (Translation)**. Die entsprechenden Sinneszellen geben feinste Härchen (Kino- und Stereozilien) ab, die von einer gallertartigen Masse umgeben werden. Auf diesem Gel befinden sich die aus Kalziumkarbonat bestehenden Statolithen (Schwerekristalle). Bei geradliniger Beschleunigung des Kopfes resultiert eine trägheitsbedingte Positionsänderung dieser Kristalle, wodurch Zugkräfte an den Sinneshärchen wirken (spezifischer Reiz). Auch ein Abweichen der Kopfstellung von der Normalposition führt zu einer Aktivierung des Gleichgewichtsorgans. Zusätzlich werden dabei Stellungsrezeptoren in der Halsmuskulatur gereizt. Die Macula sacculi wird durch vertikale Beschleunigung erregt, die Macula utriculi durch horizontale.

Für die Wahrnehmung von **Rotationsbeschleunigungen** ist das Bogengangsystem zuständig. Die drei Bogengänge stehen praktisch senkrecht aufeinander und repräsentieren somit die drei Raumrichtungen. An ihrer Basis befindet sich jeweils eine Aussackung (Ampulle), die von einem frei beweglichen, membranartigen Gebilde (Cupula) ausgefüllt wird. In diese Cupula reichen feinste Härchen der leistenförmig angeordneten Sinneszellen (Crista). Mikroskopische Untersuchungen ergaben, daß einer Zelle eine lange Kinozilie und ca. 80 kurze Stereozilien zugeordnet sind. Das ganze Bogengangsystem ist von der Endolymphe ausgefüllt, die aufgrund ihrer Trägheit schnelleren Drehbewegungen nur verzögert folgen kann. Bei einer Rotationsbeschleunigung erfolgt also eine Auslenkung der Cupula mit konsekutiver Reizung der Sinneszellen. Andererseits bewegt sich die Endolymphe bei einem abrupten Abstoppen einer Drehbewegung noch weiter, so daß die Cupula nun in die entgegengesetzte Richtung gedreht wird.

Auch bei einem thermischen Reiz (z.B. Spülung der Gehörgänge mit warmem oder kaltem Wasser) resultiert eine Bewegung der Endolymphe mit Cupulaauslenkung und nervaler Erregung.

17.9 Über den Vestibularapparat erfolgt die Kontrolle von Körperstellung und Raumorientierung. Welche Mechanismen liegen dieser Aufgabe zugrunde?

Zur Kontrolle von Körperstellung und Raumorientierung sind Verbindungen des Vestibularorgans mit folgenden Strukturen notwendig: Kleinhirn, Rückenmark, Formatio reticularis, Augenmuskelkerne, Thalamus und Kortex, Rezptoren in der Halsmuskulatur, gegenüberliegendes Vestibularorgan.

Die verschiedenen Sinneszellen des Vestibularorgans sind über die Neurone des N. vestibulocochlearis verschiedenen Bereichen des Vestibularkomplexes zugeordnet. So ziehen Fasern von der Macula sacculi zum lateralen Anteil des Nucleus inferior, Fasern von der Macula utriculi zum medialen Anteil. Bei Cupulabewegungen gelangen Impulse von der Crista ampullaris zum Nucleus superior und zum oberen Abschnitt des Nucleus medialis.

- **Verbindungen zum Kleinhirn:** Über den Pedunculus cerebellaris inferior ziehen Vestibularneurone ohne Umschaltung zum Kleinhirn. Der größere Anteil der vestibulozerebellären Bahnen wird allerdings im Kernkomplex (Nucleus superior Bechterew) umgeschaltet. Dadurch ist die Verbindung mit dem Kleinhirn als zentrale Verarbeitungsstelle der Informationen über Körperstellung und Bewegung gewährleistet.
- Vom **Nucleus lateralis** (Deiter) ziehen Fasern ins Rückenmark hinab (Tractus vestibulospinalis). Über eine spinale Zwischenschaltung sind sie mit den α- und γ-Neuronen der Streckmuskulatur verbunden. Nur so ist es möglich, daß der Organismus bei Änderung seiner Raumposition durch eine kompensatorische Körperbewegung eine stabile Lage beibehält.
- Sämtliche Kerne des Vestibularkomplexes sind mit der **Formatio reticularis** verbunden, die ihrerseits einen sowohl hemmenden als auch aktivierenden Einfluß auf den gesamten Muskeltonus ausübt.
- Auch die **Augenstellung** und **Augenbewegung** wird durch das Gleichgewichtsorgan beeinflußt (siehe dort).
- Die Verbindung des Vestibularorgans mit **Thalamus** und **Großhirn** ermöglicht die bewußte Wahrnehmung von Körperstellung und Bewegung.
- Die **Muskelspindeln** der **Halsmuskulatur** sind mit dem Nucleus inferior des Kernkomplexes nerval verbunden, wobei auf spinaler Ebene eine Umschaltung erfolgt (Kopfstellung).
- Kommissurenfasern zum **gegenüberliegenden vestibulären Kernkomplex** ermöglichen eine Interaktion beider Systeme.

17.10 Wie klassifiziert man einen Nystagmus? Welche physiologischen Formen kennen Sie?

Man unterscheidet zwischen einem **Pendel-** und **Rucknystagmus**. Bei ersterem haben beide Phasen annähernd die gleiche Geschwindigkeit, während bei letzterem eine Phase schneller ist.

Die **Richtung** des Nystagmus wird durch seine schnelle Komponente angegeben. Diese Schlagrichtung kann horizontal, vertikal, diagonal, rotatorisch, zirkulär und elliptisch sein.

Die **Schlagamplitude** des Nystagmus kann in fein, mittel und grob eingeteilt werden.

Es gibt Nystagmen mit langsamer und schneller Frequenz. Außerdem unterscheidet man konjugierte (beide Augen zeigen die selbe Bewegung) und dissoziierte (die Augenbewegungen sind unterschiedlich) Formen.

Zusätzlich kann man ein **Nullzone** beschreiben. Damit ist die Augenstellung gemeint, in der Nystagmus minimal ist. Mit Neutralzone ist die Augenstellung gemeint, in der der Nystagmus seine Schlagrichtung ändert.

Prinzipiell sollte man zwischen einem **afferenten** und einem **efferenten** Nystagmus unterscheiden. Ersterer stellt sich bei einer erheblichen Reduktion der Sehfunktion ein. Beim letzteren liegt eine Störung der Okulomotorik zugrunde.

Es sind vier physiologische Nystagmusformen bekannt:
- **Endstellnystagmus:** Diese Nystagmusform tritt in extremen Blickpositionen nach 10–15s auf. Sie sollte nach 5–10s wieder erlöschen (Ermüdbarkeit).
- **Optokinetischer Nystagmus:** Dieses früher auch als Eisenbahnnystagmus bezeichnete Augenzittern ist die einfachste Form einer langsamen Folgebewegung (pursuit movement) mit einer Sakkade. Das Auge fixiert ein sich bewegendes Objekt. Sobald dieses aus dem Blickfeld verschwindet, wird mit Hilfe einer Sakkade das nächste Objekt fixiert.
- **Kalorischer Nystagmus:** Durch Spülung der äußeren Gehörgänge mit warmem oder kaltem Wasser kommt es zu einer Bewegung der Endolymphe und konsekutivem Augenzittern.
- **Rotatorischer Nystagmus:** Zunächst erfolgt ein Ausschalten der Fixation durch eine Frenzel-Brille. Die Endolymphe wird durch eine Drehbewegung des Kopfes beschleunigt. Durch Auslenkung der Cupula kommt es zum Nystagmus in Drehrichtung. Beim Anhalten entsteht ein Nystagmus in die entgegegesetze Richtung (postrotatorischer Nystagmus).

17.11 Welche pathologischen Nystagmusformen kennen Sie?

Es gibt einen **okulären, vestibulären, zerebellären** und **zentralen** Nystagmus sowie seltenere Nystagmusformen, auf die in diesem Rahmen nicht eingegangen werden kann.

- **Okulärer Nystagmus:** Bei dieser Nystagmusform liegt eine erworbene hochgradige Sehschwäche beider Augen vor, so daß die zentrale Fixation nicht erlernt werden konnte. Klinisch zeigt sich ein Pendel- oder Rucknystagmus, der bei versuchter Fixation stärker wird.
- **Vestibulärer Nystagmus:** Bei Schädigungen des Labyrinths oder des N. vestibulocochlearis resultiert ein Nystagmus mit Schlagrichtung zur Gegenseite, der durch Änderung der Körperlage nicht beeinflußt werden kann. Die Patienten fallen durch einen typischen horizontalen Rucknystagmus auf, der zusätzlich noch eine rotatorische Komponente haben kann. Manchmal klagen die Patienten noch über Drehschwindel zur gesunden Seite, Fallneigung zur kranken Seite und Hörstörungen.
- **Zerebellärer Nystagmus:** Der zerebelläre Nystagmus fällt klinisch meist durch einen Horizontalnystagmus mit rascher Phase zur Blickrichtung auf. Beim Blick zur Herdseite wird das Augenzittern häufig langsamer und grobschlägiger, beim Blick zur kontralateralen Seite schneller und feinschlägiger. Als Pathomechanismus wird eine okuläre Dysmetrie angenommen, bei der die Fixation eines Objektes zwar kurzzeitig aufgenommen werden kann, das Auge danach aber langsam wieder zur Mitte abdriftet (gestörter Puls-step-Mechanismus).
- **Zentraler Nystagmus:** Beim zentralen Nystagmus können Läsionen in der Medulla oblongata, im Brückenbereich bzw. Kleinhirnbrückenwinkel, in der Vierhügelplatte sowie im parachiasmatischen Bereich vorliegen. Dabei können sich klinisch die verschiedensten Nystagmusformen zeigen (Vertikalnystagmus, retraktorischer Nystagmus, Schaukelnystagmus, rotatorischer Nystagmus).

➡ **K:** Im allgemeinen kann man sagen, daß ein angeborener Nystagmus meist harmlos ist, während jegliche Form des erworbenen Nystagmus eine diagnostische Klärung nach sich ziehen sollte.

17.12 Welchen Einfluß haben vestibuläre Reize auf Augenstellung und Augenbewegungen?

Die Zusammenarbeit zwischen Vestibularapparat und okulomotorischem System gehört mit zu den faszinierendsten Funktionen des menschlichen Körpers. Ohne diese äußerst präzise arbeitenden Systeme wären wir nicht in der Lage, trotz Kopfbewegungen einen Gegenstand zu fixieren. Selbst heftiges Schütteln des Hauptes stört nur geringfügig beim Lesen einer Zeitung. Ein Wackeln der Lesevorlage hingegen behindert erheblich.

Eine genaue Verschaltung von Halsmuskelspindeln, Vestibularorgan und Augenmuskeln ermöglicht dieses Zusammenspiel.

Die **Halsmuskelspindeln** stellen feinste Fühler zur Registrierung der Kopfstellung dar. Über γ-Neurone werden die nervalen Impulse zum Rückenmark geleitet. Dort erfolgt eine Umschaltung auf aszendierende Bahnen, die zum Nucleus inferior des vestibulären Kernkomplexes ziehen. Vom Nucleus lateralis (Deiter) und vom Nucleus superior (Bechterew) laufen efferente Neurone zu den Augenmuskelkernen, die Informationen vom Gleichgewichtsorgan weiterleiten.

Vermutlich liegt eine strenge topische Zuordnung zwischen den Sinneszellen in den einzelnen Bogengängen und bestimmten Augenmuskelgruppen vor. Dadurch erfolgt bei Neigung des Kopfes nach einer bestimmten Seite eine kompensatorische Verrollung beider Augen zur entgegengesetzten Seite, so daß weiterhin ein aufrechtes Bild wahrgenommen wird.

➡ **K:** Beim Bielschowsky-Test nutzt man diese Verschaltungen, um eine Augenmuskelparese (Innenrotation durch den M. obliquus superior!) zu diagnostizieren.

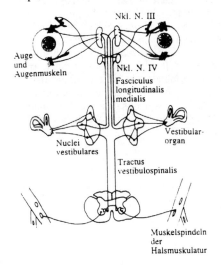

17.13 Geben Sie einen Überblick über Aufbau und Funktion des Sprechorgans.

Das Sprechorgan läßt sich in prä- und postlaryngeale Strukturen sowie den Larynx (Kehlkopf) selbst unterteilen.

Zu den **prälaryngealen Organen** zählt man Lippen, Zähne, Zunge, Gaumen, Schlund (Pharynx) sowie die Bestandteile der Nasenhöhle. Diese Strukturen dienen der Tonformung (Artikulation).

Der **Kehlkopf** selbst ist ein aus zahlreichen Muskeln, Knorpeln und Gelenken bestehendes Organ. Die zur **Phonation** (Tonbildung) entscheidend beitragenden Strukturen sind die Stimmbänder.

Die **postlaryngealen Organe** (Trachea, Bronchien, Lungen, Thorax und Thoraxmuskulatur) dienen der **Erzeugung des Luftstroms**, der die Stimmlippen in Schwingung versetzt. Durch Manipulation dieses Luftstroms können erst die zahlreichen verschiedenen Laute entstehen, die Grundlage des Sprechens sind. Dabei korreliert die Stärke des Luftstroms mit der Lautstärke.

Die Stimmbänder regulieren über ihre Spannung (Klangschärfe und Klanghöhe) und ihre Stellung zueinander den Grundton, der durch die prälaryngealen Organe in Farbe und Form noch variiert werden kann.

Die Schwingungsfrequenz der Stimmlippen korreliert mit der Tonhöhe, wobei beim Mann ein Stimmumfang von 80–500 Hz, bei der Frau von 130–1200 Hz resultiert. Die Maximalgrenzen (tiefstes Brummen und höchste Zischlaute) liegen bei 40 bis über 2000 Hz.

Die **Vokale** sind durch eine fast **gleiche Grundfrequenz** (100–130 Hz) bei **unterschiedlichen Obertönen** (Formanten) gekennzeichnet. Letztere werden durch eine Verformung der Mundhöhle hauptsächlich durch die Zunge erzeugt. Aus den Grundvokalen A, U und I können die übrigen Selbst- und Umlaute abgeleitet werden (Vokaldreieck ähnlich dem Prinzip des Farbdreiecks).

Konsonanten sind **stimmlos**. Bei offener Stimmritze wird der Luftstrom erst im Mundbereich in einen Laut umgewandelt. Je nach Bildungsort differenziert man linguale (Zunge und vorderer Gaumen), labiale (Lippen und Zähne), dentale (Zähne und Zunge) und gutturale (Zunge und hinterer Gaumen) Konsonanten.

Erst ein streng definiertes Aneinanderfügen von Vokalen und Konsonanten führt zu Worten und Sätzen und damit zur gesprochenen Sprache, der wichtigsten Kommunikationsform des Menschen.

18 Geschmack und Geruch

18.1 Erläutern Sie die neurophysiologische Basis der "chemischen" Sinne.

Der sinnesphysiologische und biologische Hintergrund dieser Qualitäten ist die Auseinandersetzung mit der Umwelt auf chemischer (molekularer) Ebene. Die wichtigsten Gemeinsamkeiten der beiden Sinne Geschmack und Geruch sind die **Reaktion auf chemische Reize** und ausgeprägte **Adaptation**.

Geschmack

Die Reizperzeption erfolgt beim Schmecken über sekundäre Sinneszellen auf der Zunge (Zungenpapillen mit Geschmacksknospen). Hier besteht für die nur vier (!) wahrnehmbaren Grundqualitäten **süß, sauer, salzig** und **bitter** ein bestimmtes Verteilungsmuster. Die nervale Afferenz ist in den Hirnnerven VII (N. facialis) und IX (N. glossopharyngeus) lokalisiert. Beim Schmecken besteht eine deutlich niedrigere absolute Reizempfindlichkeit der Rezeptoren im Vergleich zum Riechen. Dies bedeutet, daß eine höhere Molekülzahl notwendig ist, um einen Reiz auszulösen, was auf chemischer Ebene nur durch die Nähe zum Entstehungsort zu bewerkstelligen ist. Deswegen wird der Geschmackssinn auch oft als chemischer Nahsinn (Nahrungsaufnahme) bezeichnet.

Geruch

Beim Riechen ist zunächst zu beachten, daß diese Qualität über sog. primäre Sinneszellen, also Nervenfortsätze v.a. des N. olfactorius (und N. IX, X) perzipiert wird, die gleichzeitig auch die Afferenzen des Systems repräsentieren. Es existieren viele wahrnehmbare Sinnesqualitäten (1000), wobei jedoch nicht immer eine exakte Trennung möglich ist. Die Reizempfindlichkeit dieser primären Sinneszellen ist deutlich höher als bei den Geschmacksknospen, was zur Folge hat, daß dieser chemische Sinn auch bei Entfernung vom Reizort noch Funktion hat und eine gewisse chemische Raumorientierung ermöglicht. Da ein enger Bezug zum limbischen System besteht, lösen Geruchsreize emotionale Reaktionen aus und haben somit eine hohe Bedeutung bei zwischenmenschlichen (auch intersexuellen) Kontakten. Dieses hat sich sogar in unserer Umgangssprache manifestiert: Man kann jemanden "nicht riechen".

18.2 Erklären die physiologischen Grundlagen des Schmeckens.

Die den Geschmacksreiz auslösenden Moleküle erreichen an den Geschmacksknospen die Rezeptoren und binden sich vermutlich an ein spezielles **Rezeptorprotein**, was einen adäquaten Reiz bedeutet. Es entsteht ein Rezeptorpotential. Die Weiterleitung der Erregung erfolgt über die oben erwähnten Hirnnerven VII (Chorda tympani) und IX. Die Nervenfasern des N. glossopharyngeus lassen sich leichter mit Bitterstoffen erregen, während die Fasern der Chorda tympani eher durch die Qualitäten sauer, salzig und süß erregt werden. Dies korreliert auch mit den Geschmacks- (siehe Abb.) bzw. Innervationsarealen. Vom N. glossopharyngeus wird der Zungengrund versorgt (Geschmacksareal: bitter).

Die Weiterleitung der Erregung erfolgt über Medulla oblongata und Thalamus zum Gyrus postcentralis des Neokortex, wo der Geschmackssinn nicht unwesentlich repräsentiert ist (Homunkulus).

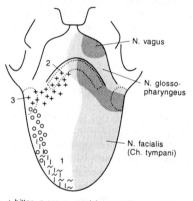

+ bitter   o sauer   I salzig   ~ süß

Der Geschmackssinn hat zum einen Bedeutung als "chemischer Nahsinn" (s.o.) bei der Nahrungsaufnahme, zum anderen ist zu beachten, daß eine enge Verknüpfung mit dem Vegetativum besteht. Dies ist besonders wichtig, da über eine Reizung der Geschmacksnerven der Verdauungsvorgang eingeleitet wird (Sekretion der Verdauungsdrüsen).

18. 3 Beschreiben Sie die Physiologie des Geruchssinnes.

Die **primären Geruchssinneszellen** befinden sich hauptsächlich auf der **oberen Nasenmuschel**. Die Axone dieser Nerven laufen nun (über den N. olfactorius) zum Bulbus olfactorius (=**primäres Riechzentrum**), der einen "ausgestülpten" Gehirnteil darstellt und auch bezüglich seines histologischen Aufbaus Merkmale zentralnervöser Strukturen besitzt (siehe Anatomie). [Die komplizierten Verschaltungen der "Riechrinde" dürften keinen Prüfungsstoff darstellen]. Die Fasern ziehen vom primären Riechzentrum zum **sekundären Riechzentrum**. Ein **tertiäres Riechzentrum** wird in den Gyri dentatus und semilunatus angenommen. Vom Bulbus olfactorius aus bestehen außer den bereits genannten Verbindungen enge Beziehungen zu den vegetativen Hypothalamuskernen. So kann das Vegetativum auch über die Geruchswahrnehmung reagieren und eine bevorstehende Nahrungsaufnahme vorbereiten.

Man nimmt an, daß der Mensch von den etwa 30000 Geruchsstoffen der Atmosphäre etwa 10000 wahrnehmen kann, allerdings nur ca. 200 erkennen bzw. unterscheiden kann. Wie bereits besprochen unterliegen Geruchsreize einer starken **Adaptation**. Allerdings gibt es verschiedene Empfindlichkeitszustände des Geruchsorgans. Die Empfindlichkeit zeigt eine deutliche Abhängigkeit vom Hungerzustand, was als physiologisch sinnvolle Einrichtung bei der Nahrungssuche zu werten ist.

Das Schmecken selbst ist nur eine Teilfunktion des Geschmackssinnes, der selbst nur vier Qualitäten unterscheidet. Man spricht vom **gustatorischen Riechen**, welches dadurch bewerkstelligt wird, daß beim Essen während der Exspiration Geruchsstoffe der eingenommenen Nahrung die Nase passieren und hier identifiziert werden.

➡ K: Besonders bei Ausfällen des N. olfactorius oder Schädigungen der Sinneszellen in der Nase (z.B. nach schweren grippalen Infekten) gewinnt die Vermittlung von Geruchsqualitäten über freie Nervenendigungen der Hirnnerven V (Nasenschleimhaut), IX und X (Rachenraum) an Bedeutung. Interessanterweise sind hierbei zwar die Erregungsschwellen erhöht, die Unterscheidung von Geruchsqualitäten ist jedoch nahezu intakt (= Hyposmie). Bei der Anosmie fehlt jegliche Geruchsempfindung. Bei der Besprechung von Geruchsstörungen seien hier noch die bei Schizophrenien häufig vorkommenden Geruchshalluzinationen genannt, die nicht immer unangenehmen Charakter haben müssen.

Sachverzeichnis

A

AB0-System 11
ACTH (adrenokortikotropes Hormon) 116, 121
Adaptation 156, 180, 207, 209
- Auge 180
- chemische Sinne 207, 209
- dunkel 180
- Nervenfaser 156
ADH (antidiuretisches Hormon) 93, 98, 111, 115
Adrenalin 119
Akklimatisation 70
Akkommodation 137, 178
- nah 178
Aktionspotential 21, 142–144
- Herz 21
Aktivität 1
Albuminmangel 1
Aldosteron 40, 98, 121
Alkalose 106
Alles-oder-Nichts-Gesetz 154
Alpharezeptoren 131
Alphawellen 172
Alveolardruck 45
Amboß 196
Aminosäuren, Ausscheidung 101
Ammoniak 100, 101
- Ausscheidung 101
Ampulle 201
Amsler-Test 183
Amylase 71
Anämie 7, 56, 76
- perniziöse 76
Angiotensin 40
- I 40
- II 40
Anomaloskop 185
Antiport 2
Aphasie 169, 175
Äquivalent, kalorisches 63
Arbeit 69
Astigmatismus 177
Atem 46
- Stromstärke 46
- Zeitvolumen 46
Atmung, Höhenanpassung 57
Atmungsregulation 52, 53
- allgemeine 53
- zentrale 52
ATP, Weichmachereffekt 150
atriales natriuretisches Peptid 98
Atropin 129
Audiometrie 195
Auerbach-Plexus 134
Augen 188, 190, 191
- Bewegung 188
- Innendruck 191
- Muskeln 190
Austreibungsphase 16
Auswurffraktion 16
AV-Block 19, 31
AV-Knoten 19, 20
Axon 147
Azetylcholin 129, 146, 149
- Rezeptor 149
Azidose 103, 106

B

Base-Excess 106
Basilarmembran 197
Bathmotropie 132
Bauhin-Klappe 88
Belastung 61
Belegzellen 75
Betarezeptoren 131
Betawellen 172
Bilirubin 83
Biliverdin 83
Blickzentrum 188
Blut 7, 11–13, 34, 36, 171
- Bild 7
- Gerinnung 12
- Gruppen 11
- Hirn-Schranke 171
- Kreislauf 34
- Stillung 12
- Viskosität 13
Blutdruck 36
Blutungszeit 12
B-Lymphozyten 15
Bogengänge 201
Bohr 9, 47
- Effekt 9
- Formel 47
Botulinustoxin 146
Brennwert 63
Broca-Zentrum 175

Sachverzeichnis

Brunner-Drüsen 86
Brustwandableitungen 25

C
Cabrera-Kreis 25, 27
Caisson-Krankheit 55
Capula 201
Carrier 2, 102
- Proteine 2
- System 102
Cheyne-Strokes-Atmung 52, 60
Chiasma opticum 184
Cholezystokinin-Pankreozymin 79
Chronaxie 143
Chronotropie 132
Clearance 94
Cochlea 198, 200
Compliance, Lunge 50
Conn-Syndrom 121
Corti-Organ 197, 199
Crista 201
Curare 146

D
Dampfdruck 66
Darmnervensystem 128
Decussatio pyramidum 167
Defäkation 87
Dehydratation 109
Déjà-vu-Erlebnis 176
Deltawellen 172
Diabetes 93, 127
- insipidus 93
- mellitus 127
Dialyse 112
Dickdarm 87, 88
- Keimbesiedlung 88
- Motilität 87
Diffusion 2
Digitalisspiegel, EKG 28
1,25 Dihydroxycholekalziferol 118
2,3 Diphosphoglyzerat 9
Diurese, osmotische 96
Diuretika 111
Dromotropie 132
Druck 1
- kolloid-osmotisch 1
- osmotisch 1
Drüsen, endokrine 113
Ductus 44
- arteriosus Botalli 44
- venosus Arantii 44

Dunkeladaption 180
Dünndarm 84–86
- Aufbau 84
- Motilität 85
- Sekret 86
Durchblutung, Niere 92
Durst 110

E
EEG (Elektroenzephalogramm) 172, 173
Eigenreflex 160, 161
- Reflexbogen 161
Eikosanoide 111
Einortshypothese 197
Einthoven-Dreieck 25
Einzelzuckung 153
Eisen 7, 8
- Haushalt 8
- Mangel 7
- Spiegel 8
Eiweiß, Nierenpassage 99
Ejakulation 136
EKG (Elektrokardiogramm) 22–25, 27, 28
- Lagetyp 27
- Standardableitung 23
Elektroenzephalogramm (s. EEG)
Elektrokardiogramm (s. EKG)
Endozytose 3
Energieumsatz 65, 69
Erb-Punkt 18
Erbrechen 78
Erektion 136
Ergometrie 58
Erregungsfortleitung, saltatorische 148
Erythropoese 6
Erythrozytenzahl 7
Eustachi-Röhre 196
Exozytose 3
Exsikkose 109
extrapyramidalmotorisches System 167
Extremitätenableitungen 25

F
Fåhraeus-Lindqvist-Effekt 13
Farbenblindheit 185
Farbensehen 181, 185, 186
- Theorien 185
Farbmischung 186
Farbsinnstörung 185
Ferguson-Reflex 125
Ferritin 8
Fetalkreislauf 44

Fick-Diffusionsgesetz 2, 38, 51
Filtration, glomeruläre 99
Filtrationsrate, glomeruläre 94
Follikelsprung 124
Foramen ovale 44
Frank-Starling-Mechanismus 17, 18, 43, 132
Fremdreflex, Reflexbogen 160
Frequenzmodulation 145
Frontalhirn (Neokortex) 168
FSH (follikelstimulierendes Hormon) 116
Fühler 5

G
Gallensäure 82
Ganglienblocker 129
Gap junction 4
Gasaustausch 51
Gastrin 77, 79
Gastro-Intestinalkreislauf 39
Gedächtnis 176
- Kurzzeit 176
- Langzeit 176
Gegenfarbentheorie 185
Gegenstromprinzip 97, 100
Gelbkörper 124
Generatorpotential 145
Geruch 207, 209
Geschmack 207, 208
Gesichtsfeld 183, 184
Gestagene 123
Gewebshormone 114
GHIH (growth hormone inhibiting hormone) 115
GHRH (growth hormone releasing hormone) 115
Gicht 101
Glaukom 191
Gleichstrom, Wirkung 155
Glomerulus 92
Glukagon 126
Glukokortikoide 120
Glukose-Clearance 96
Glutaminsäure 171
Glyzin 171
Goldberger-Ableitungen 25
Goldmann 139, 183
- Gleichung 139
- Perimeter 183
Golgi-Organe 161
Gradient, osmotischer 100
Großhirn, Schichteneinteilung 159

Grundumsatz 65
Gyrus 162, 167
- postcentralis 162
- praecentralis 167

H
Haarzellen 197
Hagen-Poiseuille-Gesetz 34
Haldane-Effekt 9
Hämatokrit 7
Hammer 196
Hämochromatose 8
Hämoglobin 7, 10
- HbF 10
- HbS 10
- Konzentration 7
Hämophilie 12
Hämosiderose 8
Harnsäure, Ausscheidung 101
Harnstoff, Ausscheidung 100, 101
HCG (human chorionic gonadotropin) 125
Helferzellen 15
Helmholtz-Theorie 185
Hemisphärendominanz 169
Henderson-Hasselbalch-Gleichung 80
Henle-Schleife 92, 97
Henry-Gauer-Reflex 40
Hering-Breuer-Reflex 52
Hering-Theorie 185
Herz 17–21, 27, 29, 32, 38
- Aktionspotential 21
- Erregungsbildung 19
- Innervation 32
- Lagetyp 27
- Rhythmusstörungen, EKG 29
- Ruhe-Dehnungskurve 17
- Schrittmacher 20
- Töne 18
- Zeitvolumen 38
Herzaktion 16, 132
- Entspannungsphase 16
- Erschlaffungsphase 16
- Füllungsphase 16
- vegetatives NS 132
Hinterstrangbahnen 163
Hirnkreislauf 39
His-Bündel 19
Hitzeadaptation 70
HIV (human immunodeficiency virus) 15
Hochdrucksystem 36
Höhenakklimatisation 57

Sachverzeichnis

Homunkulus 162
Hören 195, 200
- Hörbahn 200
- Hörbereich 195
- Hörrinde 200
- Hörschwelle 195
Hormone 93, 98, 111, 113–117
- ADH (antidiuretisches Hormon) 93, 98, 111, 115
- effektorische 113
- Einteilung 114
- glandotrope 113
- luteinisierendes (LH) 116
- Schilddrüse 117
- STH (somatotropes Hormon) 115
- TSH (thyreoideastimulierendes Hormon) 116
Horopter 189
human chorionic gonadotropin (HCG) 125
Hustenreflex 73
Hyperglykämie 127
Hyperopie 177
Hyperparathyreoidismus 118
Hypophyse 116, 168
Hypothalamus 168
Hypoxie, Formen 56

I

Ikterus 11, 83
- neonatorum 11
Ileus 85
Immunglobuline 14
Indifferenztemperatur 65
Indikatorverdünnungsprinzip 46
Infektabwehr 14, 15
- spezifisch 15
- unspezifisch 14
Innenohr, Potential 197
Inotropie 132
Insulin 126, 127
- Mangel 127
Intrinsic-Faktor 76
Inulin 94
Ionenkanäle 2

K

Kaliumdiffusionspotential 138
Kalorimetrie 63
Kälte 70
- Adaptation 70
- Zittern 70

Kalzitonin 90, 118
Kalzium 21, 28, 90, 118, 156
- Antagonisten 21
- Haushalt 90
- Spiegel, EKG 28
- Stoffwechsel 118
- Tetanie 156
Kammerwasser 191
Kapillardruck 36
Karboanhydrase 103, 105
Kehlkopf 206
Kerkring-Falten 84
Ketoazidose 106
Killerzellen 15
Kleinhirn 163, 166
- Seitenstrangbahnen 163
Knochenleitung 198
Kohlenhydratstoffwechsel 126
Kohlrausch-Knick 180
Kolonmotilität 87
Koma 172
Kommissurenfasern 169
Konnexon 4
Konsonanten 206
Kontrazeption 123, 124
Konvektion 66
Konzentration 1
Koronarkreislauf 39
Körpertemperatur 68, 168
Körperwasser, Verteilungsräume 108
Kreatin 101, 157
- Ausscheidung 101
- Kinase 157
- Phosphat 157
Kreatinin 94, 95, 101
- Ausscheidung 101
- Clearance 94, 95
Kreislauf 40, 44, 82, 83
- enterohepatisch 82, 83
- fetal 44
- plazentar 44
- Regulation 40
Kretinismus 117
Kropf 117
Kurzzeitgedächtnis 176
Kußmaul-Atmung 52, 106

L

Laktation 125
Landolt-Ring 182
Langzeitgedächtnis 176
Leistung 69

Lesezentrum 175
Leydig-Zwischenzellen 122
LH (luteinisierendes Hormon) 116
Lichtreaktion 187
Lidschlußreflex 193
Lieberkün-Krypten 86
Liquorsystem 170
Luftleitung 198
Lymphozyten 6, 15
- B 15
- Einteilung 15
- T 15

M
Macula 201
- sacculi 201
- utriculi 201
Magen 75, 77
- Saftsekretion 77
MCH (mean corpuscular hemoglobin) 7
MCHC (mean corpuscular hemoglobin concentration) 7
MCV (mean corpuscular volume) 7
Meissner 134, 164
- Körperchen 164
- Plexus 134
Membran 2, 138
- Aufbau 2
- Potential 138
Menstruationszyklus 124
Mikrophonpotential 197
Miktion 135
Mineralokortikoide 121
Miniaturendplattenpotential (MEPP) 149
Mitral 18
- Insuffizienz 18
- Stenose 18
Molalität 1
Molarität 1
Motoneuron 167
Musculus 196
- stapedius 196
- tensor tympani 196
Muskel 146, 148, 150–154, 157
- Einzelzuckung 153
- Fusionsfrequenz 153
- Kater 157
- Kontraktion 150, 151
- Relaxantien 146
- Ruhedehnungskurve 152
- Spindelafferenzen 148
- Tetanus 153

- Typen 154
Myopie 177
Myosin 150

N
Nahakkommodation 178
Na^+-Kanal 144
Na^+/Ka^+-Pumpe 140, 141
Natrium 107
Nebennierenmark 119
Nebennierenrinde 120, 121
- Glukokortikoide 120
- Mineralkortikoide 121
Neokortex (Frontalhirn) 168
Nephron 92
Nernst-Gleichung 138
Nervenfaser 147, 148
- Leitungsgeschwindigkeit 147
- Typen 148
Nervensystem 119, 128, 129, 158
- sympathisches 119
- vegetatives 128, 129
- zentrales, Einteilung 158
Nervus 190, 207
- abducens 190
- oculomotorius 190
- olfactorius 207
- trochlearis 190
Nidation 125
Niederdrucksystem 36, 42
Niere 39, 101, 102, 111, 121
- Aldosteron 121
- Diuretika 111
- Eikosanoide 111
- Fremdstoffpassage 102
- Kreislauf 39
- Stickstoffausscheidung 101
Nierenschwelle 96, 99
- Eiweiß 99
- Glukose 96
Nitrat, Ausscheidung 101
Noradrenalin 129
Nystagmus 188, 203, 204

O
Off-Zentrum-Feld 179
On-Zentrum-Feld 179
Ösophagus 74
Osteomalazie 91
Östrogen 123
Oxytozin 115, 125

Sachverzeichnis

P
Pacini-Körperchen 164
PAH-Carrier 102
Pankreas 79–81
- Bikarbonatsekretion 80
- Enzymsekretion 79
- Funktionsstörungen 81
Pankreatitis 81
Pannumraum 189
Paraaminohippursäure 94
Parasympathikus 128, 130, 132–137
- Erektion 136
- Herz 132
- Lichtreaktion 137
- Magen-Darm-Trakt 134
- Miktion 135
- Speichelsekretion 133
Parathormon (PH) 90, 118
Pavlow 77
Peptid, atriales natriuretisches (ANP) 98, 107
Perimetrie 183
Peritonealdialyse 112
Phagozytose 3
Phonation 206
Phosphathaushalt 90
Pinozytose 3
Plazentarkreislauf 44
Plexus, chorioidei 170
Pneumothorax 45
Presbyopie 178
Progesteron 123, 124
- Menstruationszyklus 124
Prokain 146
Prolaktin (PL) 116, 125
Proteine, Ausscheidung 101
Proteinurie 99
Puffer 105
- Kapazität 105
- Systeme 105
Pulmonalkreislauf 39
pulse working capacity 58
Purkinje-Fasern 19, 20
Pyramidenzellen 159, 167

Q
Querdisparation 189
Quicktest 12
Quotient, respiratorischer 63

R
Rachitis 118
Recruitment 195
Reflexbogen 160, 161
Refraktärzeit 144
Regelkreis 5
Regelstrecke 5
Regelzentrum 5
Reissner-Membran 197
REM-Schlaf 174
Renin 40, 107
- Angiotension-Aldosteron-System 107
Renshaw-Zellen 161
Residualvolumen 46
Resistance 50
Retikulozyten 7
Retina, rezeptives Feld 179
Retinal 181
Rezeptoren 129, 131
- Alpha 131
- Beta 131
- muskarinische 129
Rezeptorpotential 145, 179, 181
Rheobase 143
Rhodopsin 181
Rh (Resus)-System 11
Riechen 207, 209
Riechzentrum 209
Rinne-Versuch 198
Ruhedehnungskurve 50, 152
- Lunge 50
Ruhepotential 21, 138, 139, 141
- Herz 21

S
Sakkaden 188
Sammelrohr 93, 98
- Aufgaben 98
Sauerstoff 9, 60
- Bindungskurve 9
- Schuld 60
Säure-Basen-Haushalt 103, 105
Scala 197
- tympani 197
- vestibuli 197
Schall 194–196, 199
- Aufnahme 196
- Druck 194, 195
- Druckpegel 194
- Frequenz 199
- Intensität 194, 199
- Physik 194
- Reiz 199
- Welle 194

Schielen 189
Schilddrüsenhormone 117
Schlaf-Wach 174
- Rhythmus 174
- Zentrum 174
Schlemm-Kanal 191
Schlucken 73, 74
- Vorgang 74
- Zentrum 73
Schmecken 207, 208
Schmerzen 164
Schnappatmung 52
Schock 43
Schrittmacher 20, 154
- Potential 20
Schwangerschaft 125
Sehbahn 184
Sehen 189
- räumlich 189
- Stereo 189
Sehfarbstoffe 181
Sehschärfe 182
Sekretin 80
Sekundenkapazität 46
Simultankontrast 179
Sinusknoten 19, 20
Speichel 71, 72, 133
- Drüsen 71, 72
- Sekretion, vegetatives NS 133
- Zusammensetzung 72
Spektralfarbe 186
Spinalnerv 167
Spiroergometrie 58
Spirometer 46, 48
Sprachzentrum 175
Sprechorgan 206
Stefan-Boltzmann-Gesetz 66
Steigbügel 196
Stellglied 5
Stereosehen 189
Sterkobilin 83
Sterkobilinogen 83
Sternzellen 159
STH (somatotropes Hormon) 115
Stickstoffausscheidung 101
Strahlung, Wärme 66
Stützmotorik 165
Summationsdipol 173
Suppressorzellen 15
Suxamethonium 146
Sympathikus 119, 128, 130–134, 136, 137
- Ejakulation 136
- Erektion 136
- Herz 132
- Lichtreaktion 137
- Magen-Darm-Trakt 134
- Speichelsekretion 133
- Widerstandsgefäße 131
Symport 2
Synzytium 154
System, extrapyramidalmotorisches 167

T
Tasten 164
Tauchen, Atmung 55
Temperatur 68, 164
- Sinn 164
Testosteron 122
Tetanie 90
Tetanus 153
Tetraäthylammonium (TEA) 144
Tetrodotoxin (TTX) 144
Thalamus 162
Thalassämie 10
Theorie, trichromatische 185
Thetawellen 172
Thrombinzeit 12
Thromboplastinzeit, partielle 12
Thrombozyten 6
Tiefensensibilität 163
Tiffenau-Test 46, 49
T-Lymphozyten 15
Totraum 47, 61
- Ventilation 47, 61
Tractus opticus 184
Tränen 192, 193
- Drüsen 192
- Film 192
- Organ 192
- Sekretionsreflex 193
Transferrin 8
Transmitter, vegetatives NS 129
Transport 2, 3, 140
- axoplasmatischer 3
- elektrogener 140
- Proteine 2
Tropomyosin 150
Troponin 150
TSH (thyreoideastimulierendes Hormon) 116
Tubulus 92

U
Übertragung, ephaptische 4

Urobilin 83
Urobilinogen 83

V
Van't-Hoff-Gleichung 1
Vasopressin (s. auch ADH) 98
Venendruck, zentraler 42
Ventilationsstörungen 49, 50
Verdauungstrakt, pH-Verlauf 89
Verdunstung 66
Vestibularorgan 201, 202, 205
– Augenbewegung 205
– Halsmuskelspindel 205
– Verbindungen 202
Villikinin 85
Visus 182
Vitamine 76, 118, 181
– A 181
– B_{12} 76
– D 118
Vokale 206
Volumen, enddiastolisch 16
Vorderseitenstrangbahnen 163

W
Wärme 66
– Abgabe 66
– Aufnahme 66
– Leitung 66
– Strahlung 66
Weber-Stimmgabelversuch 198
Wechselstrom, Wirkung 155
Wellen 172
– Alpha 172
– Beta 172
– Delta 172
– Theta 172
Wernicke-Zentrum 175, 200
Widerstandsgefäße 131
Willkürmotorik 167
Wirkungsgrad 69

Z
Zielmotorik 167
Ziliarkörper 191
Ziliarmuskel 178
Zöliakie 84
Zytokine 113

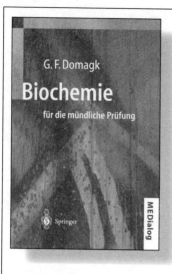

G.F. Domagk

Biochemie für die mündliche Prüfung

Fragen und Antworten

2. Aufl. 1997. XIII, 190 S. 36 Abb.
(MEDialog) Brosch. **DM 26,-**;
öS 189,80; sFr 23,50
ISBN 3-540-61962-3

Die Reihe *MEDialog* wurde zur effizienten Vorbereitung auf die mündliche Prüfung im Physikum konzipiert. Etwa 180 Fragen decken sämtliche Inhalte des Gegenstandskatalogs im Fach Biochemie ab. Jeder Antwort ist eine Seite gewidmet. Wo immer möglich, wird dabei auf die klinische Relevanz des betreffenden Sachverhalts eingegangen. In den Antworttext integrierte Abbildungen erleichtern das Verständnis komplexer Aspekte. Diese Form der Darstellung garantiert, daß man die Fakten und Zusammenhänge im Fach Biochemie auch kurz vor der mündlichen Prüfung noch einmal rekapitulieren kann. *MEDialog* eignet sich nicht nur zum „Solo-Lernen", sondern auch für die Lerngruppe.

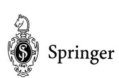

Preisänderungen vorbehalten.

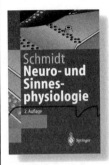

R.F. Schmidt

Neuro- und Sinnesphysiologie

Mit Beiträgen von N. Birbaumer, V. Braitenberg,
J. Dudel, U. Eysel, H.O. Handwerker, H. Hatt,
M. Illert, W. Jänig, R. Rüdel, R.F. Schmidt,
A. Schütz, H.-P. Zenner

2., korr. Aufl. 1995. XVI, 485 S. 159 Abb. in Farbe,
11 Tab. Brosch. **DM 38,-**; öS 277,40; sFr 34,-
ISBN 3-540-59292-X

Zwölf fachlich besonders kompetente Autoren haben ein Lehrbuch geschaffen, welches durch die Knappheit und Präzision der Darstellung ebenso besticht, wie durch sein didaktisches Konzept und die Fülle klarer, vierfarbiger Abbildungen.

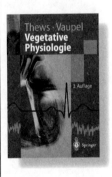

G. Thews, P. Vaupel

Vegetative Physiologie

3., völlig überarb. u. erg. Aufl. 1997. XVII,
590 S. 200 farb. Abb., 55 Tab. Brosch.
DM 42,-; öS 306,60; sFr 37,50
ISBN 3-540-60403-0

Knapp und klar wird in diesem Lehrbuch die Physiologie der vegetativen Funktionen des Menschen behandelt. Dabei werden sowohl die Organfunktionen als auch die Regulation im Dienste des Gesamtorganismus dargestellt. Das moderne Konzept, mit farbig unterlegten Lernkästen, Kapitelübersichten und straffer Gliederung sowie die farbigen, informativen Abbildungen ermöglichen Studierenden der Medizin leichtes Verstehen und Behalten der Inhalte.

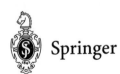

Preisänderungen vorbehalten.

Springer-Verlag, Postfach 31 13 40, D-10643 Berlin, Fax 0 30 / 827 87 - 3 01 / 4 48 e-mail: orders@springer.de   d&p.BA.61961/2.SF

Springer und Umwelt

Als internationaler wissenschaftlicher Verlag sind wir uns unserer besonderen Verpflichtung der Umwelt gegenüber bewußt und beziehen umweltorientierte Grundsätze in Unternehmensentscheidungen mit ein. Von unseren Geschäftspartnern (Druckereien, Papierfabriken, Verpackungsherstellern usw.) verlangen wir, daß sie sowohl beim Herstellungsprozess selbst als auch beim Einsatz der zur Verwendung kommenden Materialien ökologische Gesichtspunkte berücksichtigen.
Das für dieses Buch verwendete Papier ist aus chlorfrei bzw. chlorarm hergestelltem Zellstoff gefertigt und im pH-Wert neutral.

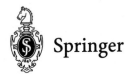

Druck: Weihert-Druck GmbH, Darmstadt
Bindearbeiten: Weihert-Druck GmbH, Darmstadt